ACTA NEUROCHIRURGICA / SUPPLEMENTUM IV

DIE SCHÄDIGUNG DES HIRNSTAMMES BEI DEN RAUMFORDERNDEN PROZESSEN DES GEHIRNS

EIN BEITRAG ZUR PATHOGENESE, KLINIK UND BEHANDLUNG DER MASSENVERSCHIEBUNGEN DES GEHIRNS

VON

DR. HANS WERNER PIA

PRIV.-DOZ., LEITER DER NEUROCHIRURGISCHEN ABTEILUNG
CHIRURGISCHE KLINIK UND POLIKLINIK DER JUSTUS-LIEBIG-HOCHSCHULE, GIESSEN

MIT 77 TEXTABBILDUNGEN

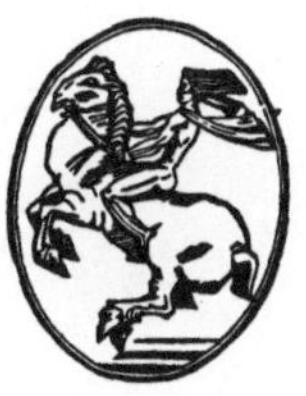

SPRINGER-VERLAG WIEN GMBH 1957

Ursprünglich erschienen bei Springer Verlag in Vienna 1957

ISBN 978-3-211-80450-6 ISBN 978-3-7091-2410-9 (eBook)
DOI 10.1007/ 978-3-7091-2410-9

MEINEM HOCHVEREHRTEN LEHRER

HERRN PROF. DR. **WILHELM TÖNNIS**

IN DANKBARKEIT

GEWIDMET

Vorwort

Durch eine enge personelle Verbindung und fruchtbare wissenschaftliche Zusammenarbeit zwischen dem Kaiser-Wilhelm-Institut für Hirnforschung Berlin-Buch (Direktor: Prof. Dr. *H. Spatz*) und der Neurochirurgischen Universitätsklinik Berlin (Direktor: Prof. Dr. *W. Tönnis*) konnten in den letzten Vorkriegsjahren auf dem Gebiete der intracraniellen Drucksteigerung und ihrer Folgeerscheinungen grundlegende Erkenntnisse gewonnen werden, die in maßgebenden Beiträgen von *Spatz* und *Tönnis*, *Riessner* und *Zülch* und weiteren Mitarbeitern niedergelegt sind.

Sie waren der Ausgangspunkt der Untersuchungen, die ich auf Veranlassung meines Lehrers, Herrn Prof. Dr. *W. Tönnis*, 1951 begann. Eine Bearbeitung über die Klinik und Prognose der Schläfenlappengeschwülste zeigte, daß in den Todesfällen fast ausschließlich funktionellen und morphologischen Läsionen des oralen Hirnstammes die Hauptbedeutung zukam. Diesen Veränderungen ließen sich bestimmte Symptome zuordnen. Es erschien daher möglich, aus dem klinischen Bild wichtige prognostische Rückschlüsse zu ziehen.

So entstand der Plan einer bisher fehlenden umfassenden Bearbeitung der Schädigungen des oralen Hirnstammes. Alle Untersuchungen waren von der Vorstellung getragen, durch Gegenüberstellung von morphologischen und klinischen Befunden die Diagnose verbessern und durch zielgerichtetere therapeutische Maßnahmen eine Senkung der Mortalität erreichen zu können. Im weiteren Verlauf ergab sich die Notwendigkeit, die Pathogenese der Hirnstammschäden in die Untersuchungen einzubeziehen, nachdem die morphologischen Veränderungen, vor allem bei den gefäßbedingten Schäden, in Übereinstimmung mit klinischen und angiographischen Befunden und dem Erfolg moderner therapeutischer Maßnahmen eine Revision teilweise vertretener Vorstellungen erforderlich machten.

Die vorliegenden Ergebnisse waren nur dadurch möglich, daß ich in den sieben Jahren meiner Ausbildung in Bochum-Langendreer und Köln ein ungewöhnlich großes Krankengut verfolgen konnte und mir das teilweise gerettete Archiv aus Würzburg und Berlin zur Verfügung stand. Meinem verehrten Lehrer für die großzügige Überlassung seines gesamten Materials, seine stete Unterstützung und Förderung und seinen wertvollen Rat herzlich zu danken, ist mir aufrichtiges Bedürfnis.

Mein ebenso herzlicher Dank gilt den Herren Professoren *J. Hallervorden* und *H. Spatz* sowie ihren Mitarbeitern aus dem Max-Planck-Institut für Hirnforschung in Gießen. Sie stellten mir nicht nur ihre Sammlungen und wichtigste Fälle zur Verfügung, sondern unterstützten und berieten mich in großzügiger Weise. Herr Prof. Dr. *Hallervorden* ermöglichte mir darüber hinaus die Bearbeitung und Untersuchung des experimentellen Materials in seiner Abteilung. Die pathophysiologischen Untersuchungen konnte ich durch das freundliche Entgegenkommen von Herrn Prof. Dr. *R. Thauer* (Direktor des William G. Kerckhoff-Herzforschungsinstitutes Bad Nauheim und des Physiologischen Institutes der Justus-Liebig-Hochschule Gießen), gemeinsam mit Herrn Dr. *H. Koch,* in seinem Institut durchführen. Auch ihnen bin ich zu großem Dank verpflichtet.

Herzlicher Dank gebührt meinem jetzigen Chef Herrn Prof. Dr. *K. Vossschulte* (Direktor der Chirurgischen Klinik der Justus-Liebig-Hochschule Gießen). Er hat meine Arbeit jederzeit gefördert und unterstützt.

Danken möchte ich auch meinen früheren Conassistenten *H. Bormann, F. Loew, W. Schiefer* und *K. Schürmann,* die mir ihre Unterlagen über Tumoren anderer Lokalisation zur Verfügung stellten.

Ein ganz besonders herzlicher Dank gilt meiner Frau für ihre nimmermüde Mithilfe bei der Niederschrift, Überarbeitung und Korrektur des Manuskriptes.

Dem Herrn *Otto Lange,* Springer-Verlag, Wien, danke ich herzlich für das große Verständnis und Entgegenkommen und die gute Ausstattung des Buches.

Gießen, im Februar 1957 **Hans Werner Pia**

Inhaltsverzeichnis

I. Einleitung

Die neurophysiologischen Untersuchungen der letzten Jahre haben zu grundlegenden Erkenntnissen über die Regulation der zentralen Hirnstammfunktionen und ihrer Wechselbeziehung zum Großhirn geführt. Sie haben uns einen Einblick in die Vorgänge tun lassen, die das pathophysiologische Substrat des „zentralen Todes" darstellen können. Diese Vorstellungen auf die menschliche Pathologie zu übertragen und am Menschen zu untersuchen, dürfte zu einer Vertiefung unseres klinischen Wissens führen.

Einer Anregung meines Lehrers Tönnis folgend, wurde die Frage nach der Genese des zentralen Todes bei den raumfordernden Prozessen des Gehirns zum Hauptanliegen. Pathologie und Klinik der Geschwülste, vor allem der durch sie ausgelösten Massenverschiebungen, sprachen für eine Schädigung des Hirnstammes in der Ebene des Mittelhirns oder des verlängerten Markes, wobei das Mittelhirn die zentrale Bedeutung zu haben schien. Es ließ sich zeigen, daß die Prognose in den meisten Fällen von dem Ausmaß der Beeinträchtigung dieses Gebietes abhing. Von hier ausgehend wurden Morphologie und Pathogenese der Hirndrucksteigerung untersucht, durch klinische, prognostische und therapeutische Untersuchungen überprüft und ergänzt. So entwickelte sich über den Rahmen des Mittelhirns, dieses kleinsten aller menschlichen Hirnteile, hinaus eine Gesamtvorstellung von den Vorgängen bei der Hirndrucksteigerung. Und von hier aus schloß sich bei Untersuchung der Frage nach der Genese des zentralen Todes der Kreis wieder in der Ebene des Mittelhirns.

Die Untersuchungen stützen sich auf eine klinische und morphologische Bearbeitung von 2090 Hirntumoren aus dem Krankengut von Prof. Tönnis (Gesamtzahlen am 31. XII. 1953: 2643 histologisch bestätigte Hirntumoren bei 3118 raumfordernden Prozessen ohne klinisch sichere Tumoren). Ihre Lokalisation ist in Tab. 1 aufgeführt. Nur diese Zahlen wurden statistisch ausgewertet. Weitere Fälle stellten Prof. Hallervorden und Prof. Spatz zur Verfügung. Aus dem eigenen Krankengut wurden 204 Geschwülste und 1790 Hirnverletzungen zur morphologischen Untersuchung verwandt. Vergleichende experimentelle Untersuchungen wurden zur Klärung pathogenetischer Fragen durchgeführt.

Tab. 1. *Materialübersicht*

Geschwulstsitz	Zahl	Geschwulstsitz	Zahl
Frontal	328	Hirnstamm oral	90
Temporal	290	Vierhügel	64
Parietal	205	Hirnstamm kaudal	117
Okzipital	115	Kleinhirn	282
Sella: Hypophysenadenome	264	Brückenwinkel	219
Sella: Craniopharyngeome	116		
		Gesamt	2090

Damit wurde über ein ausreichend großes Material verfügt, das statistische Erhebungen ermöglichte.

II. Hauptteil

A. Anatomie

1. Anatomie des Mittelhirns[1]

Das Mittelhirn stellt den oralsten Abschnitt des Teiles des Neuralrohres dar, der in der Achse der tieferen Hirnstammabschnitte und des Rückenmarks (Meynertsche Achse) liegt. An seiner oberen Grenze, gegen das Zwischenhirn, erfährt die Achse des Neuralrohres eine fast rechtwinklige Abknickung (Forelsche Achse), der alle oral gelegenen Teile einschließlich des Endhirns folgen.

Das Mittelhirn stellt ein kurzes, zwischen Rauten- und Zwischenhirn eingeschaltetes und vom Endhirn überdecktes Verbindungsstück dar. Seine orale Grenze gegen das Zwischenhirn ist gekennzeichnet durch die Verbindung von der hinteren Kommissur zur Einsenkung kaudal vom Corpus mamillare, seine kaudale gegen das Rautenhirn durch die Verbindung Trochleariskreuzung und Einsenkung oral vom Abfall des Brückenwulstes.

Im *ventralen Teil* liegen die Hirnschenkel, die gleich nach dem Austritt aus der Brücke in einem Winkel von 80 Grad divergierend so die Fossa interpeduncularis mit der Substantia perforata posterior als ihren Boden bilden. Von den medialen Rändern tritt der N. oculomotorius aus dem Mittelhirn aus.

Die beiden symmetrischen *lateralen Abschnitte* werden durch die beiden oberen bzw. unteren Brachia quadrigemina gebildet, durch die die Vierhügel mit den zugehörigen Corpora geniculata med. bzw. lat. verbunden sind. Im *dorsalen Teil* liegt die Vierhügelplatte mit den oralen bzw. kaudalen Corpora bigemina, die durch eine Quer- und Längsfurche voneinander getrennt sind. Das *orale Segment* ist gekennzeichnet durch den Oculomotorius und den oralen Zweihügel, das *kaudale Segment* durch den Trochlearis und den kaudalen Zweihügel.

Auf dem Querschnittsbild erkennen wir seinen Aufbau aus den drei übereinander liegenden Teilen (Abb. 1 und 2). Der *ventrale Abschnitt*, der *Mittelhirnfuß*, wird gebildet durch die beim Menschen mächtig entwickelten *Hirnschenkel, Crura cerebri*, die die ventrale Fläche des Mittelhirns nahezu völlig verdecken. Der mittlere Abschnitt — Abkömmling der Grundplatte — umfaßt die *Mittelhirnhaube*, das *Tegmentum mesencephali*, der sich anschließende dorsale, aus den Flügelplatten entstandene, das *Mittelhirndach, Tectum mesencephali*.

Die *Großhirnschenkel* werden gebildet aus dem vom Cortex ziehenden Bahnsystem. Den medialsten Teil der Hirnschenkel nimmt der Tractus fronto-pontilis, das Arnoldsche Bündel, auf. Nach lateral schließen sich der Tractus bulbospinalis, cortico-spinalis (Pyramidenbahn) und schließlich ganz lateral der Tractus temporo-pontilis (das Türcksche Bündel) an. Im Tractus cortico-spinalis sind die Fasern für Arm, Rumpf und Bein von medial nach lateral angeordnet und entsprechend im Tractus cortico-bulbaris von medial nach lateral die Verbindungen mit den Ursprungskernen der Hirnnerven von kranial nach kaudal. Das Arnoldsche und das Türcksche Bündel verbinden mit ihren ponto-cerebellären Fortsetzungen die Großhirnrinde mit der gegenseitigen Kleinhirnrinde.

---

[1] Die zum Verständnis unserer Untersuchungen notwendige Darstellung der anatomischen und topographischen Verhältnisse des Mittelhirns und seiner Umgebung stützt sich auf die Arbeiten und Beiträge von Benninghoff, Clara, Corning, Gagel und Bodechtel, Mingazzini, Mettler, Olszewski und Baxter, Rauber-Kopsch, Riley, Spalteholz, Spatz, Stern und Verhaart.

In dem sich nach dorsal anschließenden *Haubengebiet* finden sich die Ursprungskerne des N. oculomotorius und N. trochlearis nahe der Mittellinie unmittelbar unter dem zentralen Höhlengrau und als Zentren der Mittelhirnhaube

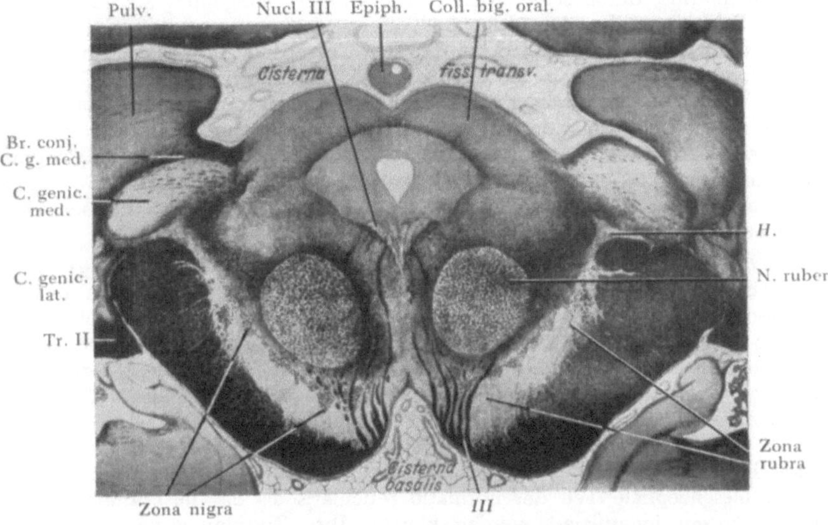

Abb. 1. Querschnitt durch das orale Mittelhirnsegment senkrecht zur Meynertschen Achse. (Nach F. v. Müller und H. Spatz: Icones neurologicae. Lehmann, München, 1926.)

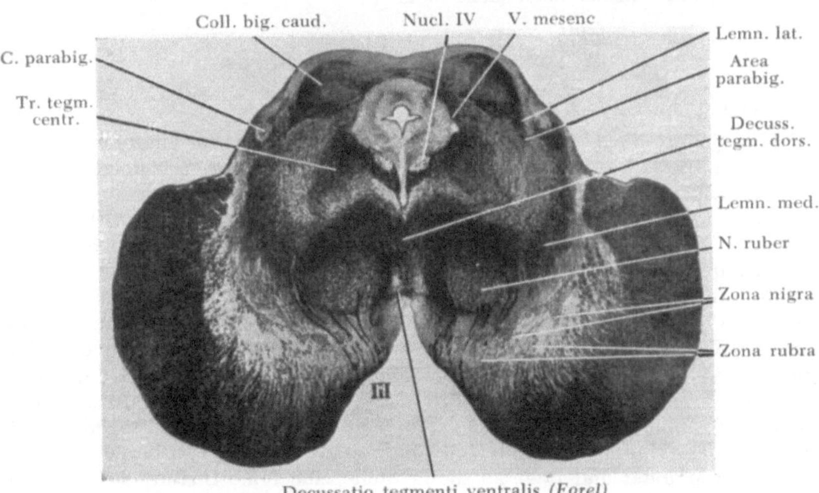

Abb. 2. Querschnitt durch das kaudale Mittelhirnsegment (siehe Abb. 1).

der N. reticularis tegmenti, N. interstitialis, N. ruber und die Substantia nigra, die in ihrer Gesamtheit nach Spatz als übergeordnetes extrapyramidal-motorisches Zentrum anzusehen sind. Dagegen stellt das *Dachgebiet* mit dem mesencephalen Trigeminuskern und dem Vierhügelsystem ein übergeordnetes sensibles Zentrum dar. Auf ihre Darstellung, die topographischen Beziehungen und Verknüpfungen soll hier nicht eingegangen werden. Hingewiesen werden muß jedoch an dieser Stelle auf zwei dem ganzen Hirnstammgebiet eigene Strukturen.

Das markarme, durch seine graue Farbe von der Umgebung sich scharf abhebende Gebiet um den Aquädukt stellt einen Teil des *zentralen Höhlengraus* dar, das seine mächtigste Entwicklung in der Umgebung des III. Ventrikels bekommt und sich als Ala cinerea am Boden der Rautengrube findet. Es ist als Zentralgebiet für die vegetativen Steuerungen anzusehen und entspricht in seinem obersten Anteil begrifflich dem Hypothalamus (im engeren Sinne) der Physiologie. Diese Bestimmung ist jedoch nicht zutreffend, da das zentrale Höhlengrau nicht nur aus dem Grundplattenanteil besteht, sondern auch auf den Flügelplattenbereich übergreift, ohne daß sich jedoch bisher daraus physiologische Zuordnungen ergeben hätten.

Das zweite System, die *Formatio reticularis* im Haubenbereich des Hirnstamms, ist mit seinem diffus in ihm liegenden motorischen Haubenkern als Koordinationszentrum und durch seine beim Menschen besonders zahlreich entwickelten kurzen Bahnen in Form von hintereinandergeschalteten Neuronenketten gleichzeitig als Leitungssystem anzusehen, wobei die efferenten Fasern beim Menschen in der zentralen Haubenbahn verlaufen. Wenn sich aus dem ausgedehnten Zellkomplex mit afferenten und efferenten Verbindungen zu allen Teilen des ZNS auf eine besondere Funktion schließen ließ, so konnten doch erst grundlegende Untersuchungen der letzten Jahre seine Funktion klären, wobei besonders der mesencephale Teil der Formatio reticularis als das unspezifische, aktivierende System identifiziert werden konnte. Ihre Zuordnung zu spezifischen Strukturen ist trotz der Neubearbeitung der Cytoarchitektonik durch Olszewski und Baxter bisher noch nicht möglich.

2. Topographie des Mittelhirns

Tentorium cerebelli (Abb. 3).

Das Mittelhirn liegt am Übergang von der mittleren zur hinteren Schädelgrube in der Incisura des Tentorium cerebelli, das die beiden Schädelgruben, den supratentoriellen vom infratentoriellen Raum trennt. Das Tentorium setzt vorn an den vorderen Clinoidfortsätzen, seitlich am Rand des Felsenbeins und kaudal an den inneren Querleisten des Os occipitale an. In der Mitte ist es hochgezogen und hier durch seine dorsalen Blätter fest mit der Falx verbunden, wodurch seine Zeltform entsteht. Nach vorn hin öffnet sich die Incisura tentorii, die mit dem Tuberculum sellae als Basis die Form eines gotischen Spitzbogens hat. Von der Spitze des Tentoriums zieht zwischen den geteilten Tentoriumblättern der Sinus rectus zum Confluens sinuum an der inneren Protuberanz des Os occipitale. Durch die Fixierung an der Falx wird das Tentorium mit seiner Inzisur unter konstanter Spannung gehalten. Auf dem Tentorium ruhen die Schläfen- und Okzipitallappen. Nur im vorderen Teil überragt der Uncus Gyri hippocampi den freien Tentoriumrand und trägt an dieser Stelle eine feine Inzisur, die Impressio tentorii.

Die Zisternen und umgebende Hirnteile (Abb. 4 und 5).

Das ganze Gebiet ist umgeben und so geschützt durch ein ausgedehntes Liquorpolster, gebildet aus den Cisternae basalis und ambiens. Die wesentlichen Beschreibungen dieser Zisternen verdanken wir Carillo, Key und Retzius, Locke und Naffziger, Spatz und Stroescu, wobei wir der Darstellung der beiden letzten Autoren folgen.

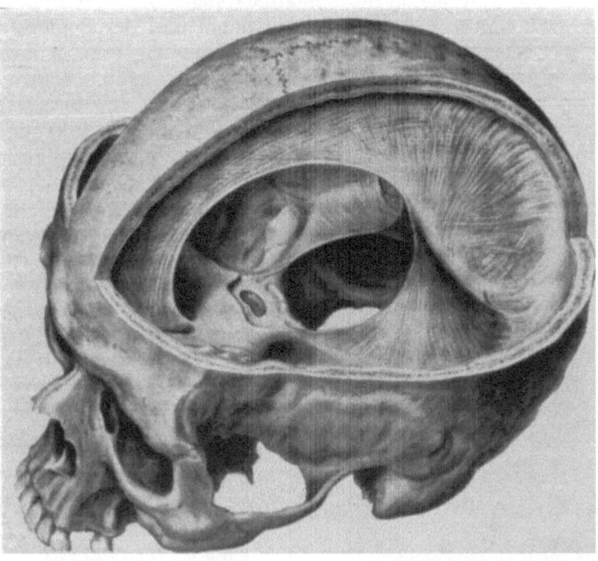

Abb. 3. Darstellung des Tentorium cerebelli und der Falx cerebri (nach G u l e k e).

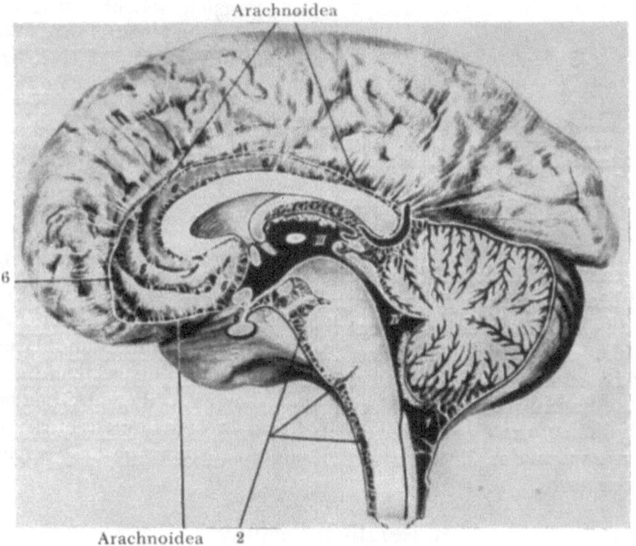

Abb. 4. Die Zisternen des Gehirns (nach S p a t z und S t r o e s c u). 1. Cisterna cerebello-medullaris. 2. Cisterna pontis. 3. Cisterna basalis. 4. Cisterna ambiens. 5. Cisterna chiasmatis. 6. Cisterna interhemisphaerica. III und IV: III. und IV. Ventrikel.

Die *Cisterna basalis* liegt im vorderen Teil des Tentoriumschlitzes, vorn von der Sella, seitlich von der Unterfläche des Schläfenlappens, d. h. der Impressio tentorii des Uncus und nach hinten von den Hirnschenkeln und der Fossa interpeduncularis begrenzt. Nach vorn hat sie Verbindung zur Cisterna fissurae lat. und nach hinten zu den seitlichen Schenkeln der Cisterna ambiens. Am Boden der Zisterne liegt der Tractus opticus. Von oben ragen in sie hinein das Tuber cinereum und die Corpora mamillaria und von den Seiten mediale Teile des Uncus und des Gyrus hippocampus sowie in der Tiefe der Gyrus dentatus. Durch die Zisterne zieht die A. communicans post. Im kaudalen Teil, in der Fossa interpeduncularis, mündet die A. basilaris, von der die Aa. cerebri post. abgehen. Zwischen ihnen tritt der ebenfalls in der Zisterne verlaufende N. oculomotorius aus dem Mittelhirn aus.

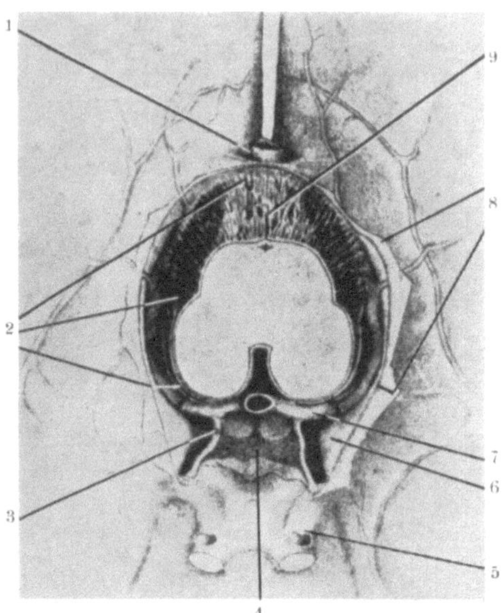

Abb. 5. Die Zisternen im Bereich des Mittelhirns (nach Key und Retzius). 1 V. magna Galeni. 2 Cisterna ambiens. 3 A. comm. posterior. 4 Cisterna basalis. 5 A. carotis int. 6 Uncus. 7 A. cerebri post. 8 Arachnoidea. 9 Pars retrosplenialis Cist. amb.

Die *Cisterna ambiens* oder *Cisterna fissurae transversae* (Bichat) umgibt als Fortsetzung der Cisterna basalis seitlich mit zwei schmalen Armen (Cisterna Bichat [Carillo]) und hinten einem weiten gemeinsamen Teil (Cisterna Galeni [Carillo]) das Mittelhirn. Die Zisterne begrenzt so im Bereich der beiden schmalen Schenkel den Raum zwischen dem Mittelhirn und der Incisura tentorii, d. h. dem Uncus und Gyrus hippocampus und in ihrem weiten Teil den Lobulus centralis des Kleinhirns mit seinen Flügeln, das Mittelhirndach und die Regio retrosplenialis mit dem hinteren Balkenende, dem Isthmus Gyri fornicati, dem vorderen Teil des Gyrus lingualis bis hin zur Fissura calcarina. Oralwärts dehnt sie sich dorsal von der in sie hineinragenden Epiphyse in dem Raum zwischen der Unterfläche des Balkens und dem Dach des III. Ventrikels bis zur Höhe des Foramen Monroi aus und bedeckt die Dorsalfläche des Zwischenhirns (Velum triangulare). Durch diesen Raum ziehen die Vv. cerebri int. Kaudal vom Balkensplenium wird die Arachnoidea durchbrochen von der V. magna Galeni, die, aus beiden Vv. cerebri int. gebildet, um das Balkenende zieht und in den Sinus rectus mündet. In den beiden Armen der Zisterne verlaufen die Aa. cerebri post., Vv. basales und die Nn. trochleares.

3. Gefäßversorgung

In dem Abschnitt über die Gefäßversorgung müssen wir das Mittelhirn- und obere Brückengebiet gemeinsam besprechen, da es hinsichtlich seiner Versorgung eine Einheit darstellt. Das ist wohl im wesentlichen entwicklungsgeschichtlich bedingt, da die unter anderem das obere Brückengebiet versorgende A. cerebelli sup. als erste und konstanteste Arterie der Kleinhirngefäße gebildet wird und in der frühen Entwicklung als Ast der A. carotis int. anzusehen ist (B i é m o n d). Die gleichen Verhältnisse gelten für den venösen Abfluß.

Arterien

Die arterielle Versorgung des Mittelhirn- und Brückengebietes einschließlich der angrenzenden Groß- und Kleinhirnabschnitte erfolgt über das Vertebralisgebiet. Die Zentralstelle für die arterielle Versorgung des Mittelhirns stellt in der

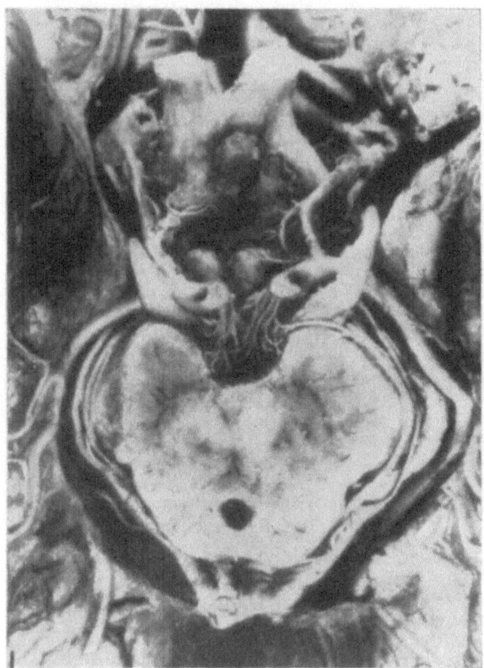

Abb. 6.

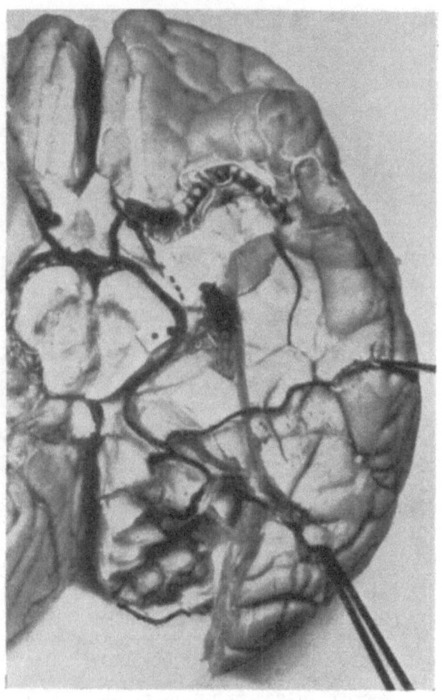

Abb. 7.

Abb. 6. Topographie der Gefäße (nach L i n d e n b e r g und F r e y t a g). Um das Mittelhirn ziehend innen die Vv. basales R o s e n t h a l mit Einmündung hinten in die Ampulla v. magn. G a l e n i, außen die Aa. cerebri post. Vorn über ihnen der N. oculomotorius, dazwischen in der Fossa interpeduncularis das retromamilläre Gefäßbündel.

Abb. 7. Die Art. cerebri post. und ihre Äste. Injektionspräparat nach C o l u m e l l a (siehe auch Abb. 6). Vordere Pinzette: A. temporalis post. Hintere Pinzette: A. parieto-occipit., nach medial sich abzweigend A. calcarina.

Fossa interpeduncularis das orale Ende der A. basilaris mit den nach ventral abgehenden Aa. communicantes post. und den nach dorsal verlaufenden Aa. cerebri post. dar (Abb. 6). In der Tiefe der Fossa interpeduncularis bilden Äste aus dem obersten Teil der A. basilaris, den Aa. communicantes post. und Aa. cerebri post. einen Gefäßplexus, dessen Zweige durch die Substantia perforata post. in das Mittelhirn eintreten. Durch dieses extracerebrale *retromamilläre Gefäßbündel* (S t e r n) wird eine innige Anastomosierung zwischen den einzelnen großen Ästen gewährleistet, an der sich auch kleine Äste aus der A. cerebelli sup. beteiligen können. Sie lassen sich nach Lindenberg und Freytag in drei Gruppen einteilen, von denen eine *dorsale* Hypothalamus- und Thalamusteile und das obere Mittelhirngebiet versorgt, eine *mittlere* das mittlere Gebiet des Mittelhirns und eine *kaudale* kaudale Teile des Mittelhirns und obere Teile der Brücke.

Die *Aa. communicantes post.* versorgen neben dem schon erwähnten Gebiet im wesentlichen das Zwischenhirngebiet. Neben ihnen können sich auch die *Aa. chorioideae ant.*, wie die vorigen aus dem Carotisgebiet, über medial verlaufende Endäste von den Tractus optici an der Versorgung des Mittelhirns beteiligen. Ihr Hauptversorgungsgebiet sind die Stammganglien und die Capsula int. Wichtiger aber sind die beiden *Aa. cerebri post.* (Abb. 7). Während der Hauptstamm beiderseits entlang dem Hirnschenkel in der Cisterna ambiens verläuft, verlassen die beiden Hauptäste die Zisterne, wobei sie den freien Tentoriumrand kreuzen, die *A. occipitalis int.* mit ihren Ästen: A. parieto-occipitalis int. und A. calcarina und die *A. temporo-occipitalis* zur Versorgung der medialen Teile des Okzipital- und des hinteren Parietallappens bzw. der basalen und baso-lateralen Teile des Temporal- und Okzipitallappens.

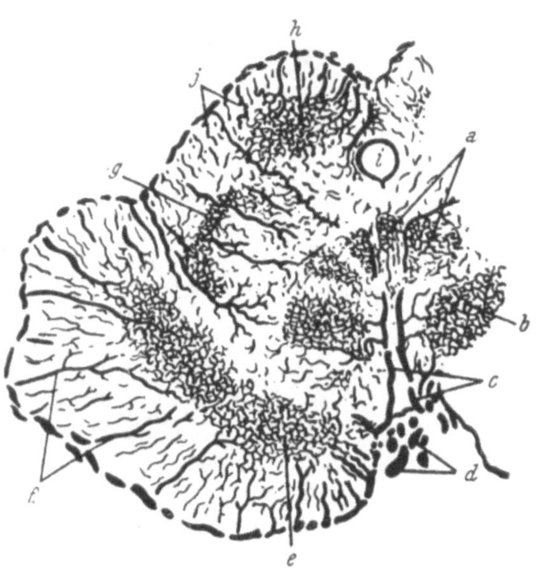

Abb. 8. Vasoarchitektonik des Mittelhirns nach Sterzi. d) arterieller Plexus in der Fossa interpeduncularis. c) paramediane Zweige. a) und b) Aufsplitterung dieser Zweige im Gebiet der Okulomotoriskerne und der roten Kerne. f) und j) periphere Zweige, e), g) und k) Aufsplitterung dieser Zweige in der Subst. nigra und reticularis und im oralen Zweihügel. i) Aquäd. Sylvii.

Parallel mit den Aa. cerebri post. verlaufen ebenfalls ein Stück in der Cisterna ambiens unter dem Tentoriumrand die *Aa. cerebelli sup.*, die wie sie seitlich an das Mittelhirn und die Hirnschenkel bzw. das obere Brückengebiet Äste abgeben und mit langen Zweigen das Mittelhirndach versorgen (Aa. circumferentes longae [Foix]). Auch im Bereich der Vierhügel ist ein feines anastomosierendes Netzwerk entwickelt. Die Aa. cerebelli sup. dringen am Dorsum der oberen Brücke in die Fissur zwischen Pons und Cerebellum ein, bilden hier einen Bogen und verlassen sie aufwärts gerichtet zur Versorgung der orodorsalen und oroventralen Kleinhirnteile, wo die beiden Gefäße meist miteinander anastomosieren. Trotz häufiger Anomalien an den beschriebenen Gefäßen, den Aa. communicantes post., cerebri post. und cerebelli sup., wobei einzelne fehlen oder aus anderen Ästen abgehen können, ist durch die reichlichen Anastomosen die Versorgung für das Hirnstammgebiet gewährleistet.

Über den Verlauf und die Versorgung der beschriebenen Gefäße im Bereich des oberen Hirnstammes sind wir durch Injektionsdarstellungen von Adamkiewicz, Biémond, Böhne, Critchley und Schuster, Duret, Foix und Hillemand, van Gehuchten, Luna, Shimamura, Stern, Sterzi u. a. (siehe auch Misch) trotz einzelner Abweichungen ziemlich gut unterrichtet. Allen Darstellungen gemeinsam ist das allgemeine Versorgungsprinzip durch zwei verschiedene Zweigsysteme (Abb. 8):

1. Die zentralen oder paramedianen Zweige [1]

Aus der A. basilaris treten im Bereich von Brücke und Mittelhirn auf jeder Seite 4 bis 6 Aa. paramedianae aus, von denen die obersten zusammen mit den schon erwähnten Ästen das retromamilläre Gefäßbündel bilden. Sie dringen senkrecht in die Tiefe ein und versorgen die mediale Hälfte des Brückenfußes, im Mittelhirn neben den medialen Teilen der Hirnschenkel auch die entsprechenden Abschnitte der Haube.

2. Die peripheren Zweige

treten als Aa. circumferentes breves (Foix) in zahlreichen kurzen Zweigen von lateral her in das Brücken- und Mittelhirngebiet ein und versorgen ihre lateralen Hälften. Böhne unterteilt sie im Bereich der Brücke in die Rami ad pontem

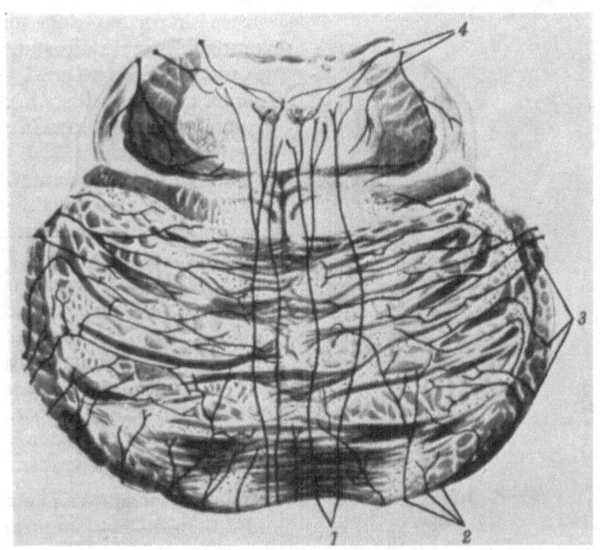

Abb. 9. Arterielle Versorgung der Brücke nach Böhne. Schnitt in Höhe der Trochleariskreuzung. 1., 2., 3. Rami ad pontem mediani, breves und longi. 4. Zweige der A. cerebelli inf. ant. bzw. sup.

longi et breves. Die dorsalen Abschnitte, das Vierhügelgebiet und die Brückenhaube, werden von den Aa. cerebri post. und den mit ihnen anastomosierenden Aa. cerebelli sup., den Aa. circumferentes longae von Foix, versorgt (Abb. 9). Das obere Brückengebiet ist durch die erwähnten Anastomosen eng mit der Versorgung des Mittelhirns verbunden, das untere Brückengebiet durch Anastomosierung mit den Aa. cerebelli ant. inf. (Atkinson) mit den kaudalen Hirnstammabschnitten.

[1] Nomenklatur nach Spatz.

Wenn auch die beschriebenen Zweige keine Endarterien darstellen, sondern ein kontinuierliches Kapillarnetz bilden (Luna), zeichnen sich doch einzelne Abschnitte durch eine stärkere Gefäßversorgung aus. Das gilt für die Kerngebiete — Stern konnte am roten Kern statt der üblichen Doppelversorgung sogar eine dritte Arterie nachweisen —, die Brückenhaube und das Mittelhirndach, da diese von den paramedianen und den dorsalen Zweigen versorgt werden.

Venen

Über die Venen sind wir weniger gut unterrichtet. Sie laufen im Bereich des Hirnstamms parallel mit den kleinen arteriellen Zweigen und verlassen den Hirnstamm an deren Eintrittsstellen, wobei sie meist stärker entwickelte Plexus bilden. Auch hier zeigt sich die schon erwähnte vaskuläre Einheit von Mittelhirn und oberem Brückengebiet, deren venöses Blut zum größten Teil in die V. basalis Rosenthal fließt, zu einem geringen gelegentlich von lateralen Ponsabschnitten in den Sinus petrosus sup., aus dem unteren Hirnstammgebiet in den spinalen Venenplexus (Stopford, Bedford, Schlesinger u. a.). Das venöse Blut aus dem oberen Hirnstammgebiet ergießt sich in die *V. basalis* Rosenthal (Abb. 10), deren Ursprung im Bereich der Substantia perforata ant. liegt und die parallel mit der A. cerebri post. entlang dem Hirnschenkel in der Cisterna ambiens in den retrosplenialen Raum zieht und nach ihrer Vereinigung mit der kontralateralen Vene oder getrennt in die V. magna Galeni mündet. Neben den genannten Zuflüssen nimmt sie auf ihrem Wege Blut aus den mediobasalen Schläfenlappenteilen auf.

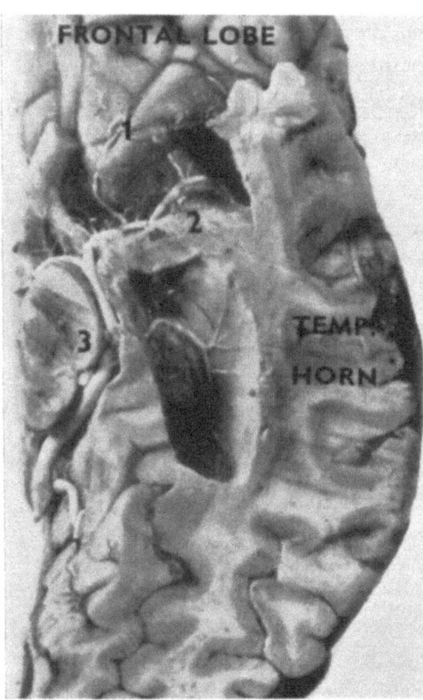

Abb. 10. Verlauf der Vena basalis Rosenthal (3) (Injektionspräparat nach Johanson). 1 und 2 Vv. cerebral. ant. und med. Vor ihrer Einmündung in die V. magna Galeni nimmt sie von okzipital die V. occipitalis int. auf.

Die *V. magna* Galeni (Abb. 11 und 12) stellt das Hauptsammelbecken für alle zentralen Hirnteile dar, indem sie neben den Vv. basales das Blut aus den Venen der Stammganglien, der Plexus und Ventrikel sowie des Balkens und Sept. pellucidum aufnimmt. Dabei sind als wichtige Zuflüsse die Vv. cerebrales int. zu erwähnen, aus deren Zusammenfluß sie entsteht. Sie mündet, um das Balkensplenium herumziehend, in den Sinus rectus ein, nachdem sie vorher die *Vv. occipitales int.* aufgenommen hat, die manchmal auch in die Vv. basales fließen. Diese beiden konstanten Venen stellen das Abflußgebiet für die medialen und teilweise auch basalen Abschnitte des Okzipital- und angrenzende Teile des Parietallappens dar, während die äußeren Abschnitte ihr Blut meist zu einem Strom vereinigt zum Quersinus führen.

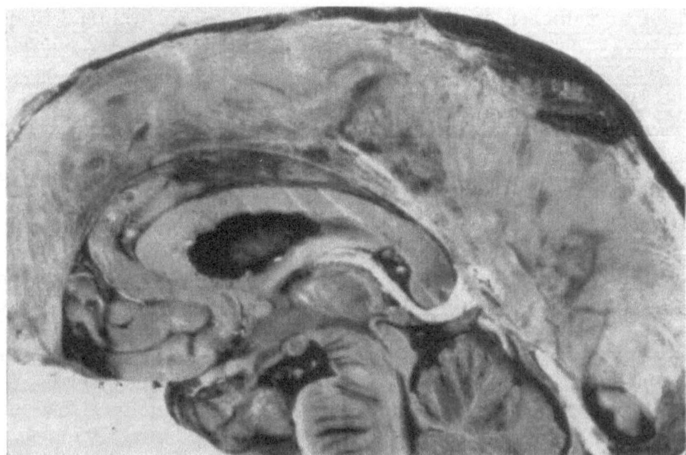

Abb. 11. (Siehe Abb. 10.) Die zentralen Venen. Unter dem Balken die Vv. cerebri int. mit Einmündung in die V. magna G a l e n i: um das Balkenende in den Sinus rectus, in dessen Verlängerung nach vorn: Sinus long. inf.

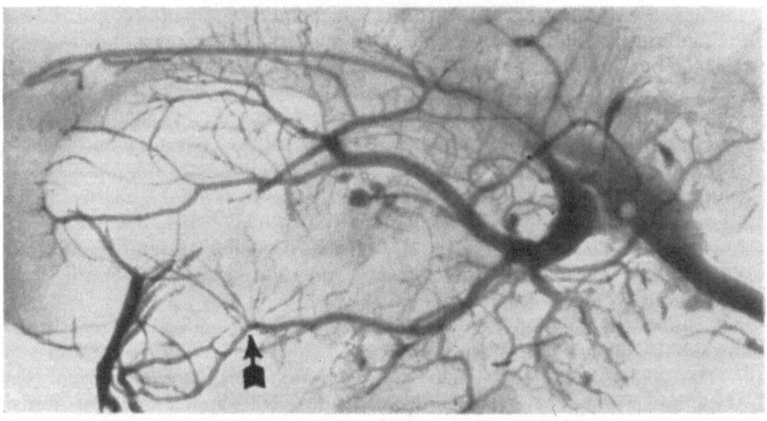

Abb. 12. Angiogramm der inneren Hirnvenen an der Leiche (nach J o h a n s o n). Neben Darstellung der Venen wie in Abb. 11 und ihren Zweigen Füllung der V. basalis R o s e n t h a l (↑ Sternfigur am Beginn der Vene, gebildet aus ihren Zuflüssen) und der V. occipitalis int., die von okzipital kommend in die V. magna G a l e n i mündet.

B. Physiologie

Im folgenden soll lediglich ein Überblick über die Leistungen des Mittelhirns gegeben werden, da im klinischen Teil spezielle Fragen noch näher besprochen werden.

Während bei den Fischen und Amphibien das mächtig entfaltete Mittelhirndach seine höchste Differenzierung erfährt und — vergleichbar dem Vorderhirn beim Menschen — bei ihm das Korrelationszentrum darstellt und funktionell die Hegemonie innerhalb des ZNS innehat, verliert das Mittelhirndach in der Phylogenese und Ontogenese seine Vorherrschung in dem Maße, wie sich Zwischen- und Endhirn entfalten (S p a t z). Die damit verbundene rückläufige Entwicklung spielt sich im wesentlichen an den dorsalen Abschnitten ab, während in den ventralen Abschnitten neue Strukturen zur Ausbildung kommen. Am *Nucleus ruber* entwickelt sich mit Rückbildung des großzelligen Anteiles bei den Säugern der kleinzellige Anteil. Der *Hirnschenkelfuß*, die *Substantia nigra* und die *zentrale Haubenbahn*, letztere an Stelle des sonst stark entwickelten *Monakowschen Bündels*, sind erst bei ihnen ausgebildet. Somit kommt es auf diese Weise mit der Funktionswanderung in jüngere Hirnteile (J. Steiner und von Monakow) am Mittelhirn einerseits zum Verlust seiner beherrschenden Funktionsstellung und andererseits entsprechend den sich entwickelnden Strukturen zu neuen Funktionen bzw. funktionellen Verknüpfungen.

Auf die Funktion des Mittelhirns beim Menschen können wir aus menschlichen Mißbildungen, tierexperimentellen Reiz- und Ausschaltungsversuchen und pathologischen Fällen beim Menschen schließen, wobei wir jedoch gerade bei den Tierversuchen, denen die wesentlichsten Erkenntnisse zu verdanken sind, die vorangestellten phylogenetischen Gesichtspunkte berücksichtigen müssen.

Die Untersuchungen sind gebunden an die Namen zahlloser Forscher, von denen hier nur die bedeutendsten aufgeführt werden können: Fulton, Gamper, W. R. Hess, Ingram, Magnus, Magoun, Ranson, Sherrington, Spatz u. v. a.

Das Mittelhirn stellt ein wichtiges Integrationszentrum und ein Verbindungsstück für alle vom Cortex und von den oberen Hirnstammganglien zu den unteren Hirnstammganglien, zum Kleinhirn und Rückenmark ziehenden und in umgekehrter Richtung verlaufenden Bahnsystemen dar, deren spezielle Besprechung hier unterbleiben kann. Seine spezifische Leistung ist gebunden an die ihm eigenen und in ihm liegenden Teile ausgedehnterer Kernsysteme. Wichtig für die Augenbewegungen und ihre Koordinierung sind die Kerne des N. oculomotorius und N. trochlearis und ihre Verbindungen. Durch das Vierhügelsystem und seine vielseitige Verknüpfung wird das Mittelhirn zu einer wichtigen Integrationsstelle für den Seh- und Hörakt, durch den N. ruber und die Substantia nigra für die extrapyramidal-motorischen und die statischen Funktionen. Die für die Steuerung und Aufrechterhaltung der vegetativen und Lebensfunktionen bedeutsamen Systeme, das zentrale Höhlengrau und die Formatio reticularis, sind in ihrem mesencephalen Abschnitt von besonderer Bedeutung.

Aus diesen allgemeinen Bemerkungen geht hervor, daß eine Unterbrechung in Höhe des Mittelhirns beim Menschen mit dem Leben nicht zu vereinbaren ist.

Eine gewisse Ausnahme machen die *menschlichen Mittelhirnwesen* (Gamper, Monnier-Willi-Nager u. a.), bei denen es sich um ein offensichtlich schon von den frühesten Embryonalstadien eigengesetzlich sich entwickelndes Mittelhirn mit einem größeren Funktionskreis (prospektive Potenzen) als das im gesamten ZNS ruhende und mit ihm sich entwickelnde normale Mittelhirn handelt. Aber auch normalerweise sind unter bestimmten Bedingungen trotz ausgedehnter Schädigungen Kompensationsmöglichkeiten gegeben, wie sie in gleicher Weise für das Tier durch protrahierte Ausschaltungen (Thauer und Peters) nachgewiesen wurden.

C. Pathologie

1. Hirndrucksteigerung

Im Rahmen dieser Abhandlung kommt der Steigerung des intrakraniellen Druckes eine zentrale Bedeutung zu. Sie ist Voraussetzung für die Veränderungen an der Gehirnsubstanz, dem Liquor und dem Gefäßinhalt. Diese drei Faktoren bilden gemeinsam den Inhalt der Schädelhöhle.

Wenn wir die Verhältnisse beim Erwachsenen zugrunde legen, die Schädelhöhle als abgeschlossenes starres Gebilde definieren, so wird jede Änderung in einem Teil Auswirkungen auf die beiden anderen haben und somit das Gesetz von Burrow (1864) gelten, wonach der Schädelinhalt konstant ist. Nun haben wir es aber bei der Schädelhöhle nicht mit einem festen und allseitig abgeschlossenen Gebilde im physikalischen Sinne zu tun. Durch die Gefäßkanäle, besonders das Hinterhauptsloch und sekundär sich entwickelnde Ausgleichsvorgänge sind gewisse Sicherheitsventile angelegt. Trotz dieser Einschränkungen gilt als Faustregel die Vorstellung von der Konstanz des Schädelinhaltes. Sie ist ein wichtiger Schlüssel zum Verständnis der Vorgänge bei der Hirndrucksteigerung. Dabei erscheint es nicht mehr notwendig, einen Überblick über die verschiedenen pathogenetischen Vorstellungen zu geben, wobei sich im wesentlichen zwei Richtungen gegenüberstanden: Hirndrucksteigerung und klinische Erscheinungen durch *Kompression der Gehirnsubstanz* oder durch *Zirkulationsstörungen* (Zusammenfassungen bei Breslauer, Tönnis u. a.).

Es ist das Verdienst von Tönnis, daß er die verschiedenen Vorstellungen auf Grund eigener Untersuchungen zu der bis heute gültigen Anschauung über die Pathogenese der Hirndrucksteigerung zusammengefaßt hat. Allgemein gilt zunächst, daß bei Steigerung des intrakraniellen Druckes alle Teile des Schädelinhaltes: Gehirnsubstanz, Liquor und Blut beeinträchtigt werden, je nach Ursache und Art des zum Hirndruck führenden Prozesses in unterschiedlicher Weise und Ausprägung.

Die Gehirnsubstanz kann sich vergrößern, es kommt zu echter Volumenvermehrung, die durch vergleichende Ausmessungen von Schädelhöhlenkapazität und Gehirnvolumen gesichert ist (Reichardt). Diese Volumenvermehrung ist entweder Ausdruck eines *Hirnödems* (Anton), d. h. einer vermehrten Flüssigkeitsdurchtränkung des Gehirns, im wesentlichen der Interstitien, oder einer *Hirnschwellung* (Reichardt), d. h. einer Zunahme der Gewebsmasse des Gehirns ohne Nachweis vermehrter Gewebs- oder Zellflüssigkeit. Ob es sich dabei um eine *Hirnquellung*, d. h. eine Vermehrung kolloidal gebundener Flüssigkeit oder einen der *trüben Schwellung* anderer Organe ähnlichen Vorgang durch Eiweißanschoppung oder intrazellulärer Wasserbildung (Zülch) oder eine kolloidale Entmischung-Gerinnung durch *Polymerisation* (Wilke) handelt, ist noch nicht geklärt. Beide Formen der Volumenvermehrung des Gehirns kommen getrennt und anscheinend auch kombiniert vor und führen beide zur intrakraniellen Drucksteigerung. Dieser so wichtige Fragenkomplex kann hier nicht weiter behandelt werden. Es wird auf die erwähnten Autoren, Riebeling, Selbach u. a. verwiesen.

Die Druckerhöhung kann ebenso durch *Blockierung der Liquorwege* und damit Ausbildung eines Hydrocephalus der vor dem Hindernis liegenden Liquorräume oder durch Beeinträchtigung der *Blutzirkulation*, besonders bei *venöser Rückstauung*, aber auch bei Störungen im *arteriellen Schenkel* zustande kommen. Bei den Zirkulationsstörungen, über deren Wirkungsweise noch gesprochen werden muß, kommt die Hirndrucksteigerung immer über ein sekundär entstehendes Hirnödem zustande.

Bei allen zur Hirndrucksteigerung führenden Vorgängen ist der ganze Inhalt der Schädelhöhle beteiligt und bestimmt den Ablauf des Geschehens, wobei jedoch der Schwerpunkt, je nach der Ursache, meist bei einem Teil des Schädelinhaltes liegt. Da jeder Drucksteigerung in der starren Schädelhöhle eine Grenze gesetzt ist, laufen neben den die Drucksteigerung bewirkenden Vorgängen kompensierende ab. Gerade in diesem Wechselspiel zwischen Drucksteigerung und

Druckausgleich erkennen wir die Bedeutung der einzelnen Teile des Schädelinhaltes.

Wenn z. B. das Hirnvolumen zunimmt, wird die Liquormenge geringer, die äußeren und inneren Liquorräume verkleinern sich, der Liquor wird ausgepreßt. Das gilt bis zu einem gewissen Grade auch für das Blut. Ein solches Gehirn verliert sein normales Relief, die Furchen verstreichen, die Windungen werden abgeplattet; das Hirn erscheint teilweise blaß und anämisch. Beim Verschlußhydrocephalus liegen die Verhältnisse umgekehrt, die Liquormenge nimmt auf Kosten der Gehirnsubstanz zu.

Bei den raumfordernden Prozessen, den Geschwülsten, Abszessen, Blutungen usw. tritt zu dem normalen Schädelinhalt noch eine weitere Substanz, die — je nach Art, Größe, Wachstum oder Vergrößerung, Entwicklung und Sitz — den weiteren Verlauf bestimmt.

Er ist immer gekennzeichnet durch die *Entwicklung vom örtlichen zum allgemeinen Hirndruck.*

Wie führt ein intrakranieller Tumor vom örtlichen zum allgemeinen Hirndruck?

Örtlicher Hirndruck

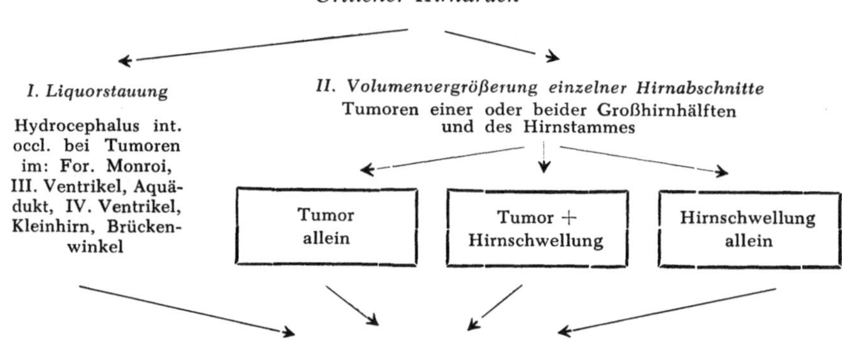

Intrakranielle Drucksteigerung

Allgemeiner Hirndruck

Verquellung der:

Cisterna magna (Kleinhirntonsillen)
Cisterna ambiens (Gyr. hippocampi)

Verquellung der:

Cisterna interhemisphaerica (Gyr. cinguli)
Cisterna ambiens (Gyr. hippocampi)
Cisterna basalis (Uncus)
Cisterna magna (Kleinhirntonsillen)
Erweiterung des kontralateralen Seitenventrikels durch Verlegung des For. Monroi oder des Aquäduktes bzw. der V. magna Galeni
Pressung des gegenseitigen Hirnschenkels gegen den freien Tentoriumrand.
Vordrängen von Hirnteilen unter dem nicht verlagerten Balken (Tumoren des oralen Hirnstammes)

Abb. 13. Schematische Darstellung der Hirndrucksteigerung beim Tumor cerebri nach Tönnis.

Das Schema von Tönnis (Abb. 13) zeigt diesen Vorgang in übersichtlicher Weise. Auf die Bedeutung der einzelnen Faktoren brauchen wir nicht mehr einzugehen. Von besonderer Wichtigkeit sind jedoch die Vorgänge, die wir als Massenverschiebungen bezeichnen.

2. Die Massenverschiebungen

Unter Massenverschiebungen verstehen wir die kompensatorische Verlagerung von Hirnteilen in die Liquorräume, wie sie bei jeder Form von Hirndrucksteigerung vorkommen, am ausgeprägtesten bei den raumfordernden Prozessen.

Als erste Form einer Verlagerung beschrieben Arnold (1894) und unabhängig davon Chiari (1896) das Vortreten der ausgezogenen Kleinhirntonsillen durch das Hinterhauptsloch in den Spinalkanal. Sie wurde von ihnen und späteren Autoren mit Mißbildungen des Gehirns, des Rückenmarks, des Schädels und der Halswirbelsäule, Spina bifida, basilarer Impression, kindlichem Hydrocephalus u. a. vergesellschaftet gefunden. Man bezeichnet sie heute allgemein als Arnold-Chiarische *Mißbildung.* In jüngster Zeit setzen sich Verbiest, Gardner und Goodhall eingehend damit auseinander, so daß darauf verwiesen wird. Henschen (1910) beobachtete die gleiche Verlagerungsform bei den Geschwülsten des Brückenwinkels, die Cushing (1917 und 1929) bestätigte, ihre Entstehung durch die Hirndrucksteigerung erkannte und als *cerebellären Druckkonus* bezeichnete.

Neben dieser Form fand A. Meyer (1920) Verlagerungen von Großhirnteilen unter der Falx her zur Gegenseite und im Bereich des Tentoriumschlitzes. Sie wurden als mechanisch bedingte Verschiebungen gedeutet und als Hirnhernien beschrieben, eine Bezeichnung, die bis heute im angelsächsischen Schrifttum gebräuchlich ist.

Groeneveld und Schaltenbrand (1927) sowie eingehender Kernohan und Woltman (1929) beobachteten als Komplikation der Hernienbildung eine Verschiebung des Mittelhirns mit Einkerbung im gegenseitigen Hirnschenkel durch den freien Tentoriumrand. Diese Hernien zwischen Tentorium und Hirnstamm in der Cist. ambiens wurden von Vincent, David, Thiébaut und Rappoport (1930 und 1936) untersucht und werden nach ihnen allgemein als *temporaler Druckkonus* bezeichnet.

Den grundlegenden Arbeiten von Spatz mit Stroescu (1934) und mit Hasenjäger (1938) verdanken wir die erste umfassende Darstellung der Massenverschiebungen des Gehirns bei den raumfordernden Prozessen. Ausgehend von einer erneuten Untersuchung der Zisternen — es wird auf den anatomischen Teil verwiesen — konnte gezeigt werden, daß bestimmte Hirnteile gesetzmäßig in die Zisternen eintreten und deren Lumen mehr oder weniger ausfüllen, wobei der Liquor ausgepreßt wird. Die Grenzen der Zisternen sollen dabei niemals überschritten werden. Alle Zisternen können beim Hirndruck befallen sein. Besonders eindrucksvoll ist die Ausfüllung des *Zisternenringes,* der als geschlossener Ring von vorragenden Windungen durch den freien Falx- und Tentoriumrand begrenzt wird und die Cisternae chiasmatis, interhemisphaerica, ambiens und basalis umfaßt. Alle Gebilde innerhalb des Zisternenringes werden dabei über die Mittellinie verschoben: Balken, Lamina terminalis, Septum pellucidum, Stammganglien, Mittel- und Zwischenhirn und III. Ventrikel. In der Mitte bleiben oben die Falx und die Windungen zwischen ihr und unten der Ansatz des Hypophysenstiels am Diaphragma sellae. Die Tatsache, daß die in die Zisternen eintretenden Hirnteile sich „streng an deren Grenzen halten und regelmäßig geschwollen sind", spricht nach Ansicht der Autoren für einen aktiven Vorgang, eine örtliche Quellung unter der Wirkung des Hirndrucks, so daß sie die Bezeichnung *Zisternenverquellung* prägten. Die Mißbildungstheorie (Arnold-Chiari) und die rein mechanische Hypothese (Meyer) wurden abgelehnt.

Das Vortreten von Teilen des Gyrus rectus in die Cisterna praechiasmatis und des Frontallappens über den Keilbeinflügel in die mittlere Schädelgrube mit Kompression des Temporalpoles wurde von Finkelman (1938) mitgeteilt, aber bereits in der Arbeit von Spatz und Stroescu beschrieben.

Van Gehuchten (1933), Bannwarth (1935), Le Beau, Cairns und Jefferson (1938) wiesen auf die Komplikationen der Zisternenverquellung hin.

Man stellte weiterhin fest, daß nicht nur Schläfenlappenteile durch den Tentoriumschlitz in die hintere Schädelgrube, sondern auch umgekehrt Kleinhirnteile, der Apex cerebelli, bei gesteigertem Druck in der hinteren Schädelgrube in die mittlere Schädelgrube vordringen können (Le Beau, Cairns, Riessner-Zülch).

Einen wichtigen Fortschritt brachten die Arbeiten von Riessner und Zülch (1939) sowie von Tönnis, Riessner und Zülch (1940). Ihre Untersuchungen „lassen die Zisternenverquellungen nicht als Folge einer Hirnschwellung, sondern als einen Teilausschnitt der gesamten Formveränderungen und Massenverschiebungen des Hirns bei raumfordernden Prozessen erscheinen, und zwar die Veränderungen, die durch Schnürung an den scharfen Kanten von Dura und Knochen am deutlichsten ins Auge fallen". Es handelt sich nach ihnen dabei um vorwiegend passive Massenverschiebungen, die dem Ausgleich der durch den Tumor bedingten Volumenerhöhung dienen sollen. Das Ausmaß der gesamten Massenverschiebungen, festzustellen an der Verlagerung von Gefäßen, Ventrikeln und Hirnteilen, überschreitet dabei ganz erheblich das der Zisternenverquellung. Es konnte weiterhin erstmalig gezeigt werden, daß die Massenverschiebungen, ihr Ausmaß und der Befall der einzelnen Zisternen in gesetzmäßiger Weise von Sitz und Art des raumfordernden Prozesses und weiteren Begleitumständen (Hirnschwellung, Blutungen) abhängig sind. Entsprechend dieser wieder betont mechanischen Auffassung gebraucht Zülch jetzt statt „Zisternenverquellung" die Bezeichnung *Prolaps in die Zisterne.* Als weitere Form der Zisternenverquellung wurde das Vordringen von Schläfenlappenteilen über den Keilbeinflügel in die vordere Schädelgrube (Cisterna fissurae Sylvii) beschrieben. Spätere Untersucher haben diese Ergebnisse bestätigt und zur Klinik, Prognose, Therapie und Pathogenese wertvolle Beiträge geliefert, über die im einzelnen noch zu sprechen sein wird. Carillo hat 1952 die Hernien der Zisternen erneut dargestellt. Wichtig erscheint die Aufteilung der Hernienbildungen in den Zisternen der Mittellinie, zu denen neben Hirngewebe Tumoren, Cysten und Ventrikelvorwölbungen, die die Zisternen ausfüllen, gerechnet werden. Bestimmte Hernienformen in der Cisterna pontis und Cisterna ponto-cerebellaris werden beschrieben.

Zusammenfassung

Jede Drucksteigerung in der Schädelhöhle führt unabhängig von ihrer Genese zu gesetzmäßigen Veränderungen des Schädelinhaltes, bestehend aus Gehirnsubstanz, Liquor und Blut, wobei diese den Druckausgleich erstreben.

Eine Zunahme des Gehirnvolumens ist von einer Verringerung der Liquormenge begleitet. Selten sind dabei die Ventrikel betroffen, wenn auch Kehrer, Zülch u. a. das Bild der *Mikroventriculie* beschrieben haben. Im wesentlichen wird der Liquor aus den äußeren Liquorräumen ausgepreßt. Das normale Hirnrelief verschwindet, die Windungen verbreitern sich, die Furchen verstreichen. Besonders eindrucksvoll sind diese Veränderungen im Bereich der Zisternen, in die zapfenförmig Hirnteile eindringen. Da die Zisternen überall im Bereich scharfer Knochen- oder Duraränder ausgebildet sind, entstehen an den vordrängenden Hirnteilen charakteristische Schnürfurchen und Einkerbungen, z. B. an den ausgezogenen Kleinhirntonsillen durch die Begrenzung des Hinterhauptsloches oder am Gyrus cinguli durch den freien Falxrand. Bei primärer allgemeiner Hirndrucksteigerung sind diese Zeichen symmetrisch ausgebildet. Ein Vordringen von Hirnteilen über die Mittellinie fehlt. Gelegentlich kommt es auch hier wie beim symmetrischen Hydrocephalus zu Einschneidungen, z. B. im Balken durch den freien Falxrand (Zülch). Wenn sich die Liquormenge, etwa beim Verschlußhydrocephalus, vergrößert, wird das Hirngewebe zusammengepreßt, sein Volumen nimmt ab. Die Zeichen des Hirndrucks sind die gleichen, wie sie für die diffuse Volumenzunahme der Gehirnsubstanz geschildert wurden.

Beim raumfordernden Prozeß entsteht aus der zunächst örtlichen Hirndrucksteigerung durch die Geschwulst allein oder durch begleitende Schwellung oder Ödem die allgemeine. Liegt dieser Prozeß im Bereich einer Hemisphäre, so vergrößert sich diese; zunächst entwickeln sich wieder die Veränderungen an der Hirnoberfläche. Bei großer Volumenzunahme kommt es darüber hinaus zur Zisternenverquellung, wobei diese auf der Seite des Prozesses stärker ausgebildet ist und die vorgepreßten Hirnteile sich über die Mittellinie bis auf die Gegenseite ausdehnen. Aber nicht nur Hirnsubstanz und Liquor werden bei der Drucksteigerung betroffen, sondern ebenso die Blutmenge, die verringert oder vermehrt sein kann. Am häufigsten kommt es durch Abflußbehinderung zur Rückstauung und dadurch zu einer Zunahme des intrakraniellen Drucks.

Wesentlich für unsere Fragestellung ist die Tatsache, daß die Zisternenverquellungen sich gesetzmäßig an die Grenzen der Zisternen zu halten scheinen (Spatz) *und Teilerscheinungen im Rahmen der bei jeder intrakraniellen Druckerhöhung sich abspielenden Massenverschiebungen sind* (Tönnis, Riessner, Zülch).

3. Zisternenhernien (Zisternenverquellung) im Bereich des Tentoriumschlitzes

Bei zunehmender intrakranieller Drucksteigerung wird aus den Basiszisternen der Liquor ausgepreßt, sie werden „trocken". An Stelle des Liquors dringen benachbarte Hirnteile gegen die Zisternen vor und nehmen ihren Raum mehr oder minder ein. Während man bisher im allgemeinen nur die besonders hervorstechenden angrenzenden Schläfenlappenwindungen, z. B. Uncus und Gyrus hippocampus, für die Verquellung verantwortlich macht, möchten wir alle Hirnteile hinzunehmen, die die Zisternen begrenzen und in sie eintreten können. Dazu gehören nicht nur der III. Ventrikel, sondern ebenso entsprechende Teile des Zwischen- und Mittelhirns, der Stammganglien, sowie die Gebilde des retrosplenialen Raumes, z. B. das Balkenende usw.

Hinsichtlich der Terminologie stößt man auf große Schwierigkeiten. Gebräuchlich sind allgemein in Deutschland *Zisternenverquellung* (Spatz und

Stroescu[1] und neuerdings *Zisternenprolaps* (Zülch), in den übrigen Ländern *Hernien* (Meyer), entweder Uncushernie usw. oder *Hernia cisternalis* (Carillo), daneben *temporaler, zerebellärer Druckkonus* (Vincent, Cushing).

Da man üblicherweise eine Hernie nach der Bruchpforte bzw. nach dem Ort ihres Vordringens und einen Prolaps nach dem vorgefallenen Teil bezeichnet, daneben der Begriff Zisterne zur Lokalisation notwendig erscheint, müßte man von Zisternenhernien sprechen, also Hernia cisternae basalis usw. So wollen wir für die Form, bei der Hirnteile in die Zisternen eindringen, von *Zisternenhernien* bzw. *Zisternenverquellung* (Spatz) sprechen.

Davon möchten wir streng abgrenzen die Ausfüllung der Zisternen durch raumfordernde Prozesse: Geschwülste, Abszesse, Cysten, Blutungen usw. Diese Form wollen wir, entsprechend der für die Blutungen gebräuchlichen Bezeichnung *Zisternentamponade*[2] benennen. Neben diesen beiden Gruppen soll als *Zwischenform* eine weitere unterschieden werden. Sie ist durch das Vordringen von Hirnteilen gekennzeichnet, die von Tumorgewebe durchsetzt sind. Wie noch zu zeigen sein wird, bestehen zwischen beiden Hauptgruppen wichtige Unterschiede, die sich aus der Art ergeben, den Zisternenraum einzunehmen und auf die benachbarten Hirnteile einzuwirken. Die Veränderungen bei der Zwischenform entsprechen im allgemeinen mehr der Zisternentamponade als den Zisternenhernien. Hierher gehören neben Hirnwindungen, die von Tumorgewebe eingenommen sind, auch die Geschwülste des Hirnstammes, als die wichtigsten die des Mittelhirns und der oberen Brücke, die zur Auftreibung des Hirnstammes führen und so von innen her das Zisternenlumen einengen (Innere Einklemmung [Zülch]).

Wir unterscheiden somit:

1. die *Zisternenhernien* (Zisternenverquellung),
2. die *Zisternentamponade,*
3. die *Zwischenform.*

a) Die Hernien der Cisterna basalis

Die bekannteste Form der Hernia cisternae basalis ist das Vordringen des Uncus Gyri hippocampi (Abb. 14), manchmal auch von Teilen des Gyrus hippocampus oder des Gyrus dentatus, in diesen Fällen allerdings unter Beteiligung der Cisterna ambiens. Der Uncus wird nach medial und basal über den freien Tentoriumrand hinweg in die Zisterne vorgedrängt und erhält durch ihn eine scharfe und oft tiefe Einkerbung (Incisura tentorii), (gewissermaßen neben der physiologischen Impressio tentorii eine zweite Furche) die besonders schön auf dem Frontalschnitt zu sehen ist (Abb. 15). Schwarz und Rosner haben bei Messung der „Herniengröße" gegen-

[1] Nicht die Zisterne ist verquollen, sondern die in die Zisterne vordringenden Hirnteile sollen gequollen sein. Die lokale Schwellung steht auch nach Spatz und Stroescu mit der allgemeinen Hirnschwellung in Zusammenhang.

[2] Ostertag hat für alle Formen die Bezeichnung Tamponade vorgeschlagen, was uns aber nicht zweckmäßig erscheint.

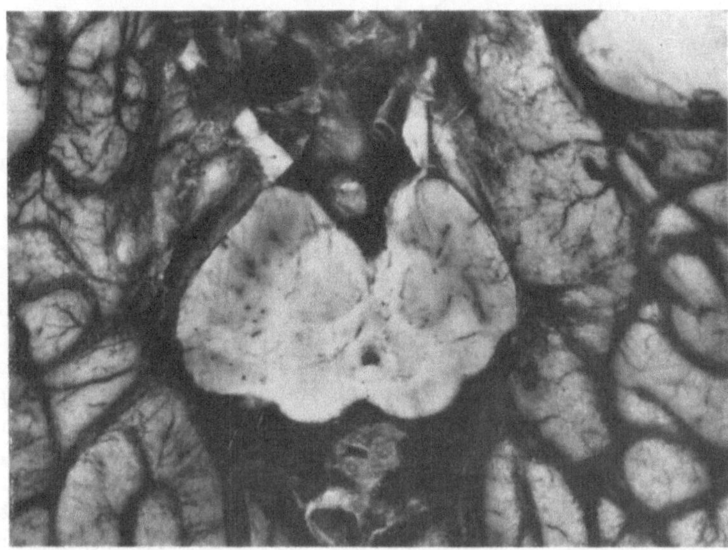

Abb. 14. (O. C., G 4704/54.) Einseitige Hernie der Cist. basalis mit geringer Verschiebung des Mittelhirns, Vergrößerung der gleichseitigen Hälfte und vermehrter Gefäßzeichnung bei einem frontalen Lindautumor. (Stärkstes Hirnödem mit hochgradiger Hernienbildung der Cisterna interhemisph. Tod unter akuten Mittelhirnzeichen in tiefem Coma und zentraler Hyperthermie.)

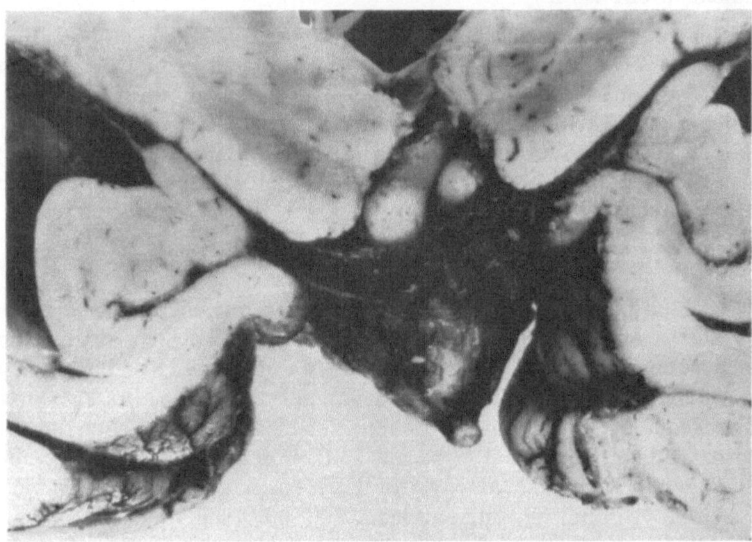

Abb. 15. (K. B., K 2566.) Schnürfurchen beiderseits am Gyrus hippocampus und starke Vorwölbung des erweiterten III. Ventrikels in die Cisterna basalis bei einem Medulloblastom des Kleinhirnwurmes und der Brücke. (Tonsilleneinklemmung, Tod 5 Tage nach Operation im Coma mit Tachypnoe und Hyperthermie.)

über dem normalen Vortreten des Uncus von 2 bis 4 mm Vorwölbungen bis zu 20 mm gefunden. Die Zisterne wird bei dieser Form nie ganz ausgefüllt, der interpedunkuläre Raum bleibt fast regelmäßig frei. Der N. oculomotorius und die A. communicans posterior und der Anfangsteil der A. cerebri posterior werden durch den vordrängenden Uncus mit nach medial verlagert und dabei oft beeinträchtigt. Diese Form einer isolierten Hernienbildung der Cisterna basalis ist recht selten. Sie kommt bei Tumoren einseitig, meist aber doppelseitig mit Betonung der Tumorseite vor. Eine symmetrische Ausfüllung der Zisterne wird bei allgemeiner Hirnschwellung (S p a t z) und beim Hydrocephalus (R i e s s n e r und Z ü l c h) beobachtet. Nach S c h w a r z und R o s n e r sind diese „Hernien" bei symmetrischem Hirndruck nie stark ausgebildet und nur selten größer als 5 mm. Beim Hydrocephalus finden wir weiterhin eine Verquellung der Zisterne durch Vordringen des erweiterten III. Ventrikels von oben her (siehe Abb. 15). Dabei werden oft gleichzeitig die Corpora mamillaria in den interpedunkulären Raum gedrängt und füllen ihn aus. Weiterhin kann das Mittelhirn nach vorne verschoben sein und einen Teil des Raumes einnehmen. C a r i l l o beschreibt als *Hernia der Protuberanz* das Eintreten von oro-ventralen Brückenteilen in die Cisterna basalis bei Tumoren der hinteren Schädelgrube. Wenn dabei gleichzeitig ein Hydrocephalus vorliegt, wölbt sich von oben her der III. Ventrikel in die Zisterne vor, wodurch der auf dem Querschnitt durch Brückenwulst, Mittel- und Zwischenhirn gebildete rechteckige, von der Zisterne eingenommene Raum zu einem dreieckigen Gebilde zusammengepreßt wird.

Geschwülste der Brücke, des Mittel- und Zwischenhirns, die mit dem entsprechenden Hirnteil in die Zisterne ausweichen, sind Übergangsformen zu der Tamponade der Zisternen durch Geschwülste oder andere raumfordernde Prozesse. Am häufigsten sind die suprasellären, nach hinten entwickelten Hypophysentumoren und die Craniopharyngeome (Abb. 16), daneben die Geschwülste der Basis, des Hypothalamus, Klivus, Kleinhirnbrückenwinkels usw.

b) D i e H e r n i e n d e r C i s t e r n a a m b i e n s

Häufig umfassen die Massenverschiebungen neben der Cisterna basalis die Cisterna ambiens, und zwar vor allem ihren paarigen, dem Mittelhirn seitlich anliegenden Teil (Cisterna B i c h a t [C a r i l l o]), bei dem neben dem Uncus der Gyrus hippocampus vorgepreßt wird (Abb. 17). So findet man regelmäßig auch bei Betonung der Massenverschiebungen in der Cisterna ambiens die Cisterna basalis mitbefallen. Es erscheint in Übereinstimmung mit C a r i l l o notwendig, die Hernien der Cisterna ambiens für ihre beiden Abschnitte, den paarigen Teil und den unpaaren, den retrosplenialen Raum (Cisterna G a l e n i [C a r i l l o]), getrennt zu besprechen, wenn auch hier Übergangsformen vorkommen. Wir finden die gleichen Vorgänge wie bei der Verquellung der Cisterna basalis. Der Gyrus hippocampus und oft mit ihm der Gyrus dentatus werden über den freien Tentoriumrand gegen das Mittelhirn gedrängt, füllen die Zisterne aus (Abb. 18)

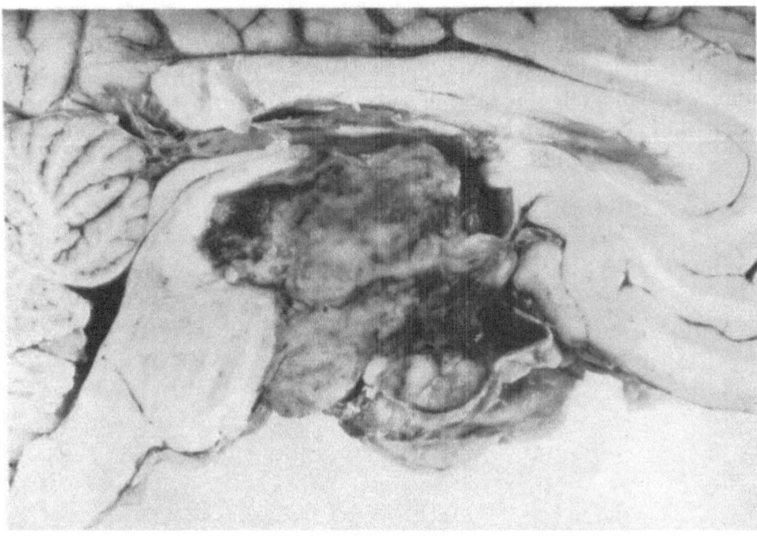

Abb. 16. (K. Sch., G 1361/55.) Tamponade der Cisterna basalis bei einem suprasellären Hypophysenadenom mit hochgradiger Deformierung und Zerstörung des Mittel- und Zwischenhirns. (Tod 10 Tage nach Freilegung bei Wohlbefinden an Lungenembolie.)

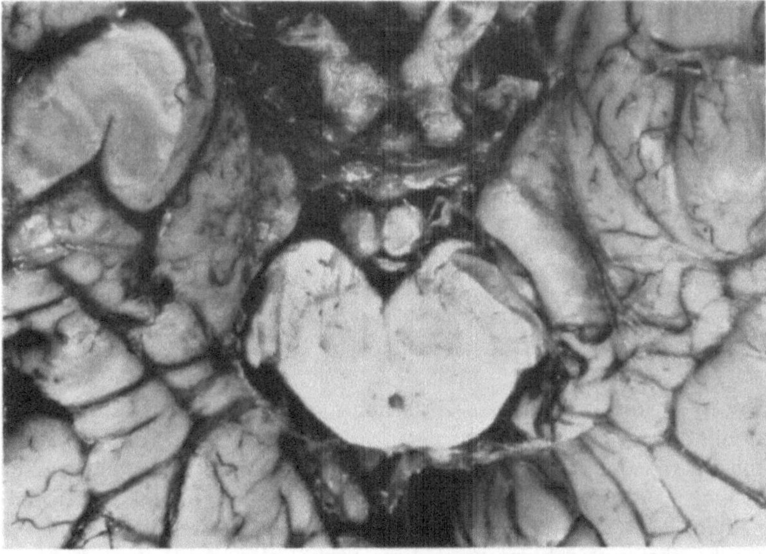

Abb. 17. (K. Sch., K 1455.) Einseitige Hernie der Cisterna basalis und des paarigen Teils der Cisterna ambiens (Cisterna B i c h a t) mit Verschiebung, geringer Torsion des Mittelhirns und Vergrößerung seiner homolateralen Hälfte bei einem homolateral betonten, beidseitigen frontoparietalen Falxmeningeom (Rezidiv). (Akuter Verblutungstod.)

und schieben sich in die hintere Schädelgrube vor, wodurch an der Kleinhirnoberfläche Eindrücke und Dellen zustandekommen (siehe Abb. 32).

Nicht selten ist der Gyrus hippocampus in seiner ganzen Ausdehnung beteiligt, so daß auch die lateralen Teile des retrosplenialen Raumes mitbetroffen sind. Bei dieser Form finden wir im allgemeinen den von Spatz

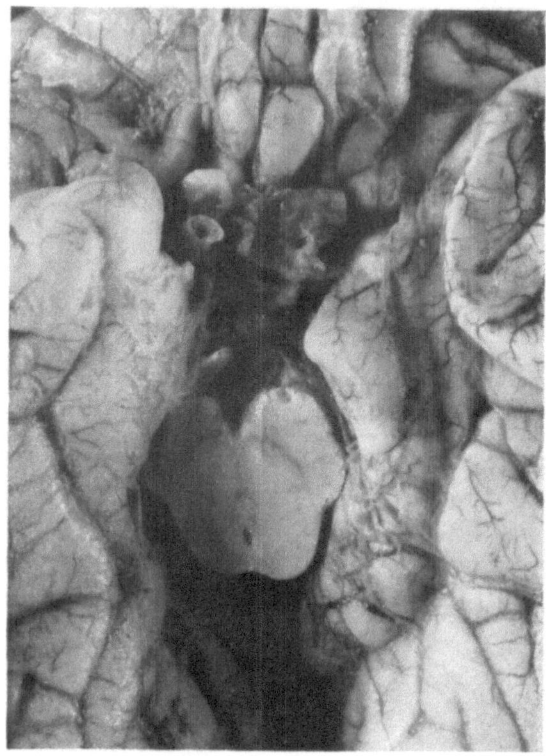

Abb. 18. (K. Sch., K 2144.) Starke Hernienbildung der homolateralen Basiszisternen mit Mittelhirnverschiebung bei alter Mediaerweichung und frischem Epi- und Subduralhämatom. (Fast komplette Verquellung des Zisternenringes [Spatz], Tonsillen im Hinterhauptsloch. Tod unter akuten Mittelhirnzeichen.)

und Stroescu beschriebenen Zisternenring meist mit Ausnahme des hinteren Teiles der Cisterna interhemisphaerica, da hier die Falx dem Balken eng anliegt und die Zisterne sehr flach ist. Diese Tatsache unterstreicht die Feststellung von Spatz, daß die Verquellung den Raum der Zisternen nicht überschreitet. Die folgende Abb. 19 einer einseitigen Hernie der Cisterna basalis und ambiens zeigt diese Verhältnisse deutlicher, da hier der Ansatz der Arachnoidea stehengeblieben ist. Im Gegensatz zur Cisterna basalis sind die Veränderungen im paarigen Abschnitt der Cisterna ambiens wegen des engen Raumes und der Verschiebung der im Tentoriumschlitz liegenden Gebilde zur Gegenseite praktisch nur einseitig. Lediglich im hinteren, bereits zum paarigen Abschnitt gehörenden Teil und in ihm selbst finden wir doppelseitiges Vordringen der medio-basalen Schläfenlappenwindungen, meist einseitig betont (Abb. 20), seltener auch doppelseitig (Abb. 21).

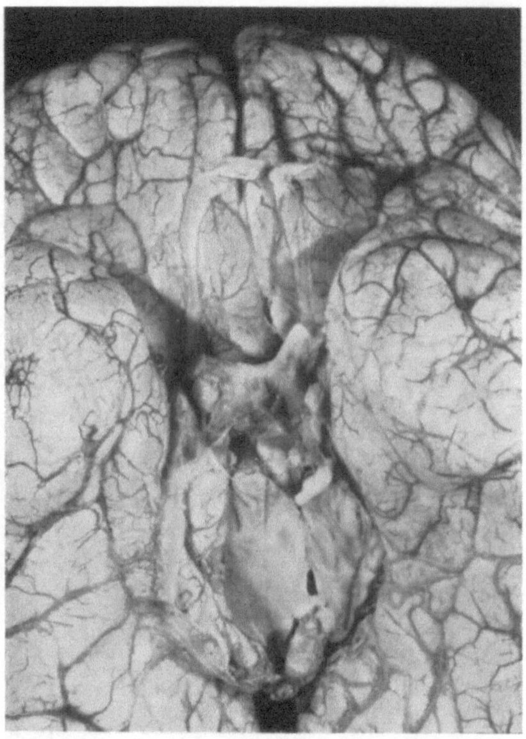

Abb. 19. (B. F., K 519.) Befund wie Abb. 18 bei einem Oligodendrogliom temp.-pariet. Der Rand der Arachnoidea zeigt Begrenzung der Hernie auf den Zisternenraum. Starke Vergrößerung der homolateralen Mittelhirnhälfte. Pinealis „mitgezogen". (Starke Verquellung der Cisterna interhemisphaerica und cerebello-medullaris. Leichte bulbäre und schwere Mittelhirnzeichen. Tod nach Hirnpunktion unter Verstärkung der Mittelhirnzeichen.)

Eine so hochgradige Verquellung der Cisterna Galeni wie im letzten Beispiel ist sehr selten, häufiger sind die schon gezeigten einseitigen Veränderungen. Neben dem Gyrus hippocampus können die antero-mediale Spitze des Gyrus lingualis, der Isthmus Gyri fornicati und teilweise die angrenzenden Okzipitallappenteile, entsprechend der Ausdehnung der Zisterne, bis hin zur Calcarina beteiligt sein.

Nicht nur von den Seiten, sondern auch isoliert von oben kann es zur Hernienbildung kommen, wenn z. B. das Balkenende in die Zisterne eingepreßt wird (Abb. 22), oder von vorn her durch Vorwölbung eines stark entfalteten Recessus suprapinealis bei Hydrocephalus (Noetzel).

Diesen bei supratentorieller Hirndrucksteigerung sich abspielenden Vorgängen stehen entsprechende bei gesteigertem infratentoriellen Druck gegenüber. Dadurch werden Kleinhirnabschnitte, der Oberwurm, Lobulus centralis und Lobus anterior in den supratentoriellen Raum, und zwar die Cisterna Galeni (Carillo) vorgepreßt (Abb. 23) (Cairns, Carillo,

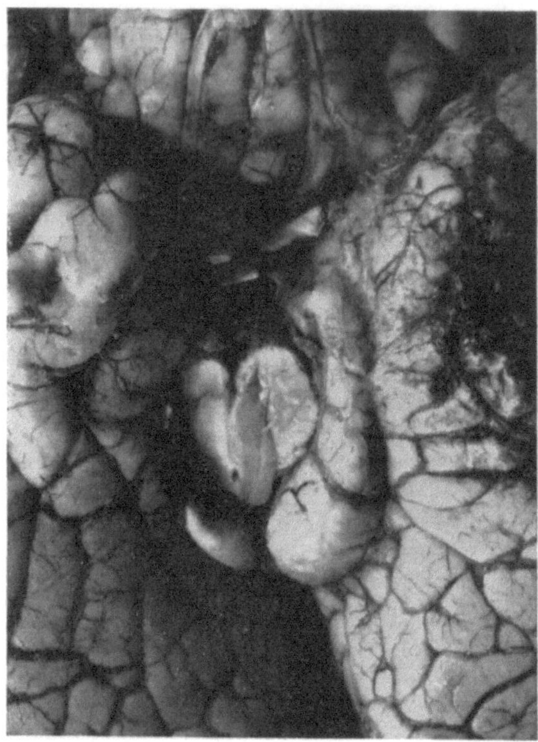

Abb. 20 (K. B., K 1601) wie Abb. 19. Zusätzlich geringe Hernienbildung des kontralateralen Teils der Cisterna Galeni bei einem Astrocytom links temporal. (Tiefe Druckfurche in der Kleinhirnoberfläche, Tonsillen stehen tief. Tod 2 Tage nach Operation unter akuten Mittelhirnzeichen mit Enthirnungsstarre.)

Ecker, Riessner und Zülch). Außer Kleinhirnteilen kann sich nach Carillo der erweiterte IV. Ventrikel in diesen Teil der Zisterne vorwölben.

Eine *Tamponade der Zisterne* finden wir aus mannigfacher Ursache. Die Zisterne kann durch Blutmassen im Gefolge schwerer Schädeltraumen mit Subarachnoidalblutung ganz ausgefüllt sein und so komprimierend wirken. Die *Arachnoidalcysten* im Bereich der Cisterna ambiens liegen im allgemeinen im hinteren Abschnitt der Zisterne und füllen ihn ganz aus, wobei sich Druckerscheinungen an allen die Zisterne begrenzenden Hirnabschnitten zeigen (Noetzel [Abb. 24]). Das gilt in gleicher Weise für die Geschwülste der Vierhügelplatte oder ihrer näheren Umgebung (Abb. 25).

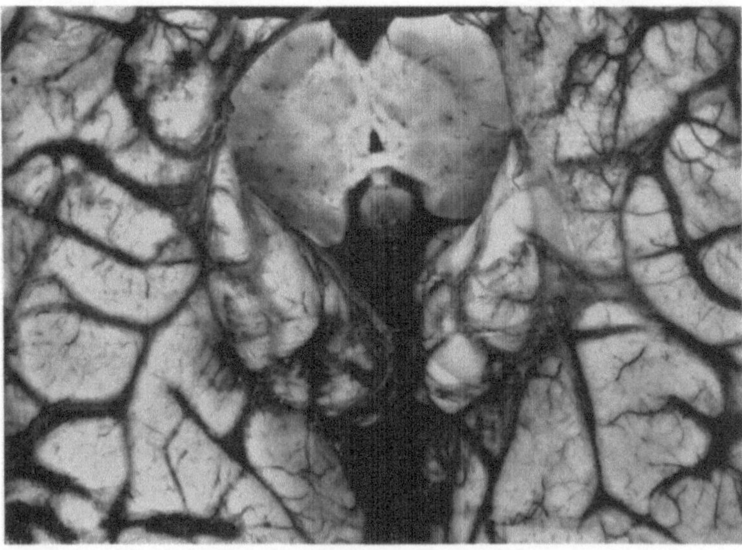

Abb. 21. (M. F., G 4709/54.) Hochgradige doppelseitige Hernienbildung der Cisterna Galeni mit Einschnürung des Mittelhirnes durch Stauchung des Balkens und Hirnstammes bei einem rechtsbetonten, doppelseitigen parietalen Falxmeningeom. Abknickung und Medialverschiebung der Posterioräste und der V. occipitalis int. (Kleinhirntonsillen im Hinterhauptsloch. Tod 2 Tage nach Operation im tiefen Coma.)

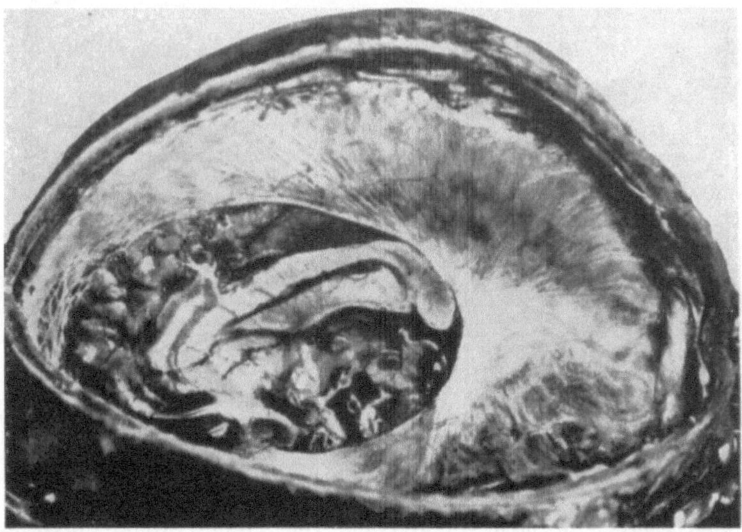

Abb. 22. Einpressen des Balkenendes in die Cisterna Galeni bei einem parietalen Tumor nach Guleke.

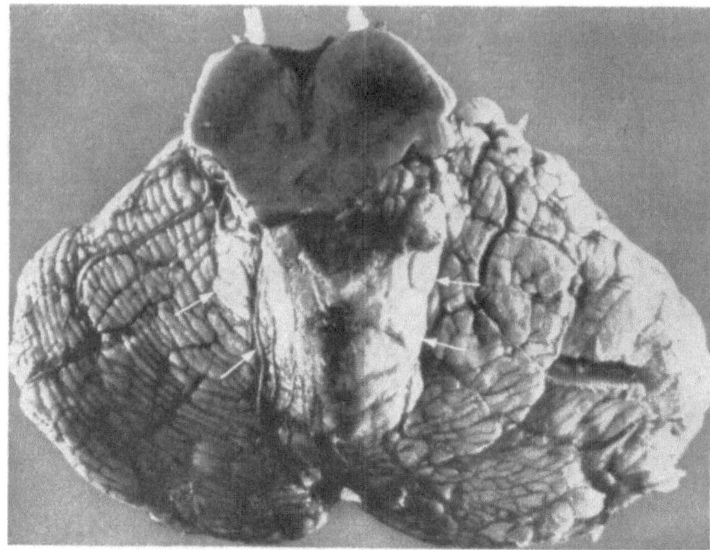

Abb. 23. Vorwölbung des Apex cerebelli in die Cisterna G a l e n i mit Mittelhirnkompression bei einem Ependymom des IV. Ventrikels nach R i e s s n e r und Z ü l c h. ↑ = Begrenzung der vorgetretenen Kleinhirnteile entsprechend dem Tentoriumrand.

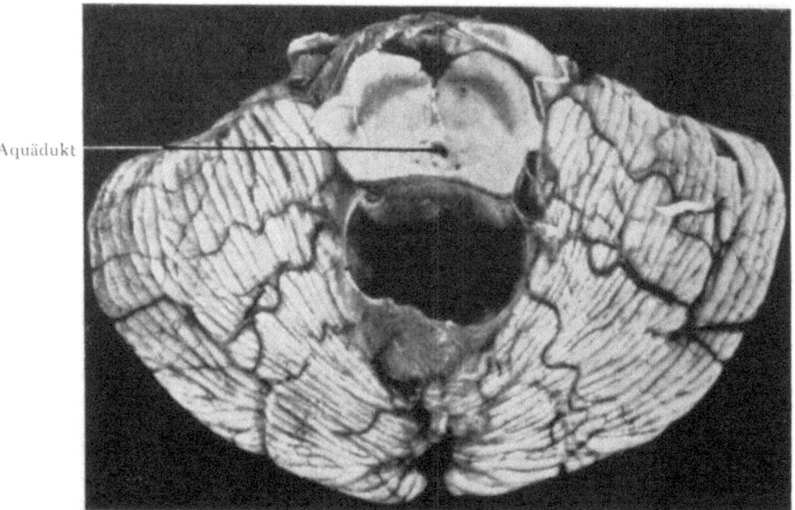

Abb. 24. Tamponade der Cisterna G a l e n i durch eine Arachnoidalcyste mit Mittelhirnkompression nach N o e t z e l. (Nach anfänglichen bulbären Zeichen Tod nach Ventrikulographie im Coma mit Mittelhirnzeichen und plötzlichem Atemstillstand nach vorhergehender Tachypnoe.)

Zu den *Zwischenformen* gehören alle von Tumorgewebe durchsetzten Hirnteile, die von jeder Stelle aus in die Zisterne eindringen können, supratentorielle wie infratentorielle Geschwülste, z. B. des Balkens, des Klein-

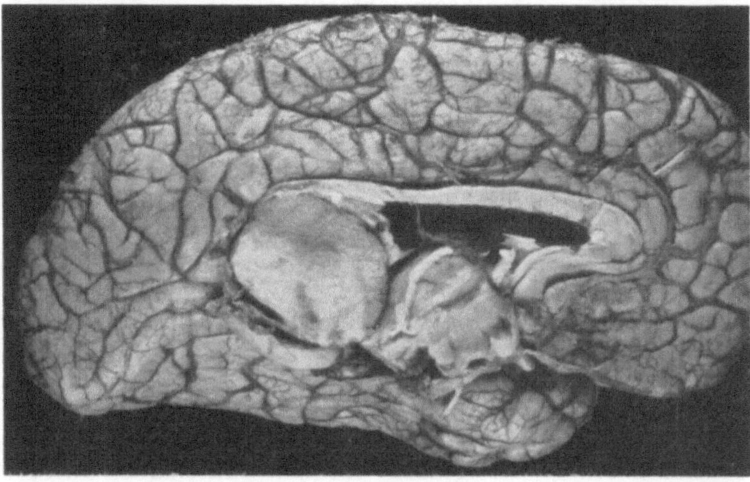

Abb. 25. (G. G., L 4919.) Hochgradige Tamponade der Cisterna G a l e n i mit Aufrichtung des Balkenendes bei einem Meningeom des Velum interpositum. (Bei chronischem Verlauf außer doppelseitigen Pyramidenzeichen keine Mittelhirnsymptome. Tod aus anderer Ursache.)

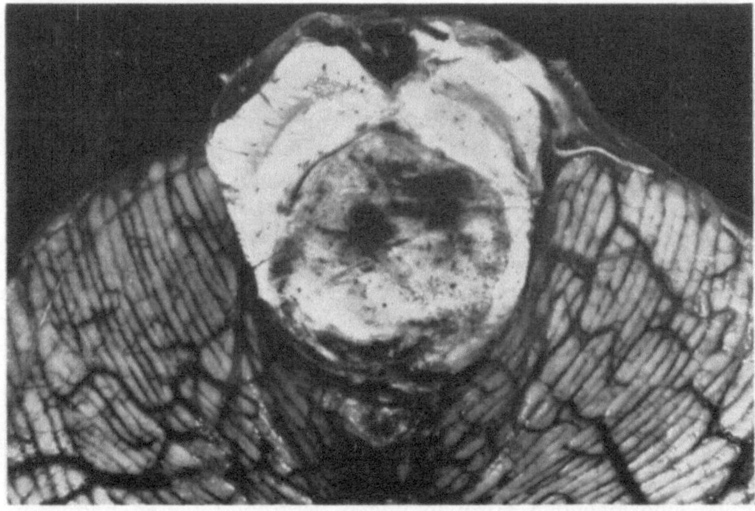

Abb. 26. (H. B., K 876.) Sarkom des Mittelhirns mit Übergreifen auf die Stammganglien, den III. Ventrikel und den Balken. Auftreibung des Mittelhirns mit schwerer Schädigung. Innere Einklemmung. (Kleinhirntonsillen im Spinalkanal. Tod 3 Tage nach Ventrikulo-Cisternostomie [T o r k i l d s e n] unter Verstärkung der schweren Mittelhirnausfälle: Coma, Blickparese, Ophthalmoplegie, doppelseitige Pyramidenzeichen, zentrale Hyperthermie.)

hirnoberwurms usw. Eine Sonderform dieser Gruppe stellen die *Geschwülste des Mittelhirns* dar, die zu einer Auftreibung und damit Einengung der Zisterne führen (Abb. 26).

Zusammenfassung

Die sich bei raumfordernden Prozessen des Gehirns abspielenden Massenverschiebungen führen zu einer Ausfüllung der Zisternen. Dabei lassen sich drei Formen unterscheiden:

1. Alle die Zisternen begrenzenden Hirnteile, also nicht nur die angrenzenden Windungen, sondern z. B. auch der III. Ventrikel, der Balken usw. können in sie eindringen und führen zum Bilde der *Zisternenhernien (echte Zisternenverquellung).*

2. Daneben können raumfordernde Prozesse aller Art (Geschwülste, Abszesse, Cysten) die Zisternen ausfüllen. Eine Sonderform stellt die Massenblutung in die Zisternen dar. Die hierfür übliche Bezeichnung *Zisternentamponade* wurde für die ganze Gruppe gewählt.

3. Bei der *Zwischenform* dringen Hirnteile, die von Tumorgewebe oder sonstiger hirnfremder Substanz durchsetzt sind, in die Zisternen ein.

Die Cisterna ambiens wird unterteilt in den paramedianen paarigen, dem Mittelhirn seitlich anliegenden Abschnitt (Cisterna Bichat [Carillo]) und den hinteren medianen (Cisterna Galeni [Carillo]), so daß wir mit der Cisterna basalis im Bereich des Mittelhirns vier Zisternenabschnitte vor uns haben, einen ventralen und dorsalen medianen und zwei laterale paramediane, die allseitig das Mittelhirn umgeben.

In diese Zisternen dringen bei supratentorieller und teilweise bei infratentorieller Druckerhöhung Hirnteile oder bei zisternennahem Sitz raumfordernde Prozesse ein.

Neben isolierter oder vorwiegend isolierter Hernienbildung jedes einzelnen Zisternenabschnittes findet man einen Befall aller Abschnitte auf der Tumorseite und auf beiden Seiten, wovon besonders der ventrale (Cisterna basalis) und dorsale Abschnitt (Cisterna Galeni) betroffen sind. Die aus dem supratentoriellen Raum von lateral vordringenden Hirnabschnitte werden über den freien Tentoriumrand hinweg in die Zisterne und in die hintere Schädelgrube vorgedrängt und umgekehrt aus der hinteren in die mittlere Schädelgrube. Alle Gebilde erhalten durch den Tentoriumrand Druckfurchen, die sichere Rückschlüsse über Ausmaß und Grad der hier sich abspielenden Massenverschiebungen erlauben.

4. Die Veränderungen an den vorgedrängten Hirnteilen

Bereits Spatz und Stroescu war es aufgefallen, daß die in die Zisternen eindringenden Hirnwindungen vergrößert waren und gequollen aussahen *(Zisternenverquellung).* Riessner und Zülch beobachteten daneben in ihren Fällen ein einfaches Vordringen der Windungen ohne Schwellung. Daraus muß man schließen, daß eine Vergrößerung der betreffenden Windungen nicht regelmäßig auftritt, was durch das eigene Material zu bestätigen ist, meistens besteht aber makroskopisch eine Volumenzunahme. Gelegentlich kommt es zu hochgradigen Veränderungen, teilweise bis zur hämorrhagischen Infarzierung (Abb. 27), in gleicher Weise beim Tonsillenprolaps und wie wir es am unter der Falx vorgequollenen

Gyrus cinguli bei einem frontalen Astrocytom bei gleichzeitiger Schwangerschaft Mens VIII gesehen haben. Neben einer Volumenzunahme beobachtet man seltener eine Schrumpfung der prolabierten Windung, die sich hart und sklerotisch anfühlt. Es läßt sich makroskopisch zeigen, daß an den vorgefallenen Windungen alle Veränderungen von ausgeprägter Volumenvermehrung bis zur Schrumpfung vorkommen oder auch fehlen können. Dabei werden nur diejenigen vorgedrängten Hirnteile beeinträchtigt, die in engsten

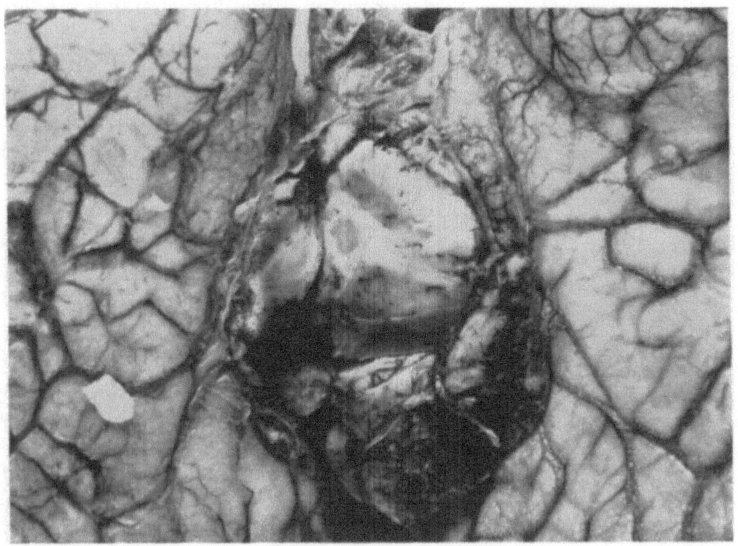

Abb. 27. (A. F., L 4017.) Hämorrhagische Infarzierung der prolabierten Windungen (Sektpfropfenphänomen [Tönnis]) bei einem malignen Oligodendrogliom links parieto-okzipital. Durch die Windungen einer Seite nahezu die ganze Cisterna Galeni ausgefüllt. Starke Abknickung der Posterioräste mit Medialverlagerung. Im Angiogramm gute Füllung der Posterior. Hochgradige Verlagerung des Mittel- und Zwischenhirns und der Zirbeldrüse. Schnürfurchen in beiden Nn. oculomotorii. (Tod spontan unter dem Bilde der Enthirnungsstarre.) Weitere Befunde: siehe Abb. 32.

Beziehungen zu harten und scharfen Knochen- oder Durakanten stehen, z. B. die medio-basalen Schläfenlappenwindungen, die über den freien Tentoriumrand hinweg nach medial und unten vorgepreßt werden oder das normalerweise vor dem Tentorium liegende Balkenende, das bei hochsitzenden Geschwülsten, starker Vergrößerung einer Hemisphäre nach unten gedrängt wird, sich vor dem Tentoriumrand her in den retrosplenialen Raum schiebt und geschädigt werden kann, worauf als erster wohl Guleke hinwies (siehe Abb. 22).

5. Die Veränderungen am Mittelhirn

Durch die Zisternenhernien werden neben den betroffenen Windungen die benachbarten Hirnteile in Mitleidenschaft gezogen. Das gilt für alle Zisternen in gleicher Weise. Im Bereich der Basiszisternen sind das Zwischen- und Mittelhirn, die Hirnschenkel, der III. Ventrikel und die Stammganglien, sowie auch der Tractus opticus befallen, worauf Jefferson, Schwarz und Rosner hinweisen.

Es erhebt sich die Frage, von welchen Faktoren diese Verschiebungen und Verlagerungen abhängig sind, ob sie nur durch die allgemeinen Massenverschiebungen zustandekommen oder ob und in welcher Weise die vorgedrängten Windungen oder der raumfordernde Prozeß sie beeinflussen oder gar bestimmen.

Es sollen zunächst die Verlagerungen und Formveränderungen des Mittelhirns dargestellt werden.

Bei *isolierter Hernienbildung der Cisterna basalis* sind entsprechend ihrer Lage nennenswerte Verschiebungen des Mittelhirns zur Gegenseite nicht möglich. Die Hernie drängt gegen den Hirnschenkel, wodurch eine Dorsalverschiebung des Mittelhirns, bei einseitiger Hernienbildung auf der Seite der Kompression bei gleichzeitiger Achsendrehung des Mittelhirns zur Seite der Hernie hin, bei doppelseitigem Befall im Bereich des Mittelhirns in toto, möglich ist; wir haben jedoch bei reiner Zisternenverquellung wesentliche Verschiebungen nicht beobachtet (siehe Abb. 14). Liegen jedoch stärkere Verschiebungen, insbesondere zur Gegenseite, vor, so sind sie durch die allgemeinen Massenverschiebungen bedingt. Beeinträchtigt werden bei dieser Form neben dem Hirnschenkel im wesentlichen das Zwischenhirn und die in der Zisterne verlaufenden Nerven und Gefäße.

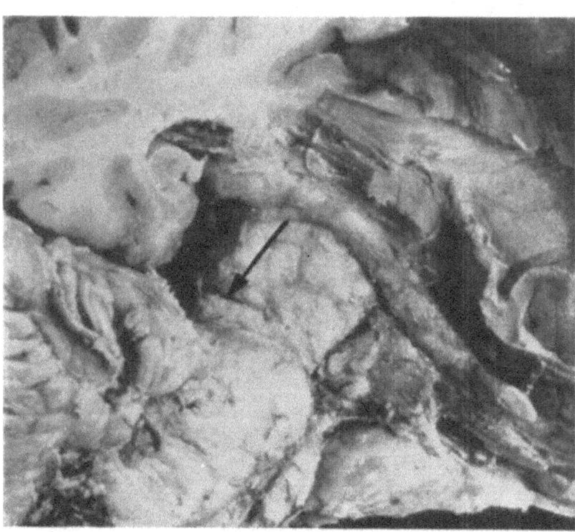

Abb. 28. Incisur im gegenseitigen Hirnschenkel (↓) durch Einschneiden des freien Tentoriumrandes infolge Mittelhirnverschiebung nach Kernohan und Woltman.

Bei den *Hernien des paarigen Teiles der Cisterna ambiens* sind Verschiebungen nur möglich, wenn diese *isoliert oder betont einseitig* ausgeprägt sind. Hier finden wir eine ausgesprochene Lateralverschiebung des Mittelhirns. Ist dabei, wie meistens, die Cisterna basalis betroffen, so werden die schon erwähnten Gebilde gleichsinnig verlagert. Ihr Ausmaß ist oft beträchtlich und kann 2 cm und mehr betragen. Der freie Tentoriumrand stellt nach Ausfüllung des gegenseitigen Teiles der Cisterna ambiens durch das verlagerte Mittelhirn den äußersten Punkt der Verschiebung dar, er kann jedoch bei entsprechendem Druck in den Hirnschenkel der Gegenseite einschneiden, wodurch eine weitere Lateralverschiebung ermöglicht wird (Abb. 28), (Groeneveld und Schaltenbrand, Kernohan und Woltman). Die Gruben liegen meist nahe am Eintritt des Hirnschenkels in die Brücke, seltener etwas höher. Der am stärksten konvexe Teil des Fußes ist bevorzugt befallen, nur selten hintere Abschnitte. Die Länge der Furche beträgt im allgemeinen 1,5 cm. In der Mitte ist sie am tiefsten. Achsendrehungen kommen bei der Lateralverschiebung des Mittel-

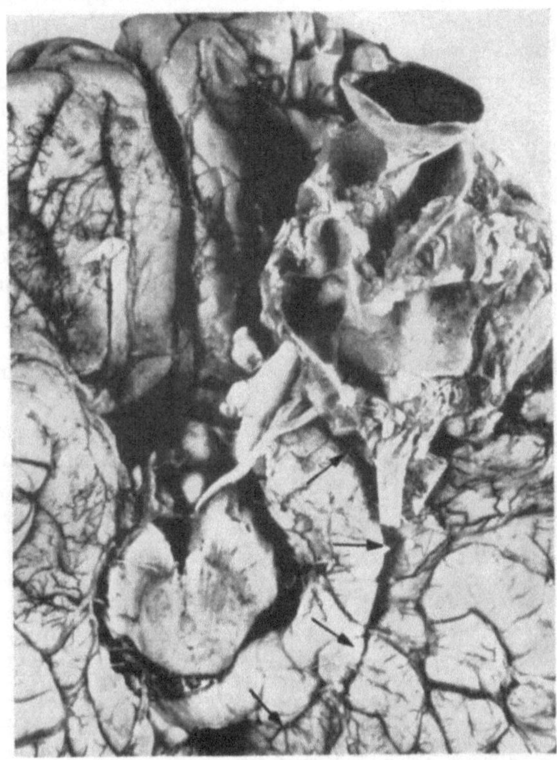

Abb. 29. Hernie der Cisterna basalis, Bichat und Galeni bei einem Keilbeinmeningeom nach Riessner und Zülch. Verlängerung der homolateralen Mittelhirnhälfte nach vorn in die Cisterna basalis. ↑ = Begrenzung der prolabierten Schläfenlappenwindungen, Schnürfurche durch Tentoriumrand.

hirns nicht vor. Wenn der retrospleniale Abschnitt der Zisterne mitbefallen ist, wie bei ausgeprägten Massenverschiebungen recht häufig, beobachtet man nahezu immer, daß die homolaterale Mittelhirnhälfte nach vorne hin länger wird, der betreffende Hirnschenkel den gegenseitigen deutlich überragt (siehe Abb. 20), das gilt teilweise auch für Fälle, in denen man bei der Lokalisation des Tumors eine gegensinnige Verlagerung erwarten könnte (Abb. 29). Die Hernie kann somit unter bestimmten Umständen formverändernd wirken. Aus dem beschriebenen Typ kann man schließen, daß das Mittelhirn nach dem Ort des geringsten Widerstandes in die nicht völlig ausgefüllte Cisterna basalis vorgedrungen ist. Bei gleichmäßiger doppelseitiger Verquellung der beiden paarigen Zisternenabschnitte sind Verschiebungen selten, das Mittelhirn wird von beiden Seiten komprimiert (Abb. 30).

An der Verlagerung sind im Bereich dieser Zisternenabschnitte auch die durch sie ziehenden Gefäße und Nerven beteiligt.

Über die *Hernien des hinteren Teiles der Cisterna ambiens* ist teilweise schon gesprochen worden. Hier sind halb- oder doppelseitige Verlagerungen nach vorn zu erwarten, wodurch es zur Beeinträchtigung der Hirnschenkel durch den freien Tentoriumrand kommen kann. Bei der doppelseitigen Form ist diese Verlagerung symmetrisch, bei einseitiger halbseitig betont; gleichzeitig werden die dorsalen Mittelhirnteile — das Vierhügelgebiet — komprimiert.

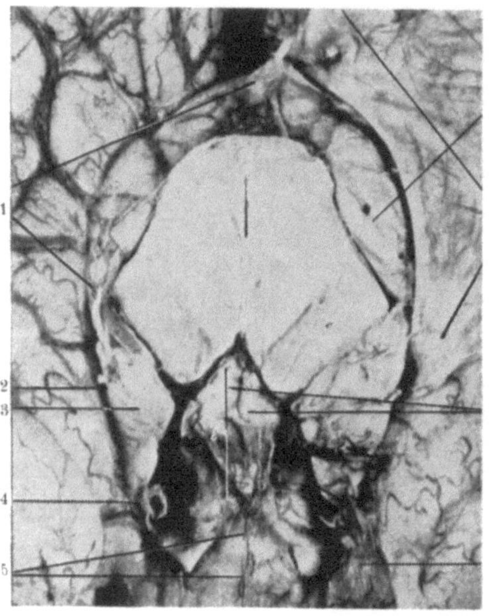

Abb. 30. Verquellung aller Mittelhirnzisternen mit Kompression und Einschnürung des Mittelhirns bei einem chronischen subduralen Hämatom beiderseits nach Spatz und Stroescu. 1 Cist. ambiens. 2 Impressio tentorii. 3 Uncus. 4 Carotis. 5. Cist. interhemisphaerica. 6 Fossa Sylvii. 7 Corpus mamillare. 8 Tentorium cerebelli. 9 Gyrus hippocampus.

Neben dieser Ventralverschiebung des Hirnstammes muß auf die *Kaudalverschiebung* hingewiesen werden, die bisher kaum erwähnt worden ist (Abb. 31). Jeder raumfordernde Prozeß, der zu einer halb- oder doppelseitigen Stauchung des Balkens, vor allem im hinteren Bereich, führt, drängt gleichzeitig die darunter liegenden medianen Gebilde, die Stammganglien, das Mittelhirn usw. nach kaudal in Richtung auf den Tentoriumschlitz und teilweise in die hintere Schädelgrube. Als Ausdruck dieser kaudal gerichteten Massenverschiebungen finden wir eine Ausziehung der Kleinhirntonsillen mit Einpressen in das Hinterhauptsloch. Dabei wird der Raum der ganzen Cisterna ambiens von oben bzw. innen her eingeengt. So finden wir recht oft eine völlige Ausfüllung der Cisterna Galeni durch den eingepreßten Balken und medio-basale Schläfenlappenwindungen, während infolge des tiefer tretenden Hirnstammes in der Cisterna Bichat Veränderungen gering sind oder fehlen.

Die Tatsache, daß die den Hernien benachbarten Hirnteile verlagert werden, spricht dafür, daß zwar *„die Grenzen der Zisterne“ nicht überschritten werden, jedoch ihr Raum ausgeweitet werden muß. Eine weitere*

Voraussetzung ist die Kompression des gegenüberliegenden Zisternenabschnittes, so daß streng genommen damit auch in ihm eine Hernie, z. B. durch das verlagerte Mittelhirn, entsteht.

Eine weitere, sehr wichtige und für diese Form nach unserer Auffassung charakteristische Veränderung ist die Volumenzunahme der homolateralen Mittelhirnhälfte bei Kompression (?) der kontralateralen.

Diese nicht zu erwartende Volumenzunahme auf der Seite der Zisternenhernien wird bereits von Spatz und Hasenjäger erwähnt (siehe Abb. 14 und 19).

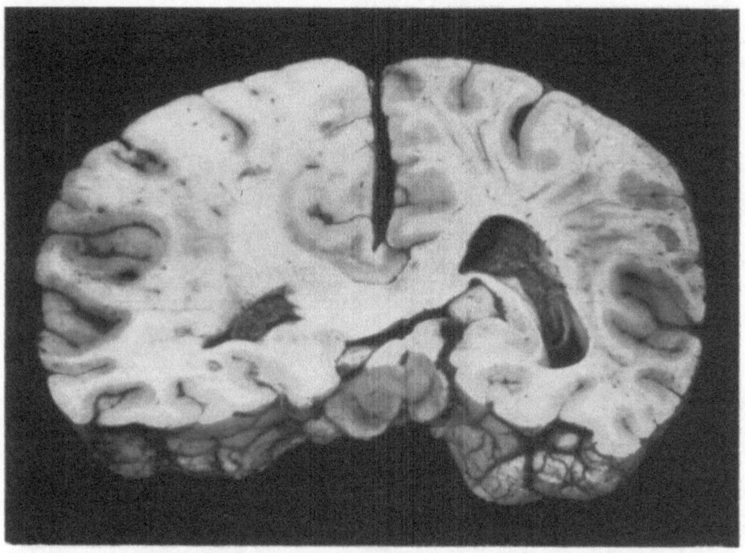

Abb. 31. (H. R., G 3911/54.) Einpressen des Balkens in die Cisterna Galeni bei einem Astrocytom temporo-parietal und der Stammganglien. Stärkstes Hirnödem auf der Tumorseite. Einpressen des Gyrus cinguli in die Cisterna interhemisphaerica unter der Falx her und der Kleinhirntonsillen in den Spinalkanal. Caudalverschiebung des Hirnstammes. (Tod nach Probefreilegung im tiefen Coma mit starren Pupillen.)

Gelegentlich sind die Veränderungen so erheblich, daß die betreffende Mittelhirnhälfte mehr als doppelt so groß ist wie die gegenseitige, wie es der Schnitt von dem bereits oben gezeigten Fall mit hämorrhagischer Infarzierung der prolabierten Windungen erkennen läßt (Abb. 32).

Ausgeprägte Verformungen des Mittelhirns sind bei den Zisternenhernien außerordentlich selten, das gilt ebenso bei völliger Umschnürung des Mittelhirns durch doppelseitige Verquellung.

Bei starken Verformungen läßt sich fast regelmäßig eine Kompression der betreffenden Mittelhirnhälfte nachweisen. Die Inkongruenz zwischen Hernienbildung und Art der Mittelhirndeformierung spricht dafür, daß normalerweise nicht die Hernie das Mittelhirn deformiert, sondern der vom

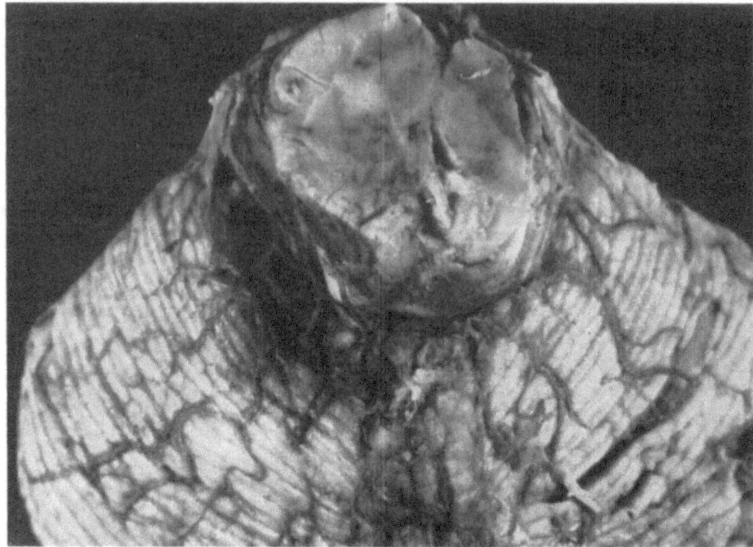

Abb. 32 (siehe Abb. 27). Hochgradige Mittelhirndeformierung mit Verbreiterung der homolateralen Hälfte und Blutungen. Druckfurche in der homolateralen Kleinhirnhemisphäre.

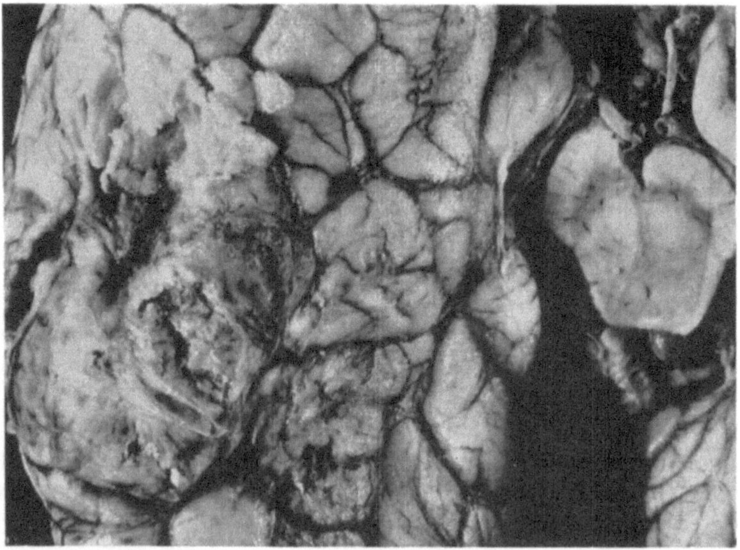

Abb. 33. (H. K., L 3809.) Einseitige Hernie der Cisterna basalis und Bichat mit Kompression und Verlängerung der homolateralen Mittelhirnhälfte nach vorn bei einem temporalen Oligodendrogliom. (Tod nach Encephalographie unter anfänglichen bulbären Zeichen, nachfolgender Enthirnungsstarre und Atemstillstand. Keine Tonsilleneinklemmung.)

Tumor ausgehende Druck, wobei es sich immer um zisternennahe Tumoren handelt (Abb. 33). So sehen wir die stärksten Deformierungen und Verschiebungen des Mittelhirns bei der *Zisternentamponade,* bei Cysten (siehe Abb. 24) oder Geschwülsten. Die Lokalisation des Prozesses und seine Form bestimmen Ort und Ausmaß der *Mittelhirndeformierung* (Abb. 34 und 35). Die drei Zisternenabschnitte sind manchmal isoliert und manchmal gemeinsam befallen. Neben dem Mittelhirn werden alle angrenzenden Hirn-

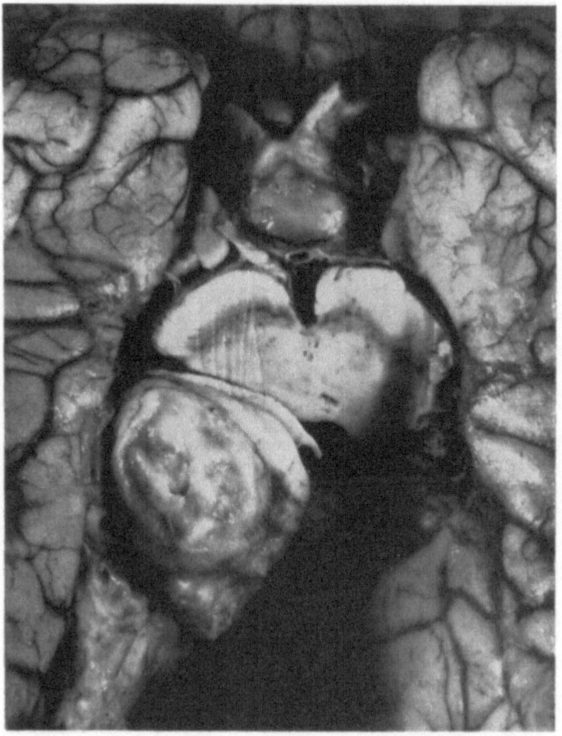

Abb. 34. (T. L., K 2151.) Tamponade der Cisterna Galeni durch ein Cholesteatom mit Mittelhirndeformierung. (Stark ausgezogene Kleinhirntonsillen, nie Mittelhirnzeichen, Tod an Atemlähmung nach Ventrikulographie.)

abschnitte verschoben und deformiert. So wird bei einem Tumor in der Cisterna Galeni das Balkenende und bei einem Tumor in der Cisterna basalis das Zwischenhirn nach oben gedrängt. Immer ist dabei das Mittelhirn im betreffenden Abschnitt komprimiert, d. h. auf dem Querschnitt gegenüber der Gegenseite schmäler. Auch bei den Übergangsformen bestimmt allein der Tumor die Mittelhirnverformung. In diese Gruppe gehören ebenso die Auftreibungen bei Geschwülsten des Mittelhirns. Wie wir die Deformierungen im wesentlichen nur bei der Zisternentamponade finden, kommt es zu stärkeren *Torquierungen* des Mittelhirns auch nur durch unmittelbare Einwirkung des raumfordernden Prozesses (Abb. 36).

Mit der Verlagerung des Mittelhirns bilden sich Kompressionserscheinungen am *Aquädukt* aus, der zu einem schmalen Schlitz zusammengepreßt sein kann (siehe Abb. 35), im allgemeinen sein normales oder nur wenig eingeengtes Lumen behält. Eine völlige Kompression haben wir nicht gesehen. Bereits makroskopisch zeigen sich am Mittelhirn Veränderungen, auf die

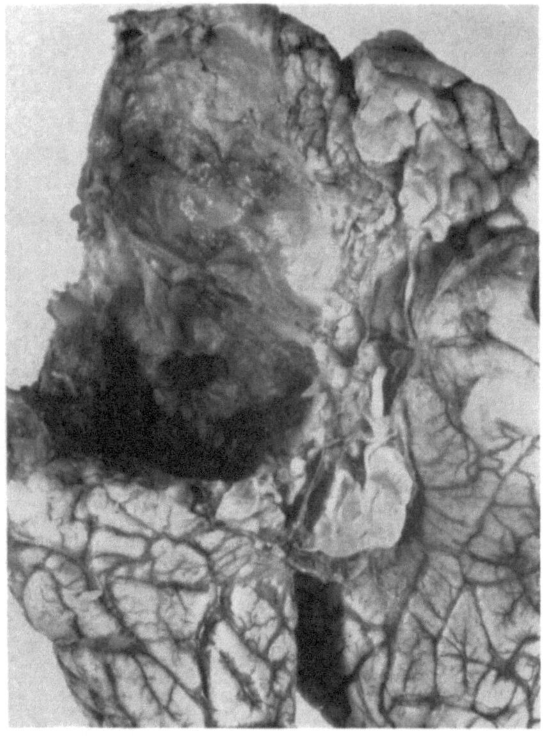

Abb. 35. (H. L., L 5239.) Tamponade der Cisterna basalis und Bichat mit Mittelhirnkompression, Atrophie und Torsion bei Rezidiv eines Keilbeinmeningeoms. (Tod nach Zisternalpunktion im Coma mit Mittelhirnzeichen.)

wir bei Besprechung der histologischen Befunde noch ausführlicher eingehen werden. Die bei den Zisternenhernien vergrößerte Mittelhirnhälfte erscheint flüssigkeits- und gefäßreicher, manchmal erweicht, häufig sieht man Blutungen, die auch bei Einschneiden des Tentoriumrandes am gegenseitigen Hirnschenkel vorkommen (siehe unten). Im Gegensatz zu diesen Veränderungen ist bei der Zisternentamponade der befallene, komprimierte Mittelhirnabschnitt meist blaß und wie blutleer. Er fühlt sich fest an. Die normalen Strukturen können verwischen.

Die Form- und Lageveränderungen des Mittelhirns lassen zwei sicher gegeneinander abzugrenzende Typen erkennen, die bestimmt werden durch die Art des einwirkenden Prozesses.

Bei den Zisternenhernien (Zisternenverquellung) wird im Rahmen der auch diese beeinflussenden Massenverschiebungen das Mittelhirn in Abhängigkeit von der Druckrichtung verlagert. Die homolaterale Mittelhirnhälfte ist immer vergrößert. Bei doppelseitigen Zisternenhernien fehlen Verlagerungen in transversaler Richtung; solche in vertikaler Richtung, vorwiegend nach kaudal, sind von der Druckrichtung abhängig. Örtliche Deformierungen sind selten.

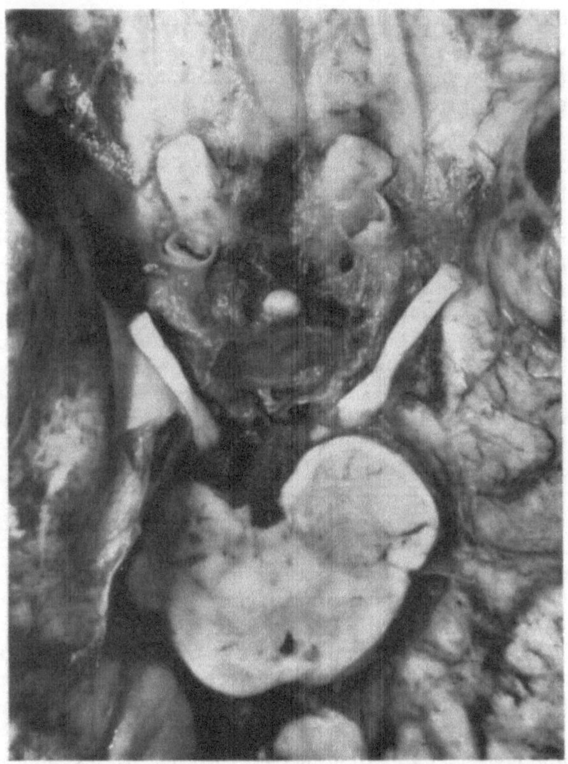

Abb. 36. Torsion des Mittelhirnes mit Blutungen homolateral und am kontralateralen Hirnschenkel bei einem sarkomatös entarteten Meningeom fronto-parietalis. (Tod im Coma.)

Im Gegensatz dazu finden wir bei der Zisternentamponade oft hochgradige Deformierungen mit Kompression und Verkleinerung der betreffenden Mittelhirnabschnitte, je nach der Druckrichtung verbunden mit Verschiebung des Mittelhirns und mehr oder minder starker Torquierung seiner Achse.

6. Der Einfluß von Sitz und Art des raumfordernden Prozesses auf die Massenverschiebungen

An dieser Stelle soll untersucht werden, in welcher Weise Art, Größe und Sitz des zur Hirndrucksteigerung führenden Prozesses die Massenverschiebungen, speziell die Vorgänge an den Zisternen beeinflussen.

Bei allgemeiner Volumenvermehrung des Gehirns, die nicht durch raumfordernde Prozesse bedingt ist, können alle Zisternen befallen sein, nur selten sind die Veränderungen stark. Auf die Untersuchungen von Schwarz und Rosner am Uncus Gyri hippocampi haben wir oben hingewiesen.

Die *Veränderungen an den Zisternen* bei den *raumfordernden Prozessen* sind gewöhnlich ausgeprägter.

a) Beziehungen zwischen Tumorsitz und Zisternenhernien

Wenn auch den ersten Untersuchern (Vincent, Van Gehuchten, Jefferson u. a.) aufgefallen war, daß die Schläfenlappengeschwülste starke Verquellungen der Cisterna ambiens aufwiesen, untersuchten Riessner und Zülch als erste planmäßig die Beziehungen zwischen Tumorsitz und Ausprägung der Zisternenhernien, wobei sie zum Ausschluß von Fehlerquellen nur Gehirne Nichtoperierter untersuchten. Diese Untersuchungen sind bis heute gültig und können daher im wesentlichen unserer Besprechung zugrundegelegt werden. Nach den beiden Autoren haben sich Schwarz und Rosner mit den Beziehungen zwischen Tumorsitz und den Hernienbildungen des Gyrus hippocampus auseinandergesetzt.

Riessner und Zülch fanden bei den *frontalen Geschwülsten* die stärksten Veränderungen im vorderen Teil der Cisterna interhemisphaerica und weiterhin in der Cisterna cerebello-medullaris. Die Cisterna basalis war regelmäßig, meist doppelseitig bei einseitiger Betonung befallen, während die Cisterna ambiens im allgemeinen frei war; eine Ausnahme machten Geschwülste mit starker Hirnschwellung.

Die *parietalen Geschwülste* zeigten wie die frontalen eine starke Verquellung der vorderen Teile der Cisterna interhemisphaerica, aber im Gegensatz dazu auch eine meist hochgradige der Cisterna ambiens. Die Kleinhirntonsillen waren weniger häufig in das Hinterhauptsloch eingepreßt.

Bei den *temporalen Geschwülsten* waren Cisterna basalis und ambiens besonders stark betroffen und dazu der der Lokalisation entsprechende Abschnitt der Cisterna interhemisphaerica, die Cisterna cerebello-medullaris nur bei ausgeprägtem Hirndruck.

Bei den *okzipitalen Geschwülsten* fanden sich ausgedehnte Hernien aller Zisternen.

Die *Geschwülste des Marks und der Stammganglien* befielen regelmäßig die Basiszisternen, wobei meist Hirnteile mit Geschwulstdurchsetzung in sie eindrangen. Ein Vordringen der Kleinhirntonsillen war bei dem häufig dabei bestehenden Hydrocephalus ebenso oft zu finden.

Die Hernie der Cisterna cerebello-medullaris war ein obligates Zeichen für jeden Verschlußhydrocephalus, wurde also bei den *Geschwülsten im Bereich des III. Ventrikels, des Aquädukts und des IV. Ventrikels gefunden.* Dabei war fast immer auch die Cisterna basalis befallen.

Die *Verquellung nach oben,* d. h. das Eindringen von Kleinhirnteilen in die Basiszisternen, wurde nur bei riesigen Geschwülsten der Mittellinie beobachtet, die alle Reserveräume der hinteren Schädelgrube ausgefüllt hatten. Der durch den Hydrocephalus nach unten gerichtete Druck machte ein Eindringen von Kleinhirnteilen in die mittlere Schädelgrube bei kleinen Geschwülsten oder arachnitisch bedingtem Hydrocephalus unmöglich. Eine „doppelte Hernienbildung" nach oben und unten (J e f f e r s o n) wurde bei diesen Formen nicht gesehen.

Bei den *basalen Geschwülsten* war die Zahl zu klein, um bindende Rückschlüsse zu erlauben.

S c h w a r z und R o s n e r untersuchten an 100 Hirnen mit raumfordernden Prozessen die „Hernien" des Gyrus hippocampus. Sie fehlten in 17 Fällen, meist bei den basalen Geschwülsten (Hypophysenadenome, Opticusgliome usw.). Bei doppelseitiger Ausprägung in 9 Fällen handelte es sich um frontale oder parasagittale Geschwülste. Die gleiche Form wurde beim Hydrocephalus gefunden. Die größten Verschiebungen zeigten die temporalen und parieto-temporalen Geschwülste.

Bei den eigenen Untersuchungen sind wir entsprechend unserer Aufteilung in Zisternenhernien und Zisternentamponade vorgegangen.

Hernien der Cisterna basalis

Eine isolierte Verquellung der Cisterna basalis findet sich in symmetrischer Form bei allgemeiner Hirndrucksteigerung (Hydrocephalus, allgemeines Hirnödem oder Hirnschwellung nicht blastomatöser Genese). Unter den raumfordernden Prozessen ist diese Form bei den frontalen Geschwülsten oft zu beobachten. Bei einseitigem Sitz des Prozesses ist die entsprechende Seite stärker befallen.

Hernien des paarigen Abschnittes der Cisterna ambiens (Cisterna B i c h a t)

Charakteristisch ist die einseitige Form, wobei die Lage der Geschwulst über die Ausdehnung entscheidet. Im allgemeinen ist die Cisterna basalis auf der gleichen Seite und auf der Gegenseite mitbetroffen. Das gilt vor allem für die fronto-temporalen, vorderen temporalen, temporo-zentralen und einen Teil der parietalen Geschwülste. Die parietalen, parieto-okzipitalen, okzipitalen, temporo-okzipitalen und hinteren temporalen Geschwülste führen fast regelmäßig zu einer Ausdehnung der Hernienbildung auf den gleichseitigen Abschnitt der Cisterna G a l e n i. Gerade bei den Geschwülsten der Übergangszonen finden wir die betreffende Mittelhirnhälfte von vorgequollenen Windungen umgeben.

Hernien des hinteren Abschnittes der Cisterna ambiens (*Cisterna* G a l e n i)

Wie bei den Hernien der das Mittelhirn vorn begrenzenden Cisterna basalis ist ein isolierter Befall der Cisterna G a l e n i seltener als der der beiden paramedianen Zisternenabschnitte. Wir haben sie bei doppelseitigen parietalen und okzipitalen Geschwülsten gefunden. Hier war die Zisterne durch die vorgedrängten Windungen und das von oben eindringende Balkenende oft ganz ausgefüllt. Der Druck von oben führt gleichzeitig zu einer Einstauchung der Stammganglien, vor allem des Thalamus, in extremen

Fällen in den Tentoriumschlitz, wobei das Mittelhirn gelegentlich in die hintere Schädelgrube gepreßt wird, wie wir es bei einer großen Arachnoidalzyste nachweisen konnten. Der Thalamus lag im Tentoriumschlitz, das Mittelhirn in der hinteren Schädelgrube. Tonsillen und Medulla waren in den Spinalkanal gedrängt. Sind diese Verschiebungen beträchtlich, so fehlt eine Verquellung der Cisterna Bichat durch Schläfenlappenwindungen regelmäßig, bei geringerer Kaudalverschiebung des Hirnstammes sind leichte homolaterale Veränderungen möglich. Niemals erreichen sie jedoch solche Grade wie bei den mehr lateral gelegenen Geschwülsten (parieto-temporale usw.). Bei Hydrocephalus kann ein stark entfalteter Recessus suprapinealis von ventral her die Zisterne weitgehend ausfüllen, das gilt auch für einen Teil der okzipitalen Geschwülste, besonders die doppelseitigen. Die Hernienbildung nach oben bei Kleinhirngeschwülsten spielt sich nur in diesem Zisternenabschnitt ab, während der paarige Anteil mit Ausnahme von Brückenwinkelgeschwülsten frei bleibt. Die Verquellung dieses Zisternenteiles ist mit einer Ausziehung der Kleinhirntonsillen verbunden. Die Cisterna Galeni ist viel häufiger mitbefallen, als man nach der üblichen Betrachtung auf Horizontalschnitten annehmen möchte. Alle in den oberen Konvexitätsabschnitten lokalisierten raumfordernden Prozesse, am ausgeprägtesten die Geschwülste der Stammganglien und der Scheitelregion, führen zu einer Kompression des Balkens, wodurch der Hirnstamm nach kaudal gedrängt und das Balkenende in gleiche Richtung in die Zisterne verschoben wird. Da gerade der Balken häufig gestaucht ist — die Ventrikelbilder lassen diese Verschiebung besonders gut erkennen — ist eine Kaudalverschiebung des Hirnstammes selten zu vermissen.

Die Veränderungen bei der *Zisternentamponade* hängen allein von der Lokalisation und Größe des raumfordernden Prozesses ab. Sie sind wesentlich ausgedehnter als bei den Hernien. Während man bei den letzteren noch von einer gewissen „Beschränkung auf den Zisternenraum" sprechen kann, gibt es bei der Tamponade keine Begrenzung. Als Ausdruck dieses Vorganges finden wir bei ihnen schwerste Deformierungen und Verschiebungen des Mittelhirns und der angrenzenden Hirnabschnitte. Neben der direkten Einwirkung kann es über eine Hirnvolumenvermehrung oder einen Hydrocephalus gleichzeitig zu Hernien im Bereich der übrigen Zisternenabschnitte kommen. Als Beispiel erwähnen wir die Vierhügelgeschwülste, die neben einer inneren Tamponade der Cisterna Galeni durch den Hydrocephalus zum Tonsillenprolaps und zur Verquellung der Cisterna basalis führen.

Die *Zwischenformen* verhalten sich in entsprechender Weise.

b) Beziehungen zwischen Art und Größe des raumfordernden Prozesses und Zisternenhernien

Es ist naheliegend, daß das Ausmaß der Zisternenveränderungen abhängig ist von der Größe der Geschwulst und den Begleiterscheinungen (Blutungen, Hirnödem und Hirnschwellung), d. h. dem Ausmaß der gesamten Massenverschiebungen. Riessner und Zülch fanden die stärksten Veränderungen bei großen Meningeomen und mehr noch bei den Glioblastomen sowie einem Teil der Metastasen, während sie bei Astrocytomen und Oligodendrogliomen deutlich geringer waren. Zu entsprechenden Befunden kamen Schwarz und Rosner, die die größten Hernienbildungen bei Glioblastomen und Abszessen sahen. Sie fügen aber einschränkend hinzu, daß nach ihrem Eindruck die Größe des raumfordernden Prozesses und nicht seine Art das Ausmaß der Hernienbildung bestimmt.

Nach unseren Untersuchungen ist dieser Alternative nicht zuzustimmen. *Wir möchten als Faustregel so formulieren, daß Geschwulstgröße und Begleiterscheinungen — Volumenvermehrung usw. — das Ausmaß der Massenverschiebungen und der Zisternenverquellung bestimmen und damit in direkter Abhängigkeit zueinander stehen.*

Es erscheint uns notwendig, dabei die Größe des raumfordernden Prozesses und die Hirnvolumenvermehrung als Einheit und nicht als zwei verschiedene Faktoren anzusehen. Eine kleine Geschwulst mit stark entwickelter Hirnvolumenzunahme kann stärkere Massenverschiebungen und damit Zisternenhernien bewirken als eine wesentlich größere Geschwulst ohne sie. Ihr Ausmaß wird aber letztlich durch die Art des raumfordernden Prozesses bestimmt. Diese Tatsache läßt sich für alle Prozesse auf einen Nenner bringen: *je schneller sich ein raumfordernder Prozeß entwickelt, desto ausgeprägter sind die Massenverschiebungen.* So finden wir sie bei allen akuten Prozessen, d. h. den malignen Gewächsen, den Blutungen und Abszessen.

Wir kommen zu dem Ergebnis, daß vier in enger Beziehung zueinanderstehende Faktoren die Zisternenhernien in gesetzmäßiger Weise bestimmen: Lokalisation, Größe, Art und Begleiterscheinungen des raumfordernden Prozesses.

Der *Sitz* des Prozesses bestimmt dabei die Richtung der von ihm ausgehenden Druckwirkung und auch den Sitz der Zisternenhernien. Eine frontale Geschwulst befällt zunächst und vorwiegend die Cisterna basalis, eine okzipitale die Cisterna Galeni, eine temporale die Cisterna Bichat usw.

Größe, Art und Begleiterscheinungen des raumfordernden Prozesses können zusammengefaßt werden, da durch diese drei Faktoren das Ausmaß der gesamten Massenverschiebungen festgelegt ist. Je stärker diese ausgeprägt sind, um so ausgedehnter wird auch die Zisternenverquellung sein, wobei die Reserveräume in ganz bestimmter Reihenfolge ausgefüllt werden. So sind bei einseitigem Prozeß mit stärkster Hirnvolumenzunahme alle medianen Zisternen mit starker homolateraler Betonung und die homolateralen paramedianen Zisternen befallen. Bei Sitz in beiden Hemisphären sind vorwiegend die medianen Zisternen befallen, während sich in die paramedianen die kaudal gedrängten Stammganglien- und Hirnstammabschnitte legen. Ein sekundärer Hydrocephalus infolge einer median gelegenen Geschwulst wirkt sich in ähnlicher Weise aus, während er bei einseitigen Geschwülsten den Ablauf der vom Tumor ausgehenden Massenverschiebung in Richtung auf eine mehr symmetrische Zisternenverquellung hemmt. Wenn somit Größe, Art und Begleiterscheinungen das Ausmaß der Massenverschiebungen bestimmen, sind zur Bedeutung der Größe des raumfordernden Prozesses einige Ergänzungen zu machen. Bei großen Geschwülsten ohne Hirnvolumenvermehrung entstehen die Massenverschiebungen immer durch den Prozeß unmittelbar, d. h. sie liegen in unmittelbarer Nähe, während bei kleinerem mit Volumenzunahme der entsprechenden Hirnhälfte die Massenverschiebungen die ganze Hemisphäre befallen und unter Umständen die durch den Tumor direkt hervorgerufenen gegenüber den ferner gelegenen Veränderungen zurücktreten können.

Als weiterer Faktor muß die *Schädelkapsel* in Rechnung gesetzt werden. Im *Kindesalter,* besonders im frühen, wenn der Schädel noch wächst, die Nähte nicht geschlossen sind, der Schädel weich und nachgiebig ist, wirkt sich die intrakranielle Drucksteigerung zunächst am Schädel aus, die Nähte werden gesprengt, der Schädel vergrößert sich. Der Druck muß hier wesentlich größer sein, um entsprechende Vorgänge wie im Erwachsenenalter hervorzurufen. So ließ sich bei den kindlichen Geschwülsten in den meisten Fällen eine Schädelvergrößerung nachweisen. Die Geschwülste waren größer als im Erwachsenenalter, bei T ö n n i s die größte überhaupt ein Meningeom von 618 g bei einem 10jährigen Mädchen (T ö n n i s und B o r c k).

Daneben darf die *Schwellungsneigung oder Ödembereitschaft des Gehirns* nicht übersehen werden. *Lebensalter, vorausgegangene Eingriffe, Röntgenbestrahlungen, Zustand der Herz- und Kreislauf-* und *Atemfunktion* usw. haben einen Einfluß.

Unter Berücksichtigung der einzelnen Faktoren müssen die Massenverschiebungen und damit auch die Zisternenhernien als gerichteter und gesetzmäßig ablaufender Vorgang angesehen werden.

7. Die Verlagerungen benachbarter Strukturen

a) V e r l a g e r u n g e n d e r E p i p h y s e

In klinischen und pathologisch-anatomischen Bearbeitungen der Massenverschiebungen wurden Verlagerungen der Pinealis kaum berücksichtigt. Im Gegensatz dazu nimmt in der röntgenologischen Literatur die Verschiebung der verkalkten Pinealis bei gesteigertem Hirndruck seit der ersten Feststellung von S c h ü l l e r (1909) einen breiten Raum ein.

Einige Bemerkungen sind zur *Anatomie und Topographie der Epiphyse* zu machen, wobei wir C l a r a, U e m u r a und R a u b e r - K o p s c h folgen:

Die Pinealis ist in den Raum der Cisterna G a l e n i eingebettet. Mit ihrer Basis liegt sie nahe der hinteren Grenze des Zwischenhirndaches zwischen der Commissura habenulae und Commissura caudalis. Sie überragt nach dorsal den Thalamus und erstreckt sich mehr oder weniger weit über die Vierhügelplatte. Ihre Spitze liegt im Trigonum pineale des Sulcus medialis.

Durch zwei Stiele, Habenulae, ist sie mit dem Thalamus verbunden und untereinander durch die Commissura habenulae. An ihrer Basis und darüber finden sich zwei Ausstülpungen des III. Ventrikels, die Recessus pinealis bzw. suprapinealis, die in ihrer Größe stark variieren. Die beiden Stiele und die Lage in der Zisterne gestatten Bewegungen der Pinealis in jeder Richtung.

Wir möchten gerade auf dieses durch die beiden Stiele gewährleistete große Bewegungsausmaß hinweisen, wodurch sich die Pinealis von allen anderen Gebilden dieses Gebietes unterscheidet.

So ist es zu erwarten, daß bei Massenverschiebungen, die die Basiszisternen, speziell die Cisterna Galeni, Stammganglien und den oralen Hirnstamm befallen, auch und gerade die Pinealis beeinflußt wird. Es ist zu untersuchen, welche Verlagerungsformen möglich sind, in welchem Verhältnis sie zu den Verlagerungen des Hirnstammes stehen und ob die Pinealisverschiebungen Rückschlüsse auf die des Hirnstammes und weiterhin auf den Sitz des raumfordernden Prozesses erlauben.

Es zeigte sich zunächst, daß die *Lateralverschiebung der Pinealis* entgegen der durch die Röntgendiagnostik angenommenen Vorstellung nicht die wichtigste Form zu sein scheint. Bei isolierter Hernienbildung der Cisterna basalis und der vorderen Abschnitte der Cisterna Bichat fehlt sie meistens oder ist höchstens angedeutet, auch wenn das Mittelhirn stärker verdrängt ist (siehe Abb. 14). Sie wird regelmäßig bei starker Verlagerung des Mittelhirns gefunden (siehe Abb. 33). Das Ausmaß der Verschiebung beider Gebilde ist nicht immer gleich. Alle Möglichkeiten kommen vor. Die Pinealis liegt weniger weit lateral, ihre Zügel erscheinen in diesem Falle gespannt oder sie ist stärker verschoben als das Mittelhirn (siehe Abb. 19). Bei doppelseitiger Verquellung der Cisterna Galeni bleiben Pinealis und auch der Hirnstamm mittelständig. Daraus ergibt sich die wichtige Feststellung, daß die Pinealis zwar bei der Lateralverdrängung des Hirnstammes beteiligt sein kann, aber beide Hirnteile nicht gleichsinnig beeinträchtigt sein müssen.

Häufig findet sich eine *Ventral- und Dorsalverschiebung* der Pinealis. Entscheidend ist die Druckrichtung. Alle im vorderen Schädelbereich liegenden Geschwülste drängen sie und gleichsinnig den Hirnstamm nach dorsal, weil hier Raum zum Ausweichen gegeben ist. Umgekehrt schieben die Geschwülste, die im hinteren Schädelbereich liegen oder zur Hernie der Cisterna Galeni führen, beide Gebilde nach ventral, am stärksten bei der Zisternentamponade. Wichtig ist, daß sich bei der Ventral- und Dorsalverschiebung Pinealis und Hirnstamm gleich verhalten. Der Einfluß der Epiphysenstiele fällt fort. Neben den geschilderten Formen finden sich Verdrängungen in vertikaler Richtung, d. h. eine *Kranial- oder Kaudalverlagerung*. Bei Eintreten von Kleinhirnteilen in die Cisterna Galeni wird die Pinealis immer nach oben und gleichzeitig nach vorn gedrängt, wobei sich der Hirnstamm zwar an der Verlagerung nach vorn, aber nicht oder höchstens angedeutet, nach oben beteiligt. Wesentlich häufiger, und es scheint die häufigste Form überhaupt zu sein, wird die Pinealis in kaudaler Richtung verschoben. Das gilt somit für alle Prozesse, die zur Stauchung der Stammganglien, des III. Ventrikels und des Balkenendes in Richtung auf den Tentoriumschlitz führen.

Das das eigene Material noch keine statistisch sicheren Aussagen erlaubt, sollen an dieser Stelle die *Röntgenuntersuchungen* bei Verlagerung der verkalkten Zirbeldrüse mit herangezogen werden. Die Befunde der verschiedenen Autoren sind nicht einheitlich, das gilt besonders für die Lateralverschiebung. Während

F r a y sie bei allen temporalen und parietalen Fällen (14 bzw. 3) und in 50% der frontalen (37) und ähnlich V a s t i n e und K i n n e y bei 9 temporalen, 6 parietalen und 4 frontalen Fällen nachwiesen, konnte L i l j a in seinem statistisch gesicherten Material keine Bestätigung finden. Bei den geringen Zahlen muß diese Frage offen bleiben. Bedeutsam sind die Feststellungen über die restlichen Verlagerungsformen. Für die *frontalen* Geschwülste, weniger auch die *parietalen*, ist die Verschiebung nach hinten und unten, für die *okzipitalen* nach vorn und oben charakteristisch, während die *temporalen* die geringsten Veränderungen zeigten (L i l j a). Nach ihm *sind die Werte statistisch gesichert nur bei wenigen Gruppen: den Geschwülsten des Stirnhirns, der Stammganglien und allgemein den Meningeomen,* und zwar *liegt bei ihnen die Pinealis eindeutig tiefer und mehr nach hinten.* Keine nennenswerte Verlagerung boten die temporalen, in seinem Material nur 3 von 19 Fällen. Hinsichtlich der Geschwulstart schienen die Veränderungen bei den gutartigen Geschwülsten häufiger zu sein als bei den bösartigen.

Die Untersuchungen zeigen, daß die Pinealis bei den Massenverschiebungen beeinträchtigt wird. Durch ihre Stiele und ihre Lage in der Cisterna G a l e n i ist sie beweglicher als alle anderen Gebilde in diesem Raum. Bewegungen sind in jeder Richtung möglich, als die wichtigste ist die Dorso-kaudal-Verlagerung anzusehen. Sie wird lateral verschoben bei starker Verquellung der Cisterna B i c h a t und einseitigem Prolaps in die Cisterna G a l e n i und verhält sich wie der Hirnstamm, während sie bei Befall der vorderen Zisternenabschnitte trotz Mittelhirnverschiebung meist mittelständig bleibt. Neben einer Verdrängung durch eindringende Hirnteile oder Geschwülste ist sie auch durch Zugwirkung bei Verlagerung der Stammganglien möglich.

Aus der Verlagerung der Zirbeldrüse lassen sich Rückschlüsse auf die Veränderungen in der Cisterna G a l e n i, *aber nur bedingt auf Verschiebungen des Hirnstammes ziehen. Im Vordergrund scheinen nach den bisherigen Untersuchungen die dorso-kaudal gerichteten Massenverschiebungen in den relativ weiten Raum der Cisterna* G a l e n i *und gegen die hintere Schädelgrube, weniger die seitwärts gerichteten Massenverschiebungen zu stehen.*

b) D i e L ä s i o n e n d e s N e r v u s o c u l o m o t o r i u s u n d t r o c h l e a r i s

Bei ihrem Verlauf in den Basiszisternen können durch die Zisternenhernien der N. oculomotorius und der N. trochlearis beeinträchtigt werden. Im Vordergrund stehen die Läsionen des N. oculomotorius, die im klinischen Bild durch Störungen der Pupillenreaktionen und Lähmungen der äußeren Augenmuskeln gekennzeichnet sind.

Wenn man auch seit H u t c h i n s o n (1862) die beim Hirndruck beobachteten Pupillenstörungen teilweise mit einer peripheren Schädigung des Oculomotorius in Zusammenhang brachte, sind erst durch die Untersuchungen von T ö n n i s (1934), R e i d und C o n e (1939), W e l t e (1943) und F i s c h e r - B r ü g g e (1940 und 1951) die Grundlagen für die Lehre der *Schädigung des Oculomotorius in seinem peripheren Verlauf* geschaffen worden. Da der Nerv in der Cisterna basalis unmittelbar am medialen Rand des Uncus Gyri hippocampi entlangzieht, wird er bei Vortreten des Uncus mit nach medial gedrängt und kann dadurch komprimiert werden, worauf Welte hinweist, der in ausgeprägten Fällen Druckfurchen des Nervenstammes an dieser Stelle gesehen hat. Koch beobachtete in einem Fall ein geringfügiges Ödem ohne Faserschädigung. Reid und Cone sehen ebenfalls im Vortreten des Uncus und Gyrus hippocampus die Voraussetzung für eine Kompression des Nerven, die nach ihnen dort stattfindet, wo er vor Austreten durch die Dura seitlich vom Processus clinoideus posterior

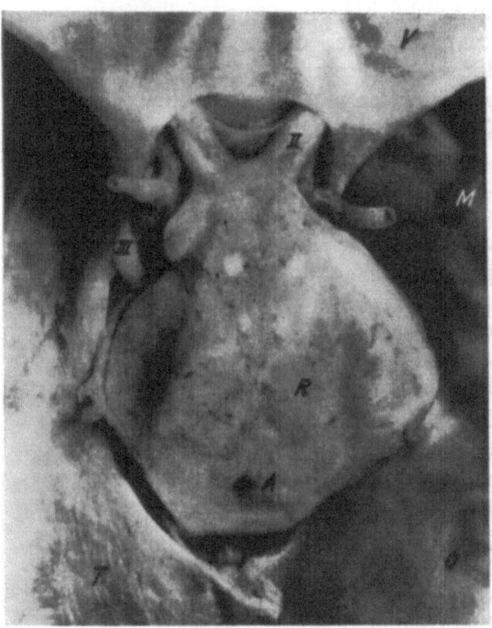

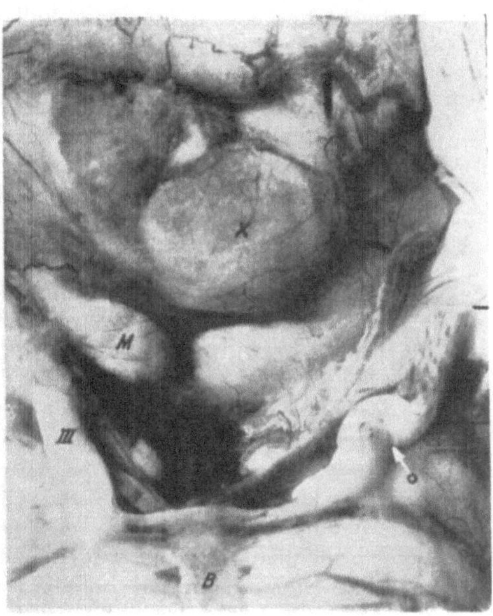

Abb. 37. Abb. 38.

Abb. 37. Das normale anatomische Substrat beim Klivus-Kantensyndrom nach Fischer-Brügge. (Gemeinsame Präparation mit W. Krücke.) Linker N. oculomotorius (III) in seinem Verlauf über die Klivuskante. II: N. opticus, V., M., O.: vordere, mittlere und okzipitale Schädelgrube. R: Nucl. ruber. A: Aquädukt. T: Tentorium.

Abb. 38. Klivus-Kantensyndrom nach Fischer-Brügge mit Druckfurche (♂) am N. oculomotorius (III) und distalen petechialen Blutungen (Pet.) bei einem Craniopharyngeom. M: Corpora mamillaria. B: A. basilaris. x: Vorwölbung des Tumors in die Cisterna basalis. Klinisch: wechselnd Pupillenstörungen, vor dem Tode Pupillen weit und starr.

den Körper des Keilbeinflügels kreuzt. Es ist das Verdienst von Fischer-Brügge, der die ersten Untersuchungen 1945 gemeinsam mit Krücke durchführte, den Nachweis erbracht zu haben, daß schon in normalen Fällen an der Unterfläche des Nerven eine *Druckfurche durch die Klivuskante* — sie entspricht der von Cone und Reid — entsteht (Abb. 37).

An Hand von klinisch und mittels besonderer Sektionstechnik autoptisch gesicherten Fällen konnte gezeigt werden, daß die Kompression des Nerven regelmäßig an der Klivuskante erfolgt, auch bei stärkstem Vortreten des Uncus wurde sie nur an dieser Stelle, niemals an der von Welte angegebenen beobachtet. Gegen die Auffassung von Welte wurde weiterhin angeführt, daß die Druckfurche am Klivus ohne Uncusprolaps vorkommt. Weiterhin wurden distal von der Kompressionsstelle mit einer Ausdehnung bis zum Verlassen des Duralraumes Durchblutungsstörungen, in ausgeprägter Form multiple petechiale Blutungen festgestellt (Abb. 38). Diese Veränderungen und ihre klinischen Erscheinungen wurden von Fischer-Brügge als *Klivuskantensyndrom* bezeichnet.

Die eigenen Untersuchungen bestätigen Fischer-Brügge. Der Nerv macht beim Uncusprolaps die Medialverschiebung mit und kann so angespannt werden. Eine sichere Schnürfurche haben wir ebenfalls nicht beobachtet, dagegen in einem Fall eine Furche im Uncus, was bei dem anatomischen Aufbau der beiden Gebilde einleuchtend ist. Gegen die entscheidende Bedeutung des Uncusprolaps sprechen weiter unsere klinischen Feststellungen, wonach bei frontalen Geschwülsten, die nahezu immer mit einer Verquellung der Cisterna basalis einhergehen, gegenüber denen anderer Lokalisation Oculomotoriusstörungen außerordentlich selten sind. Die Schnürfurche liegt regelmäßig an der von Fischer-Brügge angegebenen Stelle und kommt durch Einwirkung der Klivuskante zustande. Dabei sind es nach unserer Feststellung weniger *Druckvorgänge* durch den Uncus — was in besonders ausgeprägten Fällen durchaus möglich ist (siehe Abb. 27) — als vielmehr *Zugwirkungen* am Nerven. *Er wird bei jeder Verlagerung des Mittelhirns zur Gegenseite und nach dorsal* (siehe Abb. 42) *angespannt und dadurch gegen die Klivuskante gepreßt.*

So ist es verständlich, daß wir Oculomotoriusstörungen viel häufiger bei den Hernien der Cisterna Bichat als bei isolierter Hernienbildung der Cisterna basalis finden und daß sie auch ohne Verquellung der letzteren zustande kommen können. Eine weitere Beeinträchtigung des Oculomotorius ist unmittelbar nach seinem Austreten aus dem inneren Hirnschenkelbereich möglich, dort, wo er zwischen A. cerebri post. und A. cerebelli sup. zu liegen kommt, worauf bereits Fischer-Brügge und Reid und Cone hinweisen. Der erste fand in normalen Fällen gewisse Druckerscheinungen am Oculomotorius durch Einwirkung beider Gefäße. Sie kommen in ausgeprägter Form in pathologischen Fällen vor, wenn die A. cerebri post. stark angespannt und davor oder dahinter nach kaudal verlagert ist, so daß die A. communicans post. auf dem Nerven reitet und in extremen Fällen beide an dieser Stelle einen Knick bilden (Abb. 39).

Als letzte Möglichkeit ist eine Schädigung des *Kerngebietes des Oculomotorius* bei Mittelhirnverschiebung möglich (Bannwarth, Blum, Evans und Scheinker, Ganner und Stiefler, Hyland und Barnett, Ranci u. a.).

Es läßt sich somit zusammenfassen, daß bei den Hernien der Basiszisternen der N. oculomotorius

1. *in seinem Kerngebiet und*
2. *in seinem peripheren Verlauf*
   a) *bei Unterkreuzung der A. communicans post. und*
   b) *an der Klivuskante*

beeinträchtigt werden kann.

Die Verquellung der Cisterna basalis erscheint dabei weniger wichtig als die der Cisterna Bichat *mit Verlagerung des Mittelhirns, wodurch der Oculomotorius angespannt und durch den Zug (nicht Kompression) gegen die Klivuskante gepreßt wird. Auf diese Weise läßt sich der doppelseitige Befall bei Fehlen doppelseitiger Hernien der Cist. basalis erklären. Ein starker Uncusprolaps kann auch allein den gleichen Mechanismus bewirken. In ähnlicher Weise kommt die Druckfurche an der Kreuzungsstelle*

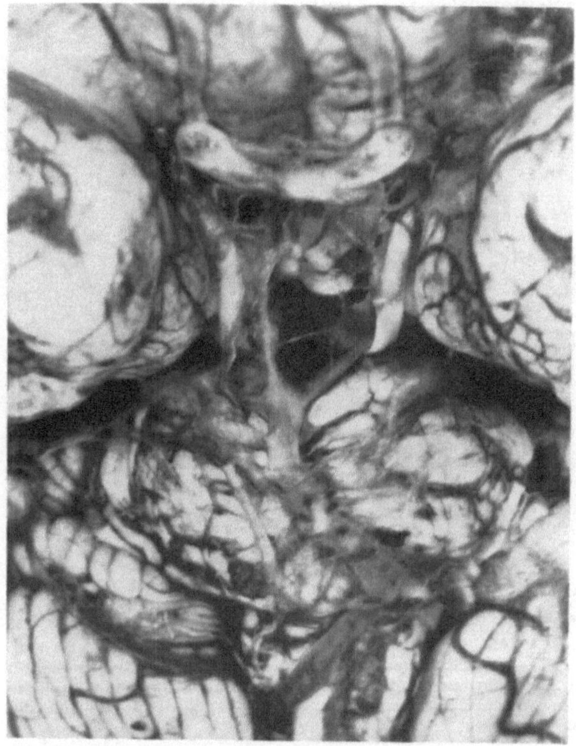

Abb. 39 (siehe Abb. 21). Der linke N. oculomotorius reitet auf der A. communicans post. und wird hier abgeknickt. Klinisch: starre und weite Pupille

mit der A. communicans post. durch Anspannung und Basalverdrängung des Gefäßes zustande. Eine Einwirkung durch die A. cerebelli sup. erscheint uns nur möglich bei den Hernien von unten nach oben in die Cisterna basalis, wenn dabei gleichzeitig das Gefäß nach kranial verlagert wird.

Die Schädigung des N. trochlearis

Gegenüber den Oculomotoriusläsionen liegen Untersuchungen über eine Beeinträchtigung des Trochlearis bei den Zisternenhernien kaum vor. Lediglich Carillo erwähnt sie als ein wichtiges Zeichen bei der Hernienbildung der

Cisterna Galeni, durch die der Nerv unmittelbar nach seinem Austritt aus dem Hirnstamm in Mitleidenschaft gezogen werden soll. Über weitere Untersuchungen, insbesondere pathologisch-anatomische, ist uns nichts bekannt. Nach seinem Austritt aus dem Hirnstamm dicht hinter der Vierhügelplatte zieht er parallel zur A. cerebri post. entlang dem Hirnschenkel. Fischer-Brügge glaubt, daß Trochlearisparesen bei Zisternenhernien vermißt werden, weil der Nerv — und entsprechend der Abduzens — infolge seiner tiefen Lage durch das Tentorium gerade geschützt wird. Wir selbst haben seit einem Jahr auf Trochlearisparesen geachtet, konnten sie aber bisher nicht nachweisen, auch nicht in Fällen mit Ausfüllung der Cisterna Galeni (siehe Abb. 21).

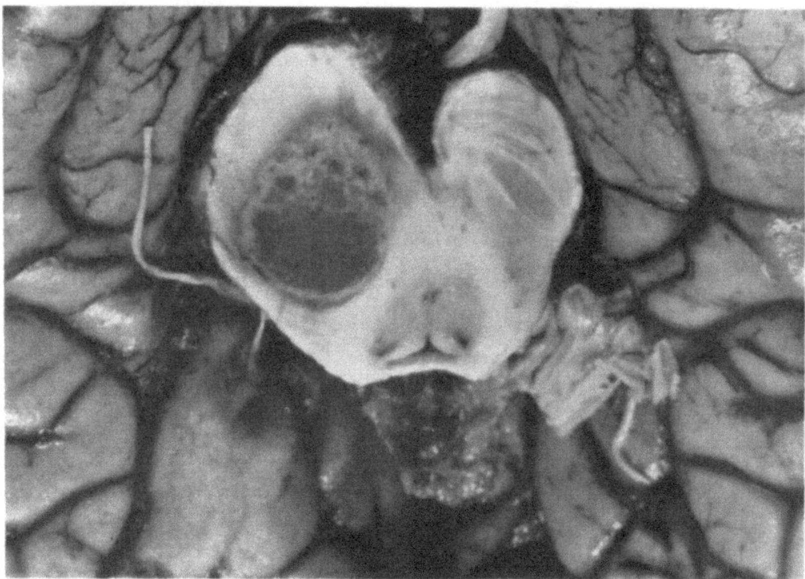

Abb. 40. (C. Sch., K——.) Carcinommetastase in der rechten Mittelhirnhälfte mit Auftreibung und Begleitödem. Druckfurche im homolateralen N. trochlearis ohne klinische Zeichen. (Diffuse Metastasierung nach Mammacarcinom. Tod ohne Mittelhirnzeichen eine Woche nach Hypophysektomie.)

Im Fall einer Mittelhirnmetastase beobachteten wir eine Schnürfurche im Trochlearis ohne klinische Erscheinungen (Abb. 40).

c) Die Verlagerungen von Gefäßen

Gefäßverlagerungen wurden bei den Zisternenhernien im Bereich der Basiszisternen systematisch bisher nicht untersucht.

Riessner und Zülch beschrieben einen Fall mit Basalverdrängung der A. cerebri post. durch den temporalen Druckkonus (siehe Abb. 46). Zülch zeigte 1950 einen entsprechenden arteriographischen Befund. Tönnis und Pia (1952) untersuchten diese Verhältnisse bei den Schläfenlappengeschwülsten, wobei erstmalig eine Medialverdrängung des Gefäßes als Folge der Massenverschiebungen nachgewiesen wurde. Es folgte die Mitteilung des arteriographischen Verlagerungssyndroms bei der Mittelhirneinklemmung an Hand arteriographischer und autoptischer Befunde (Pia 1953).

Nach dem autoptischen Material können Verlagerungen an allen Gefäßen vorkommen, die durch die einzelnen Zisternenabschnitte verlaufen:

1. Arterien: a) A. basilaris,
   b) A. communicans post.,
   c) A. cerebri post. und Hauptäste,
   d) A. cerebelli sup.

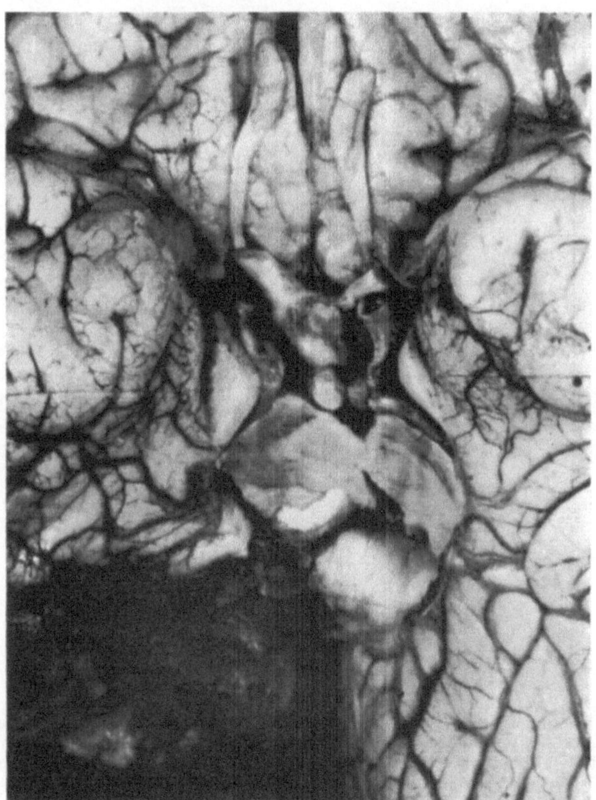

Abb. 41 (H. H., K 1558) (siehe Abb. 73). Medialverdrängung der rechten A. communicans post. durch vorgedrängten Uncus. Zustand nach Okzipitallappenresektion wegen Glioblastom okzipital. (Vor Operation Mittelhirnzeichen: Blickparese, Parese homolateral, benommen. Tod 10 Tage nach Operation ohne Einklemmungszeichen.)

2. Venen: a) V. basalis Rosenthal,
   b) V. magna Galeni,
   c) V. cerebri int.,
   d) V. occipitalis int.

Hernien der Cisterna basalis

Bei den Hernien der Cisterna basalis wird durch den vordringenden Uncus die A. communicans post. bogenförmig mit ihm nach medial verlagert (Abb. 41). Die V. basalis ist wegen ihres Verlaufes lateral über dem Uncus nicht befallen. Der Anfangsteil der A. cerebri post. ist oft beteiligt. Eine Basalverdrängung fehlt bei isolierter Verquellung der Zisterne.

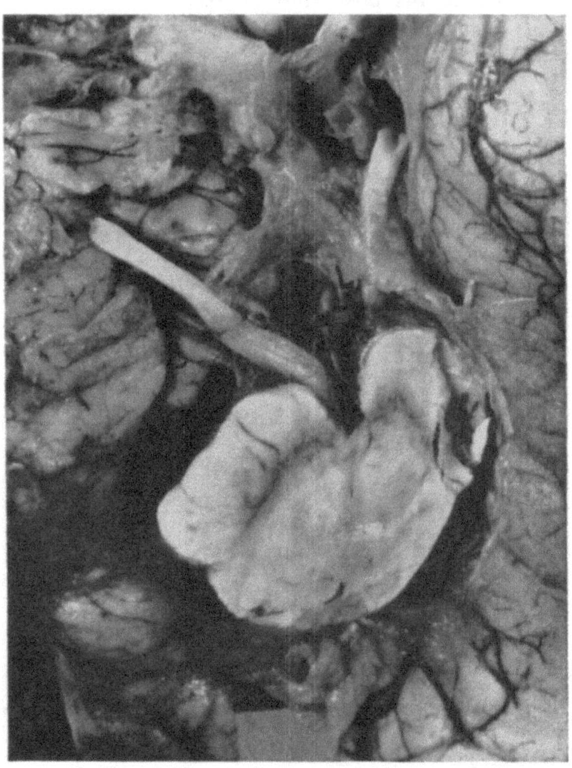

Abb. 42 a. (K.-H. K., K 1340.) (Siehe Abb. 42 b, 47, 48 und 68.) Mittelhirndeformierung und -verlagerung, Blutung im kontralateralen Hirnschenkel, Druckfurche im rechten N. oculomotorius und Medialverdrängung der rechten Aa. communicans post. und cerebri post. durch Ausfüllung der Zisternen (Zwischenform) bei einem Oligodendrogliom temporal und Stammganglien. (Blutige Infarzierung okzipital, akute Mittelhirnzeichen, Verstärkung durch Arteriographie, erst rechts, später links Ophthalmoplegie. Coma, Spaltung des Tentorium ohne Einfluß.)

Hernien der Cisterna ambiens

1. der Cisterna Bichat

Entsprechend ihrem Verlauf am seitlichen Rand des Hirnschenkels und Mittelhirns werden bei einseitiger Ausfüllung der Cisterna Bichat mit Verlagerung des Mittelhirns die A. cerebri post. bis zu ihrer Aufzweigung und die V. basalis nach medial gedrängt, wobei sie ihre Lage am seitlichen

Rand des Mittelhirns beibehalten und so seine Formveränderungen erkennen lassen (Abb. 42 a und b). Bei Eindringen des Gyrus hippocampus in die hintere Schädelgrube zeigt die A. cerebelli sup. ein gleichsinniges Verhalten (Abb. 43). In diesen Fällen sind die A. cerebri post. und V. basalis gleichzeitig nach basal gedrängt (siehe Abb. 46). Durch die Verlagerung werden sie angespannt und gestreckt und verlieren ihre normalen Schwingungen. Bei gleichzeitigem Befall der Cisterna basalis ist die A. communicans post. beteiligt, bei starker Verschiebung des Mittelhirns und der oralen Brückenabschnitte ist eine Seitwärtsverschiebung des Endabschnittes der A. basilaris die Regel, am stärksten bei den Brückenwinkelgeschwülsten mit Eindringen in die mittlere Schädelgrube.

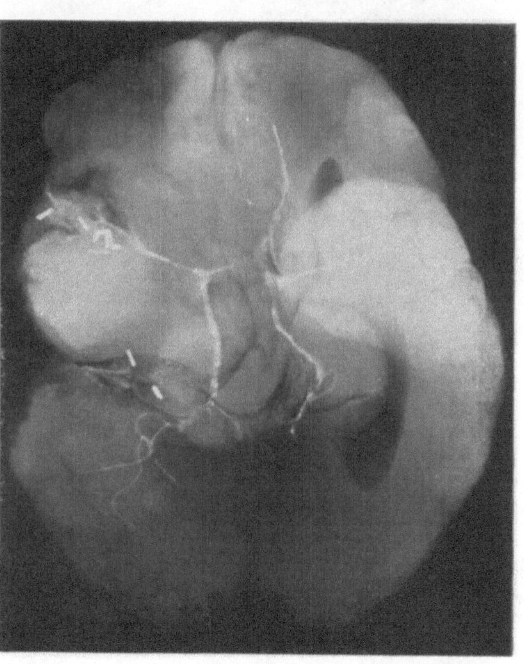

Abb. 42 b.
Injektionspräparat am geschnittenen Hirn. Medialverdrängung der Aa. communicans post. und cerebri post.

Wichtig ist, daß bei den Hernien beider Zisternenabschnitte die Gefäße mit dem freien Tentoriumrand nicht in Berührung kommen, da sie immer medial von ihm, die V. basalis außerdem in ihrem vorderen Abschnitt seitlich und oberhalb des Tentoriums liegen.

2. Hernien der Cisterna Galeni

Die stärksten Gefäßverlagerungen finden sich bei Vordringen von Hirnteilen in den weiten Raum der Cisterna Galeni. Je nach ihrer Ausprägung sind die Gefäße ein- oder doppelseitig verlagert. Betroffen sind der hintere Teil der A. cerebri post. und ihre beiden Endäste, die A. temporo-occipitalis und A. occipitalis int. Sie werden mit den vordringenden Hirnwindungen nach medial, gelegentlich bis über die Mittellinie hinaus und gleichzeitig nach dorsal verlagert, wobei sie auf ihrem Weg zum Parietookzipital-Gebiet bzw. zur Calcarina immer den freien Tentoriumrand kreuzen und an dieser Stelle durch das Einschneiden des Tentorium neben einer Streckung tief eingesenkt und in einem Winkel bis zu 90° und teils noch kleiner abgeknickt werden. Da die Hernienbildung hinten und medial meist am stärksten ausgebildet ist, wird besonders die A. calcarina befallen (siehe Abb. 18). Die gleiche Veränderung erleidet als einzige Vene die V. occipitalis int., die das Blut aus dem Calcarinagebiet zur V. basilaris bringt. Bei

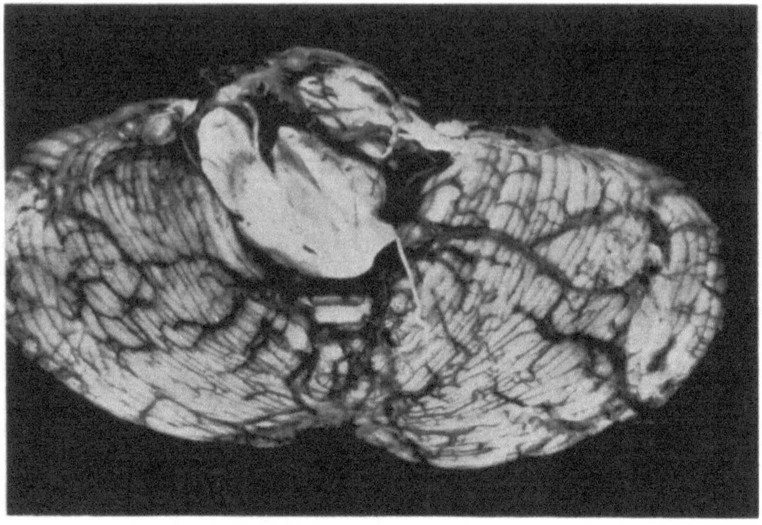

Abb. 43. (Siehe Abb. 35.) Medialverdrängung der A. cerebelli sup. im Bereich des linken Hirnschenkels bei Zisternentamponade.

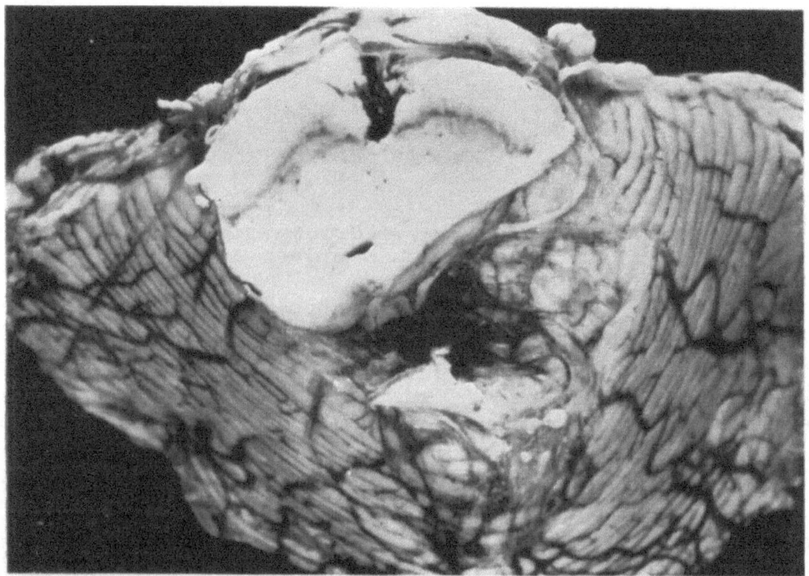

Abb. 44. (Siehe Abb. 34.) Medialverdrängung der A. cerebelli sup. im hinteren Bereich des Mittelhirns bei Zisternentamponade. Tiefe Eindellung im Kleinhirn.

doppelseitiger Verquellung sind die Veränderungen infolge des nicht immer kongruenten Verlaufes der Gefäße teilweise verschieden stark ausgebildet, zur Abknickung am Tentoriumrand kommt es regelmäßig (siehe Abb. 21). Bei Vordringen der Windungen in die hintere Schädelgrube ist die A. cerebelli sup. im hinteren Abschnitt betroffen (Abb. 44). Neben der Medial- und Basalverlagerung bei supratentorieller Drucksteigerung kann es zur Verlagerung nach kranial bei infratentorieller Drucksteigerung mit „Hernienbildung nach oben“ kommen, worauf auch Ecker für die A. cerebri post. und Johanson für die V. basalis hinwiesen. Nach Johanson können in gleicher Weise Geschwülste im hinteren Temporalgebiet die aufwärts zur V. magna Galeni laufende V. basalis weiter anheben. Neben den erwähnten Gefäßen werden die großen zentralen Venenstämme: die Vv. cerebri int. und die V. magna Galeni beeinträchtigt. Die Vv. cerebri int., die im Raum der Zisterne zwischen Balken und Zwischenhirndach verlaufen, werden bei einseitigen Massenverschiebungen nach lateral, kaudal oder kranial verlagert. Die V. magna Galeni ist durch ihre Einmündungsstelle in den im Tentorium verlaufenden Sinus rectus fixiert, so daß Verlagerungen nur bei stärksten Massenverschiebungen und im geringen Umfang unter Beteiligung der Vv. cerebri int. möglich sind. Neben Lateralverschiebungen sehen wir Kranial- und Kaudalverlagerungen. Am wichtigsten dürfte die dadurch bedingte Abknickung an der Einmündungsstelle in den Sinus sein.

Die morphologischen Untersuchungen zeigen, daß es für jeden der drei Zisternenabschnitte je nach Art der Hernien charakteristische Verlagerungsformen der Gefäße gibt. Dabei werden die Gefäße entsprechend der Richtung der Massenverschiebungen verlagert, gestreckt und teilweise abgeknickt. Es ist verständlich, daß auf diese Weise Zirkulationsstörungen zustande kommen können. Mit ihnen und ihren Folgeerscheinungen wollen wir uns im folgenden Kapitel beschäftigen.

8. Gefäßbedingte Folgeerscheinungen bei den Zisternenhernien

a) Erweichungen des Okzipitallappens

Von den gefäßbedingten Komplikationen bei den Zisternenhernien sind Erweichungen des Okzipitallappens schon seit der ersten Beschreibung der „Hirnhernien“ durch Meyer (1918) bekannt. Er fand bei einer Hirnmetastase eine hämorrhagische Infarzierung des Okzipitallappens und führte diesen Befund auf eine Kompression der A. cerebri post. zurück. Seitdem haben verschiedene Autoren entsprechende Befunde mitgeteilt, die wir mit den eigenen Fällen in Tabelle 2 zusammengestellt haben. Weitere Mitteilungen und Hinweise finden sich bei Jefferson, Ethelberg und Jensen, Hammer und Wanko, Munro und Sisson, Poppen, Kendrick und Hicks, Riessner und Zülch, Schwarz und Rosner u. a.

Allen Befunden ist eine auf die Rinde beschränkte hämorrhagische Infarzierung des Okzipitallappens oder des Calcarinagebietes gemeinsam, wobei ihre Ausdehnung für Durchblutungsstörungen im Gebiet der A. cere-

Tabelle 2. *Zusammenstellung von Okzipitallappenerweichungen*

Autor	Zahl (Ges. Material)	Alter	Raumfordernder Prozeß		Erweichung	
			Art	Sitz	Art	Sitz
Meyer (1918)	1		Metast.		rot	okz.
Greenfield (1932)	2		Mening. Coll. Cyste	par. III. V.	rot rot	Calc. Calc.
Reid u. *Cone* (1939)	3		Epid. H.	Hemisph.	rot	okz. beids.
Moore u. *Stern* (1939)	5 (130)		Ependym. Gliobl. Mening.	III. V. temp. par.	rot (1 mal weiß)	okz.
Riessner u. *Zülch* (1940)	4 (109)	37 3	Metast. Metast. Metast. Gliobl.	par. par. par. 	rot rot rot rot	Calc. okz. okz. okz.
Schwarz u. *Rosner* (1941)	1 (100)				rot	okz.
Evans u. *Scheinker* (1943)	4	56 70 45 51	Subd. H. Subd. H. Epid. u. Subd. H. Subd. H. u. Frakt. okz.	Hemisph. Hemisph. Hemisph. Hemisph.	rot rot rot rot	okz. okz. par.-okz. okz.
Wolman (1953)	4	61 56 45 59	Subd. H. Subd. H. chron. Subd. H. Gliobl.	Hemisph. Hemisph. Hemisph. front.	rot weiß weiß beids. rot beids.	okz. okz. okz. okz.
Clark u. *Goody* (1953)	1	53	Subd. H.	Hemisph.	rot	Calc.
Zülch (1955)	1		Subd. H.	Hemisph.	rot hl. clt.	okz. Calc.
Pia (1955) Material: *Hallervorden* *Spatz* *Tönnis*	8	28 51 53 43 40 40 68 	Oligo. Absz. Subd. H. beids. Gliobl. Oligo. Metast. Arterioskl. III Tumor?	temp. temp. Hemisph. par.-okz. zentr. zentr. u. diff. 	rot rot rot rot weiß weiß weiß weiß	okz. okz. Calc. Calc. Calc. okz. okz. okz.

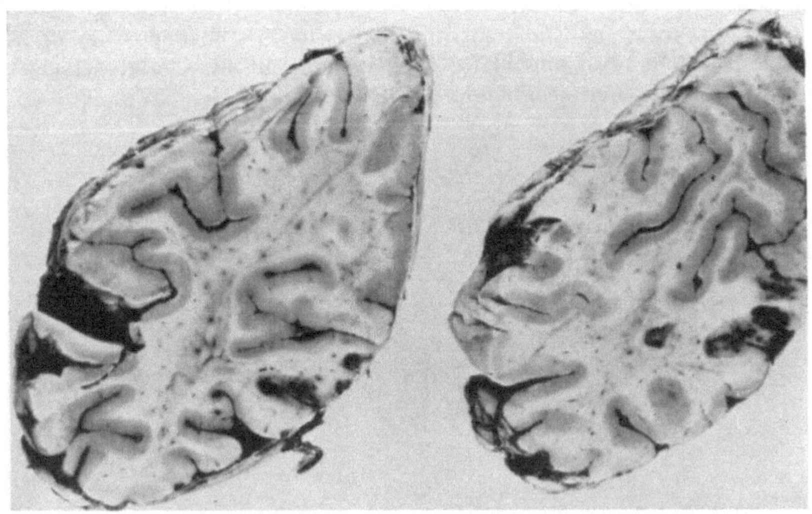

Abb. 45. (I. D., K ———) Hämorrhagische Infarzierung im Bereich des Okzipitallappens, vor allem der Calcarina, bei einem doppelseitigen subduralen Hämatom auf der Seite der stärksten Hernienbildung. (Tod 4 Wochen nach dem Trauma im Coma mit weiten starren Pupillen.)

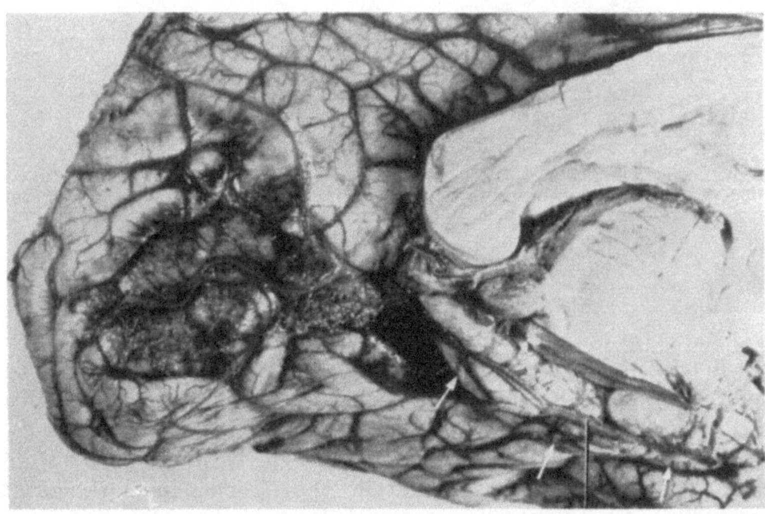

Abb. 46. Hämorrhagische Infarzierung des Calcarinagebietes mit weiten Posterioråsten. Hernien der Cisterna Bichat und Galeni bei Carcinommetastase parietal. ↑ A. cerebri post. durch temporalen Druckkonus nach basal gedrängt und gequetscht!(?) nach Riessner und Zülch.

bri post. oder ihres Calcarinaastes zu sprechen schien und so gedeutet wurde. Da es unseres Erachtens in ätiologischer, pathogenetischer und klinischer Hinsicht noch ungeklärte Fragen gibt, soll auf Grund der eigenen Untersuchungen eine eingehende Besprechung erfolgen.

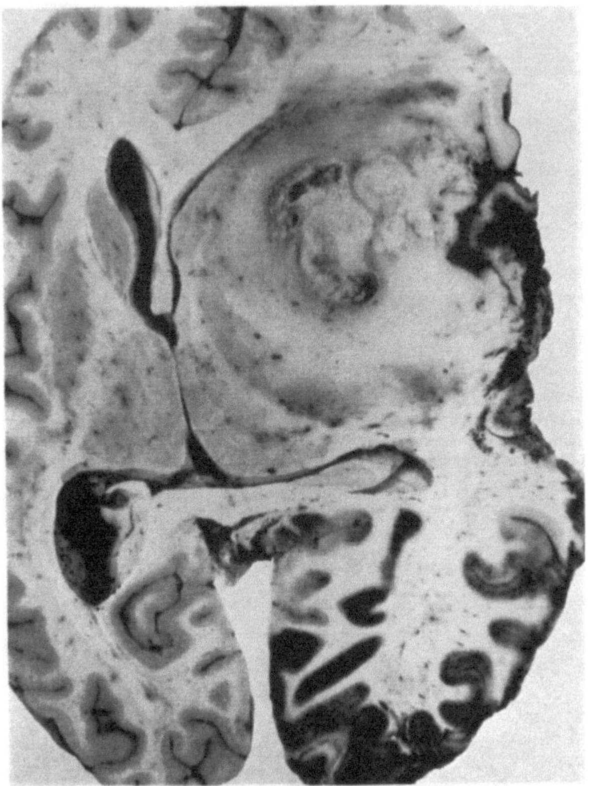

Abb. 47. (Siehe Abb. 42 a und b, 48 und 68.) Frische blutige Erweichung der Okzipitallappenrinde bei Oligodendrogliom temporal und Stammganglien, stärkste Massenverschiebungen.

Morphologische Befunde

α) *Hämorrhagische Infarzierung*

Die wichtigste und bisher fast ausschließlich als charakteristisch gedeudete Form ist die *blutige Erweichung (hämorrhagische Infarzierung)*. Sie befällt entweder nur Teile des medianen Okzipitallappens, meistens das Calcarinagebiet (Abb. 45 und 46) oder den ganzen Okzipitallappen, d. h. die medialen, basalen und angrenzenden lateralen Abschnitte, niemals die Konvexität. Auf dem Horizontalschnitt in Abb. 47 bei einem riesigen Oligodendrogliom des Temporallappens und der Stammganglien mit hochgradigen Massenverschiebungen wird diese Verteilung nicht so deutlich, sie entsprach der in Abb. 50. Diese Form ist weiterhin charakterisiert durch einen elektiven Befall des Rindenbandes, das von multiplen kleinen, teils konfluierenden Blutungen durchsetzt ist. Das Mark ist immer frei von Blutungen. Das Rindenband ist verbreitert, wodurch eine Vergrößerung des Okzipitallappens zustande kommt.

Im *histologischen Bild* (Abb. 48) findet man die Rinde verbreitert und mit zahllosen petechialen Blutungen durchsetzt, in deren Zentrum oft eine gestaute Vene nachzuweisen ist. Die Ganglienzellen lassen in unterschiedlicher Ausprägung die Zeichen anoxämischer Schädigung erkennen. Teilweise sind sie hochgradig verändert, im allgemeinen fehlt eine nennenswerte Zellreaktion, so daß daraus auf einen frischen Prozeß zu schließen ist. Das Mark bleibt bis auf eine Schwellung der Astrozyten in der Randzone in einzelnen Fällen frei. Die Venen, aber auch die Arterien sind erweitert und gestaut. Ein perikapilläres Ödem ist die Regel. Thrombosen haben wir in Übereinstimmung mit Clark und Goody, sowie Wolman nicht gesehen, lediglich Wolman konnte sie bei einem Fall in einigen Arteriolen der weichen Häute nachweisen.

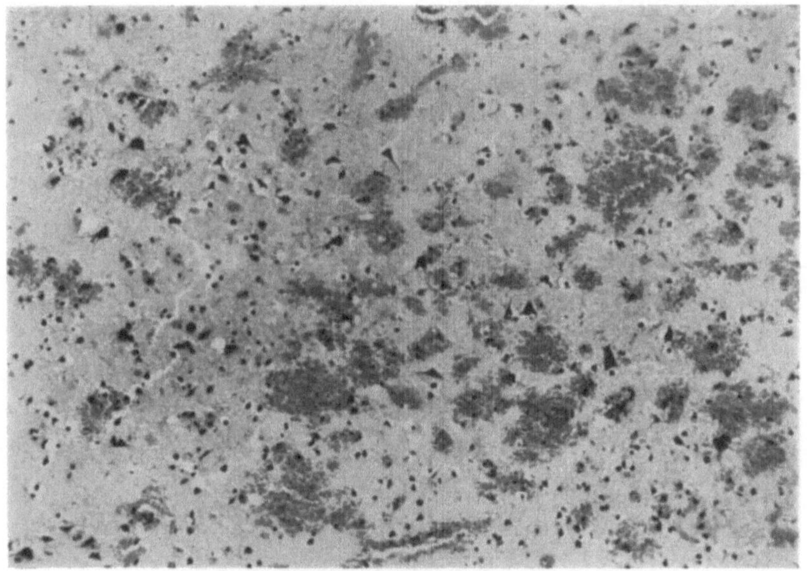

Abb. 48. Diffuse Diapedesisblutungen in der Okzipitallappenrinde (siehe vorige Abbildung). An einigen Stellen im Zentrum der Blutungen gestaute Venen nachzuweisen. Gewebsauflockerung, Ganglienzellschäden. H. E. Vergr. 120fach.

β) *Ischämische Infarzierung*

Gegenüber den hämorrhagischen Infarzierungen treten Berichte über *weiße Erweichungen (ischämische Infarzierungen)* ganz zurück. Spatz teilte 1939 erstmalig einen Fall mit (siehe Abb. 50), im gleichen Jahr erwähnten Moore und Stern diese Form, über zwei weitere Fälle berichtete kürzlich W o l m a n. Das eigene Material stützt sich auf vier Fälle. Hinsichtlich der Verteilung besteht Übereinstimmung mit der vorigen Gruppe. Es ist wiederum isoliert die Calcarina (Abb. 49) oder der ganze mediale und basale Okzipitallappenbereich befallen (Abb. 50). Makroskopisch fällt die Schrumpfung des Okzipitallappens auf, während die übrigen Abschnitte der Hemisphäre vergrößert sind und Massenverschiebungen mit Hernien der Cisternae basalis und ambiens bestehen. Das Rindenband ist stark geschrumpft — in einem Fall auf wenige Millimeter — und gelb und

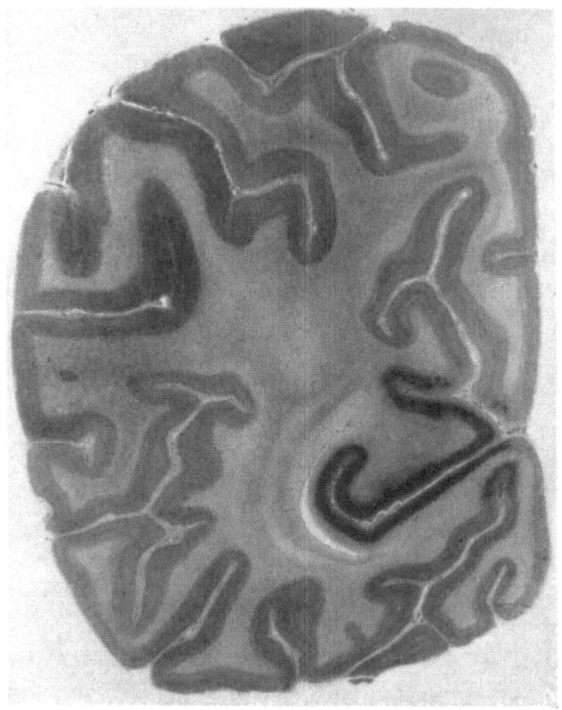

Abb. 49. (O. K. M 272, Sammlung Prof. H a l l e r v o r d e n.) Elektive Erweichung der Calcarina. Stadium II bei Oligodendrogliom links zentral mit diffuser Ausbreitung. Hirnödem. Starke Hernienbildung der Cisterna interhemisphaerica, gering der Cisterna basalis. Chronischer Verlauf, keine Zeichen, in den letzten 4 Wochen zunehmend comatös.

pergamentartig. Histologisch entspricht diesem Befund ein völliger Untergang der Ganglienzellen und eine Durchsetzung mit Körnchenzellen und gewucherten Gefäßen. Die Erweichung ist im ersten Fall stellenweise durch besser erhaltene Partien unterbrochen. In den oberen Schichten finden sich gewucherte Astrozyten. Zahlreiche Gefäße sind in der Nachbarschaft von Lymphozyten und Plasmazellen infiltriert. Selten fanden sich Gefäßverschlüsse. Die histologischen Befunde ließen die von S p a t z herausgestellten Stadien erkennen. Das Mark ist auch bei dieser Form frei, mit Ausnahme einer Nachbarschaftsreaktion in Form einer Gliawucherung unmittelbar unter der Rinde. Blutungen oder Blutungsreste waren an keiner Stelle nachzuweisen.

Gegenüber diesen Fällen bei Geschwülsten waren bei einer arteriosklerotisch bedingten Erweichung Rinde und Mark nahezu gleichmäßig befallen, Befunde, wie sie von Spatz und Lindenberg u. a. beschrieben wurden.

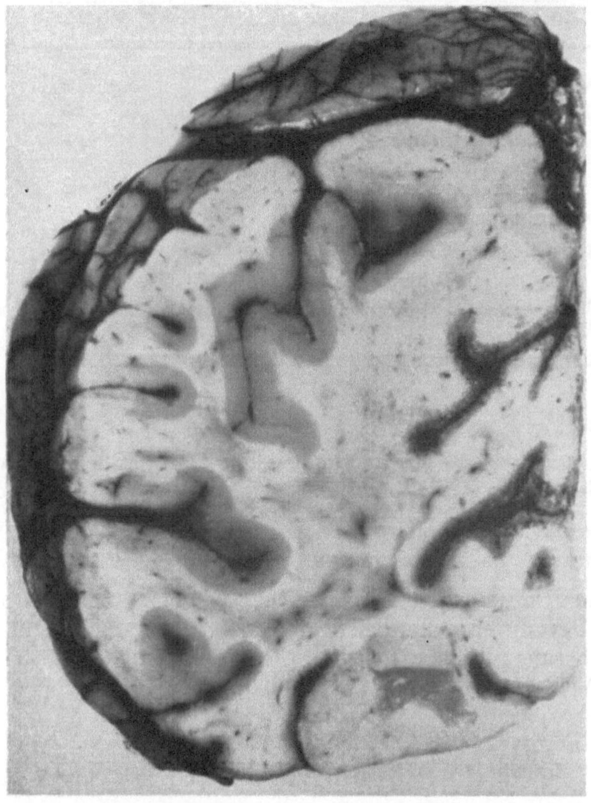

Abb. 50. (B. F., 123/38, Sammlung Prof. Spatz.) Weiße Infarzierung des linken „Posteriorgebietes". Stadium II. Starke Schrumpfung der isoliert befallenen Rinde. Hirnödem. An der Basis eine kleine Metastase. Diffuse Metastasierung eines Mammacarcinoms mit Hauptherd links zentral. Hernien der Cisterna basalis und ambiens. Posterior prall mit Blut gefüllt. Subakuter Verlauf mit Exazerbation in den letzten 4 Wochen. Coma.

γ) *Statistische Erhebungen über Verteilung, Vorkommen, Art und Sitz des raumfordernden Prozesses und der Massenverschiebungen*

Nachdem bisher über Einzelbeobachtungen berichtet wurde und daraus auf die Ätiologie und Pathogenese geschlossen wurde, erscheint es notwendig, zur Klärung dieser wichtigen Fragen das Gesamtmaterial zu untersuchen.

Aus der Tab. 3 ergibt sich, daß die malignen Geschwülste (9) eine größere Bedeutung zu haben scheinen als die benignen (6). Wir glauben noch einen Schritt weitergehen und zwischen *akuten und chronischen* Fällen unterscheiden zu müssen. Einen akuten Verlauf zeigten 18 Fälle (9 maligne

Tabelle 3.

Art des raumfordernden Prozesses		Zahl
Glioblastome		4
Metastasen		5
Abszesse		1
Tumoren III. Ventrikel (Ependymome, Colloidcysten)		2
Meningeome		2
Oligodendrogliome		2
Hämatome	akute	8
	chronische	2
	?	1
Gesamt		27

Geschwülste, 1 Abszeß, 8 Hämatome), einen chronischen Verlauf 8 Fälle (6 benigne Geschwülste, 2 Hämatome), in einem Fall war er unklar.

Als *Sitz* des raumfordernden Prozesses fand sich die folgende Verteilung: frontal 1, zentral 2, parietal 6, temporal 3, Hemisphäre 10, III. Ventrikel 2.

Entsprechend unserer früheren Feststellung über Sitz des Prozesses und Ausdehnung der Zisternenhernien war die Cisterna ambiens in 20 Fällen, die Cisterna basalis in einem Fall betroffen. Kein Fall von Zisternentamponade zeigte Veränderungen am Okzipitallappen, nur einmal bei einer Zwischenform.

Tabelle 4. *Verlaufsform und Art der Erweichung*

Verlaufsform	Erweichung			
	Calcarina		Okzipitallappen	
	blutig	weiß	blutig	weiß
Akut	4	—	11	1
Chronisch	3	1	1	2
Gesamt	7	1	12	3

Wenn wir *Verlaufsform mit Art und Verteilung der Erweichung* in Beziehung setzen (Tab. 4), so ergibt sich, daß fast nur in akuten Fällen blutige Erweichungen in großer Ausdehnung vorkommen, während die chronischen

Fälle für die überwiegende Zahl der weißen Erweichungen verantwortlich und die blutigen dieser Gruppe vorwiegend auf das Calcarinagebiet beschränkt sind. Die Erweichungen liegen immer auf der Seite des raumfordernden Prozesses. In 4 Fällen wurden *doppelseitige Erweichungen* gefunden, blutige Erweichungen beider Okzipitallappen bei einem epiduralen Hämatom (Reid und Cone), einem frontalen Glioblastom (Wolman), des homolateralen Okzipitallappens und der kontralateralen Calcarina bei einem subduralen Hämatom (Zülch) und eine weiße Erweichung beider Okzipitallappen bei einem akuten subduralen Hämatom mit okzipitaler Fraktur und blutiger Erweichung des Frontallappens (contre-coup) (Wolman). Der Tod trat hier 8 Wochen nach der Operation ein. Bemerkenswert ist das Fehlen von Massenverschiebungen. Doppelseitige Erweichungen wurden ferner nach *Hitzschlag* (Stern) und bei *Cerebralsklerose* (Hoff und Seitelberger) gefunden. Das Lebensalter betrug im Durchschnitt 52 Jahre. Aus dem Rahmen fallen ein Kranker mit 28 Jahren und ein 3jähriges Kind (Zülch).

Die Tatsache, daß eine häufige Verbindung der okzipitalen Erweichungen mit Blutungen oder Erweichungen im Hirnstamm gefunden wurde, leitet zur nächsten Gruppe über, bei deren Besprechung diese Frage untersucht werden soll.

Wir stellen fest, daß es bei raumfordernden Prozessen des Gehirns mit Hernien der Basiszisternen, fast ausschließlich der Cisterna ambiens, zu homolateralen Erweichungen der Sehrinde oder der medialen und basalen Okzipitallappenabschnitte mit elektivem Befall des Rindenbandes ohne nennenswerte Beeinträchtigung des Markes kommen kann. Es lassen sich zwei Formen abgrenzen:

1. Die „hämorrhagische Infarzierung" in Form einer Durchsetzung der Rinde mit multiplen petechialen Blutungen, Verbreiterung der Rinde, Erweiterung und Stauung der Gefäße, vor allem der Venen, anoxämischen Ganglienzellschädigung und

2. die seltenere „ischämische Infarzierung", gekennzeichnet durch eine Schrumpfung des Rindenbandes. Das histologische Bild ist von dem jeweiligen Stadium der Erweichung (Spatz) *abhängig.*

Diese Erweichungen werden mit wenigen Ausnahmen nur bei älteren Menschen mit einem Durchschnitt von 52 Jahren gefunden. Alle raumfordernden Prozesse mit Hernien der Basiszisternen — nicht bei Zisternentamponade — können sie auslösen, wobei das Schwergewicht auf den malignen Gewächsen und den komprimierenden Blutungen liegt. Für sie ist die blutige Erweichung des Okzipitallappens charakteristisch, für die mehr chronisch verlaufenden Fälle die weiße Form oder die auf die Calcarina beschränkte blutige. Hinsichtlich des Sitzes scheinen Prozesse des Scheitellappens und der ganzen Hemisphäre eine Bevorzugung zu haben. Neben einseitigen, immer herdgleichseitigen Erweichungen kommen doppelseitige, manchmal bei Betonung der Herdseite vor. Eine Kombination mit weiteren gefäßbedingten Störungen ist häufig.

b) Blutungen des Mittelhirns und der Brücke

Gegenüber den Erweichungen des Okzipitallappens sind gefäßbedingte Schädigungen — Blutungen und Erweichungen — des oralen Hirnstammes bei den Hernien der Basiszisternen sehr viel häufiger. Ihre Lokalisation im Mittelhirn und in der Brücke läßt sie streng abgrenzen von den Duretschen Blutungen im Bereich des IV. Ventrikels (siehe Duret [1878], Berner [1930]), über die hier nicht gesprochen zu werden braucht, da sie unsere Problemstellung nicht berühren.

Die Mittelhirn-Brückenblutungen sind lange bekannt. Man fand sie zunächst in Verbindung mit *Massenblutungen des Gehirns bei Gefäß-, Herz- und Nierenerkrankungen* (Von Monakow [1897], Luce [1899], Dana [1903], Attwater [1911], der die erste große Zusammenstellung gab, Greenacre [1917], Bagley [1923], Novak [1928], Schwartz [1930], Böhne [1931], Neubürger [1932], Stern [1935], Kornyey [1930], Von Epstein [1951] u. a.).

In einer späteren Phase folgten die Untersuchungen über die Gefäßversorgung dieser Hirnstammabschnitte sowie *Ausfalls- und Folgeerscheinungen bei Gefäßverschlüssen* (Foix und Hillemand [1925], Misch [1929], Böhne [1931], Critchley und Schuster [1933], Stern [1935], Davison, Goodhart und Savitsky [1939], Biémond ([1951] u. v. a.). Nach Mitteilungen über das Vorkommen derartiger Blutungen bei Geschwülsten und anderen raumfordernden Prozessen des Gehirns durch Wilson und Winkelmann (1925), Rosenhagen (1932), Stern (1935), Bannwarth (1935) u. a. wurde erstmalig durch Van Gehuchten (1937) die Bedeutung des temporalen Druckkonus für die Entstehung der Blutungen erkannt. Seitdem liegt eine Vielzahl von Untersuchungen vor, die sich mit dieser Frage auseinandersetzen, bei den *Geschwülsten* von Bodechtel und Döring (1938), Moore und Stern (1938), Pette (1938), Tönnis (1938), Dill und Isenhour (1939), Erickson (1939), Schwarz und Rosner (1941), Scheinker (1945), Cannon (1951), Poppen, Kendrick und Hicks (1952), Hammer und Wanko (1954) u. v. a. und bei den *Verletzungen und ihren Folgeerscheinungen* von Wanke (1938), Mackenzie (1938), Spatz (1940), Woodhall, Devine und Hart (1941), Nelson (1942), De Morsier (1943), Peters (1943), Welte (1943), Evans und Scheinker (1943), Courville (1945), Shenkin und Grant (1948), Brock (1949), Wanke (1949), Krauland (1950), Lindenberg und Freytag (1953), Wolman (1953), Diezel und Pia (1954), Pia (1954), Van der Zwan (1954) u. v. a.

α) *Lokalisation und Art der oralen Hirnstammblutungen*

Die Blutungen bei den Zisternenhernien nehmen einen ganz bestimmten Abschnitt des Hirnstammes in gesetzmäßiger Weise ein. Sie liegen nur im Mittelhirn und in der Brücke. Die letztere scheint etwas häufiger, vor allem ihr kranialer Abschnitt, befallen zu sein. Das Tentorium stellt die obere, das Brückenende die untere Grenze dar. Ausnahmen haben wir nicht gesehen, Cannon in einem Fall von 20 Blutungen. Wenn auch Poppen, Kendrick und Hicks sowie Scheinker den Eindruck gewannen, daß auf dem Querschnitt kein Teil verschont zu sein scheint, so lassen sich nach dem eigenen Material in Übereinstimmung mit den meisten

Autoren typische Vorzugssitze erkennen, wobei man zwei Formen unterscheiden kann:

1. In der ersten und größeren Gruppe liegen die Blutungen in den medialen Teilen von Mittelhirn und Brücke. Die Hirnschenkel, der Brückenfuß und die lateralen Abschnitte bleiben fast ausnahmslos verschont. Charakteristisch ist für die Mittelhirnebene eine schmale, streng median liegende Blutung (Abb. 51), die die Haube und Aquäduktumgebung bevorzugt und fast immer bis in den dorsalen Teil, das Dach, reicht, obwohl ein schmaler Randsaum meistens frei bleibt. Gelegentlich dehnt sich die Blutung trotz ihrer bevorzugt medianen Lage mehr oder weniger stark in die homolaterale verbreiterte Mittelhirnhälfte aus (Abb. 52) oder liegt isoliert in ihr. Massenblutungen sind selten (Abbild. 53). Im dargestellten Falle erstreckte sie sich bis in die Medulla und war in den IV. Ventrikel eingebrochen.

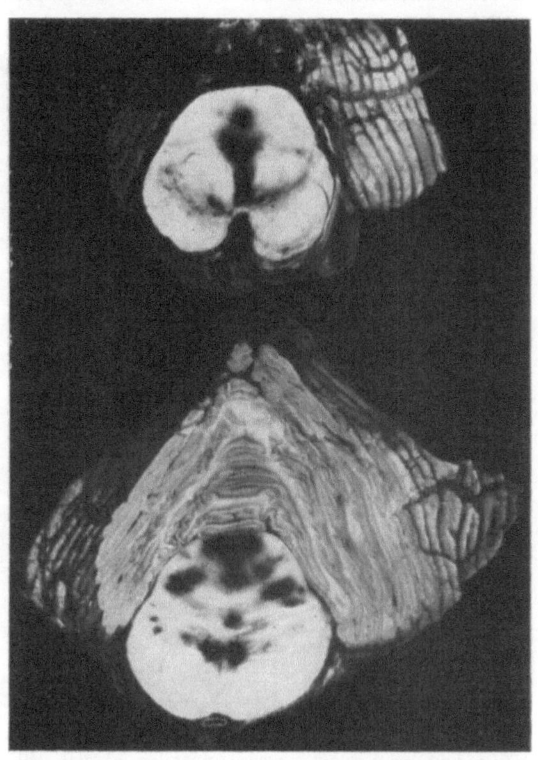

Abb. 51. (J. G., K 5021.) Mediane Mittelhirn- und paramediane Brückenblutungen bei einer fronto-parietalen Massenblutung mit Ventrikeleinbruch. Ausgeprägte homolaterale Zisternenhernien.

In der Brücke sind die Blutungen meist größer oder kommen multipel vor. Dabei können sie median liegen, häufiger ist eine paramediane Lokalisation beiderseits neben der Mittellinie, gelegentlich allseitig den Aquädukt umgebend. Die dorsalen Teile sind nur selten frei, am häufigsten die ventralen (Epstein 6 von 7 Fällen) (siehe Abb. 51). Wie in der Mittelhirnebene erstreckt sich bei Verbreiterung einer Brückenhälfte die Blutung in größerer Ausdehnung in diesem Teil. In diesen Fällen entsprachen sich Lokalisation der Blutungen und der Massenverschiebungen, worauf auch Schwarz und Rosner hinweisen.

2. Die Blutungen in der zweiten Gruppe unterscheiden sich von der vorigen dadurch, daß sie fast nur einseitig vorkommen und mediane Blutungen fehlen oder zurücktreten. Sie liegen am häufigsten auf der Gegen-

seite des raumfordernden Prozesses und der Massenverschiebungen. Es läßt sich nachweisen, daß sie in Höhe des freien Tentoriumrandes im lateralen Abschnitt des Mittelhirns ihren Ausgang nehmen und sich nach kaudal in die entsprechenden Brückenabschnitte ausdehnen, wobei sie an Größe zunehmen oder einzelne Blutungen sich zu größeren vereinigen (Abb. 54). Gleiche Befunde wurden von Cannon erhoben.

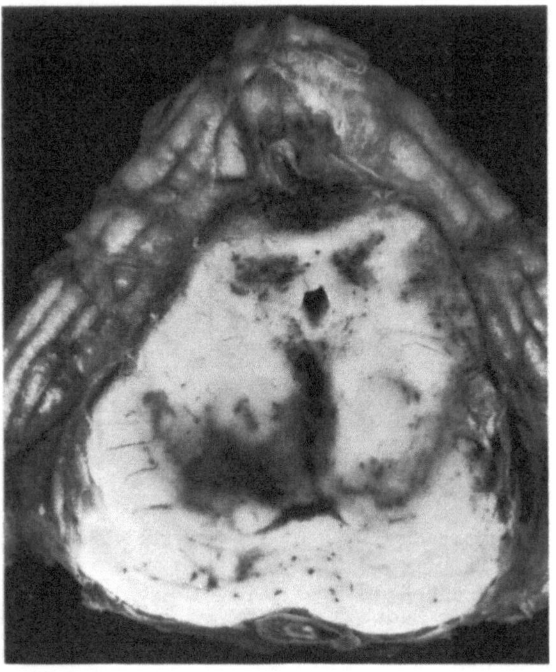

Abb. 52. (A. C., L 4502.) Blutungen im Mittelhirn und in der Brücke in der homolateralen Hälfte und median bei einem temporalen Abszeß. (Blutige Erweichung okzipital bei ausgeprägter Hernienbildung der Cisterna basalis und ambiens. Tod im tiefen Coma mit starren Pupillen und Hyperthermie nach Abszeßpunktion.)

β) *Häufigkeit der Blutungen, Einfluß von Art und Sitz des raumfordernden Prozesses*

Die beschriebenen Hirnstammblutungen kommen nur bei supratentorieller Drucksteigerung durch raumfordernde Prozesse aller Art, nicht bei infratentorieller Drucksteigerung vor. Poppen, Kendrick und Hicks fanden bei 84 infratentoriellen Tumoren keine Blutungen.

Man kann bei den *Geschwülsten* mit einer Häufigkeit von 10 bis 15% rechnen (Wilson und Winkelman 6%, Moore und Stern sowie Poppen, Kendrick und Hicks 14%). Ähnlich liegen die Zahlen bei den *intracerebralen Blutungen.* In der größten Zusammenstellung von Novak mit 938 Blutungen fanden sich in 6% Mittelhirn-Brückenblutungen, bei Epstein 10%, Poppen und Mitarbeiter 10,7% und Greenacre 11%. Attwaters Werte von 30%

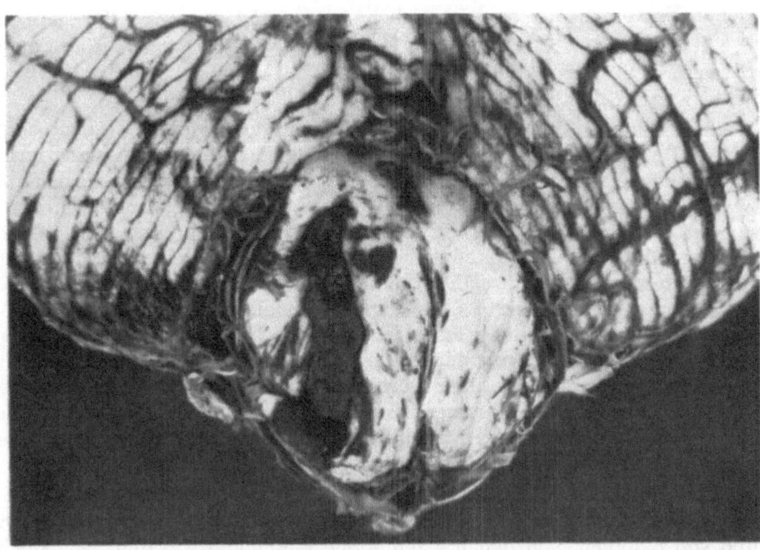

Abb. 53. (Ch. A. G. 3820/54.) Massenblutung in der homolateralen Hirnstammhälfte mit diffusen multiplen Blutungen und starker Vergrößerung der betroffenen Hälfte bei einem Glioblastom temp.-pariet. mit Einwachsen in die Stammganglien. Ausgedehnte Zisternenhernien. Tonsilleneinklemmung, Einbruch der Blutung in den IV. Ventrikel. Tod im tiefen Coma unter akuter Atemlähmung.

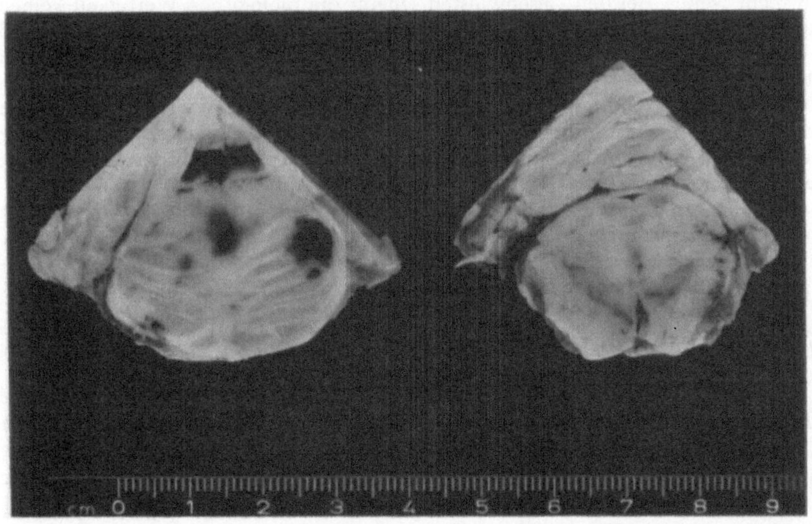

Abb. 54. (W. S., G 4703/54.) Blutungen im gegenseitigen Hirnschenkel und ausgedehntere in der Brücke, hier zusätzlich median und homolateral bei einem Spongioblastom des Schläfenlappens und der Stammganglien. (Tod 24 Stunden nach spontan entstandenem Coma unter den Zeichen der Enthirnungsstarre.)

liegen höher. Entsprechende Zahlen ergaben sich bei *Verletzungen,* Hochmann und Krämer 9,4%, Attwater 12%, wenn auch bei ihnen die Blutungen direkt, meist infolge von Gefäßverletzungen (Krauland, Lindenberg und Freytag) zustande kommen.

Bei allen raumfordernden Prozessen entstehen sie sekundär infolge supratentorieller Drucksteigerung. Dabei werden Massenverschiebungen mit Hernien der Basiszisternen nur selten vermißt. Die Blutungen sind nicht gebunden an das Vorliegen einer einseitigen Hernienbildung mit Verschiebung des Mittelhirns, sie kommen in gleicher Weise bei allgemeiner Hirndrucksteigerung ohne Seitenbetonung vor. Das scheint recht häufig bei den intracerebralen Massenblutungen mit Ventrikeleinbruch zu sein. Die Annahme von Schwarz und Rosner, daß die Blutungen nur auf der Seite der größten Hernien liegen und die Größe der Blutung von der Größe der Hernie abhängig ist, konnten wir in dieser Ausschließlichkeit nicht bestätigen. Nicht selten bestand ein ausgesprochenes Mißverhältnis zwischen Ausprägung der Zisternenhernie und Auftreten der Blutungen. In den meisten unserer Fälle, gerade denen mit hochgradiger Verquellung, Verschiebung und Deformierung des Mittelhirns, fehlten große Blutungen, während mikroskopisch sichtbare fast immer gefunden wurden.

Über den Einfluß der *Lokalisation des raumfordernden Prozesses* auf das Auftreten von Hirnstammblutungen ist nicht viel bekannt. Bannwarth glaubte auf Grund von 5 Fällen, von denen 4 temporale Geschwülste waren, den Sitz im Schläfenlappen für besonders prädestiniert zu halten, so auch Gänshirt. Sie kommen aber sicher bei jeder Lokalisation vor, nach unserer Erfahrung bevorzugt bei Prozessen des Scheitellappens und der Hemisphären, Befunde, die sich mit den Untersuchungen über Einfluß des Geschwulstsitzes auf das Ausmaß der Zisternenhernien decken.

Auch über die Bedeutung der *Art des raumfordernden Prozesses* weiß man noch recht wenig. Bei den Geschwülsten scheint die biologische Wertigkeit keinen wesentlichen Einfluß zu haben. Im Material von Poppen, Kendrick und Hicks waren die Zahlen in beiden Gruppen mit je 17 Fällen gleich. Dabei ragten allerdings die Glioblastome mit 15 und die Astrocytome mit 11 Fällen deutlich hervor. Wichtiger dürfte die Geschwindigkeit sein, mit der es bei akutem oder chronischem Hirndruck aus inneren oder äußeren Gründen zur Verquellung oder ihrer akuten Verstärkung kommt. In unseren Fällen führten nicht selten langsam wachsende große Tumoren oder Cysten mit älteren starken Massenverschiebungen aus äußeren Anlässen zu ausgedehnten Blutungen. Wolman kommt zu entsprechenden Feststellungen, wenn er die Blutungen mit plötzlicher Tentorium-Herniation und im Gegensatz dazu die Thrombosen mit weniger ausgeprägten und langsamer sich entwickelnden Hernien in Verbindung bringt.

γ) *Kombination der Hirnstammblutungen mit anderen gefäßbedingten Störungen*

Hirnstammblutungen bei raumfordernden Prozessen des Gehirns können mit anderen gefäßbedingten Störungen verbunden sein. Unter 29 Fällen von blutigen bzw. weißen Erweichungen des Okzipitallappens bei raumfordernden Prozessen waren in 9 Fällen, d. h. etwa 30%, Blutungen im oralen Hirnstamm nachweisbar. Beide Formen sind vertreten, im eigenen Fall lag die Blutung in der gegenseitigen Mittelhirnhälfte. Während meistens (7) rote Erweichungen des Okzipitallappens mit Mittelhirnblutungen kombiniert waren, zeigte ein Kranker bei einer weißen Erweichung okzipital eine Blutung des Hirnstammes (W o l m a n) und ein weiterer von W o l m a n weiße Erweichungen beider Gebiete. Von den 4 Fällen mit Befall beider Okzipitallappen hatten drei eine Läsion des Hirnstammes. Noch überzeugender als für die Schädigungen der Gebiete allein scheint die akute Hirndrucksteigerung eine Rolle zu spielen, da es sich in 7 Fällen um akute subdurale Hämatome, ein Glioblastom und einen akuten Abszeß handelte.

Eine Verbindung mit Erweichung anderer Hirnteile scheint sehr selten zu sein. Es muß aber auf die Möglichkeit von Blutungen im *dorsalen Hypothalamus* in Verbindung mit Blutungen in den beiden anderen Gebieten hingewiesen werden (S t e r n und W o l m a n).

Im Falle von S t e r n mit Tod nach Hitzschlag fanden sich blutige Erweichungen in einem Uncus hippocampus, beiden Okzipitalpolen, dem Hypothalamus und dem oralen Hirnstamm. Bemerkenswert ist der Fall eines frontalen Glioblastoms von W o l m a n, der neben entsprechender Verteilung eine blutige Erweichung der gegenseitigen *oberen Kleinhirnhemisphäre* aufwies. Es bestand eine extreme Verquellung der Cisterna ambiens. Auf ähnliche, ebenfalls nur aus wenigen kasuistischen Mitteilungen (S c h e i n k e r, W o l m a n) bekannte Erweichungen in anderen Hirnabschnitten kann nur hingewiesen werden. In beiden Fällen lag ein epidurales Hämatom vor. Im ersten bestanden blutige Erweichungen im *Temporallappen,* der homolateralen Mittelhirn-Brückenhälfte bei einer riesigen Uncushernie, um die die A. cerebri med. zog und dadurch gegen den kleinen Keilbeinflügel gedrückt zu sein schien. Bei den zwei anderen Kranken befiel die blutige Erweichung das hintere *mediale Fronto-parietale* und das angrenzende Okzipitale bei Bestehen eines starken Prolaps des Gyrus cinguli unter der Falx und ähnlich bei W o l m a n, der in einem Fall eines subduralen Hämatoms eine weiße Erweichung okzipital und des *medialen Frontallappens* bei Mittelhirnblutung sah.

Zusammenfassung

Bei den Massenverschiebungen des Gehirns mit Beteiligung der Basiszisternen können Blutungen im oralen Hirnstamm entstehen, die in gesetzmäßiger Weise das Mittelhirn und die oberen Brückenabschnitte befallen, entweder median und in der vergrößerten gleichseitigen Hirnstammhälfte oder in den seitlichen Abschnitten der gegenseitigen Hälfte, offensichtlich durch Einwirkung des freien Tentoriumrandes, liegen. Die Blutungen treten bei den Hernien (Zisternenverquellung) und nur ausnahmsweise bei Zisternentamponade auf. Eine akute Hirndrucksteigerung ist die Regel. Größe und Ausdehnung der Hernien spielen eine wichtige Rolle. Entsprechend führen parietale, temporale und diffuse Prozesse am häufigsten zu Blutungen. Die Erweichungen des Okzipitallappens gehen in einem Drittel der Fälle mit Hirnstammblutungen einher.

9. Histologische Befunde

a) M i t t e l h i r n v e r ä n d e r u n g e n

Die histologische Untersuchung deckt neben den großen, mit dem Auge sichtbaren *Blutungen* in fast allen Fällen von Zisternenhernien einzelne oder multiple Blutungen unterschiedlicher Größe auf. Ihre Lokalisation ist die gleiche wie bei den großen Blutungen, d. h. sie liegen entweder zentral (Cannon, Scheinker) im Bereich der vergrößerten, homolateralen Hirnstammhälfte oder seltener am gegenseitigen Hirnschenkelrand (siehe Abb. 57). Es handelt sich um Diapedesisblutungen aus gestauten Venen, die man oft in ihrem Zentrum nachweisen kann (Abb. 55). Die Blutungen sind Folge einer Gefäßwandschädigung; Poppen, Kendrick und Hicks sowie Scheinker sahen regelmäßig Wandnekrosen, der letztere bis zur fast völligen Auflösung der Gefäßwand.

Auch ohne Blutungen finden sich in Übereinstimmung mit allen Untersuchern (Bannwarth, Bodechtel und Döring, Cannon, Lindenberg und Freytag, Poppen und Mitarb., Scheinker, Schwarz und Rosner, Wolman u. v. a.) in diesen Fällen akuter Mittelhirnschädigung durch Zisternenhernien ebenso bei unseren Tierversuchen die gleichen Befunde:

Die *Gefäße* sind weit und gestaut, hauptsächlich die Venen und Kapillaren und weniger die kleinen Arterien. Die homolaterale Seite weist die stärksten Veränderungen auf, nicht selten erscheinen die Gefäße auf der Gegenseite normal. Um die gestauten Venen finden sich weite perikapilläre Räume, oft mit ausgeprägter Gliakammerung (Abb. 56). Sie enthalten neben Ödem in verschiedenem Ausmaß alle korpuskulären Blutbestandteile. Thrombosen sind außerordentlich selten.

Ödem findet sich nicht nur perikapillär, sondern im ganzen Gewebe, das bis hin zum Status spongiosus aufgelockert sein kann (siehe Abb. 58). Diese Veränderungen beschränken sich im allgemeinen auf die homolaterale Hirnstammhälfte, wodurch ihre Vergrößerung, ihr glasiges und blasses Aussehen zustande kommt.

Die *Parenchymschäden* betreffen hauptsächlich die *Ganglienzellen*, sie weisen je nach Dauer und Ausmaß der Gewebshypoxydose die typischen Befunde der *ischämischen, homogenisierenden Zellnekrose* (Spielmeyer) bzw. der *elektiven Parenchymnekrose* (Scholz) auf. Die Kerne färben sich dunkel, werden pyknotisch, die Nisslsubstanz verschwindet, die Zelle wird blaß, ist oft nur noch schattenhaft zu erkennen. Diese Erscheinungen sind in der Umgebung der gestauten Venen am stärksten ausgeprägt (siehe Abb. 56). Eine Bevorzugung besonderer Kerngebiete konnten wir nicht erkennen, sondern sahen im Gegenteil z. B. am Nucleus ruber, der Substantia nigra, dem Okulomotoriuskerngebiet eine auffallende Resistenz, die mit ihrer guten Gefäßversorgung erklärt werden könnte. Selbst bei ausgeprägten Verschiebungen, z. B. einer Massenblutung, waren diese Kerngebiete intakt. Lediglich in einem Fall war die kontralaterale Substantia nigra gelichtet und teilweise ausgefallen, wobei der Pigmentgehalt auch in den geschädigten Zellen erhalten war.

Reaktionen der Glia waren nicht regelmäßig nachweisbar, immer jedoch bei unseren Tierpräparaten. Neben Reaktionen der Makroglia in Form der *Neuronophagien* fand sich vermehrt *Mikroglia* in Form der *Stäbchenzellen* (siehe Abb. 55).

Die *Markscheiden* waren im allgemeinen nicht verändert, am gegenseitigen Hirnschenkel infolge Druck des Tentoriumrandes konnten Verände-

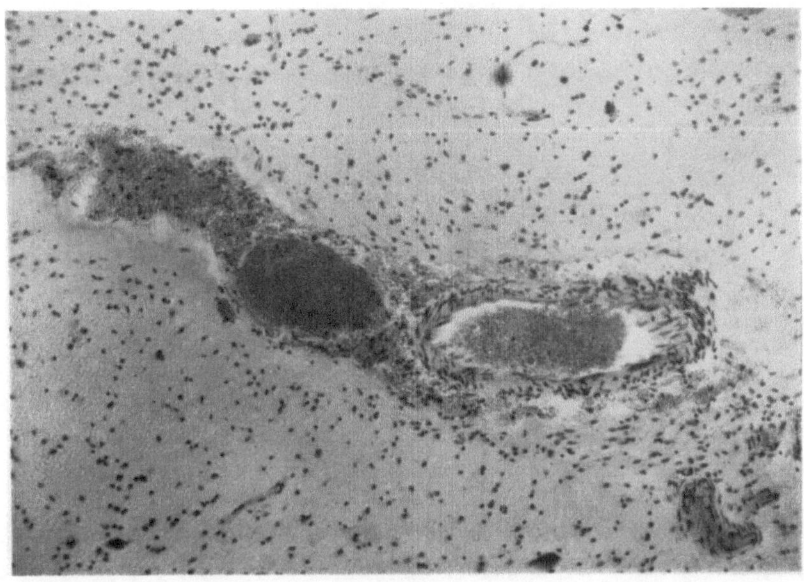

Abb. 55 (siehe Abb. 14). Prall gefüllte Gefäße, Blutung aus der gestauten Vene in der homolateralen Mittelhirnhälfte. Mikrogliareaktion. H. E. Vergr. 110fach.

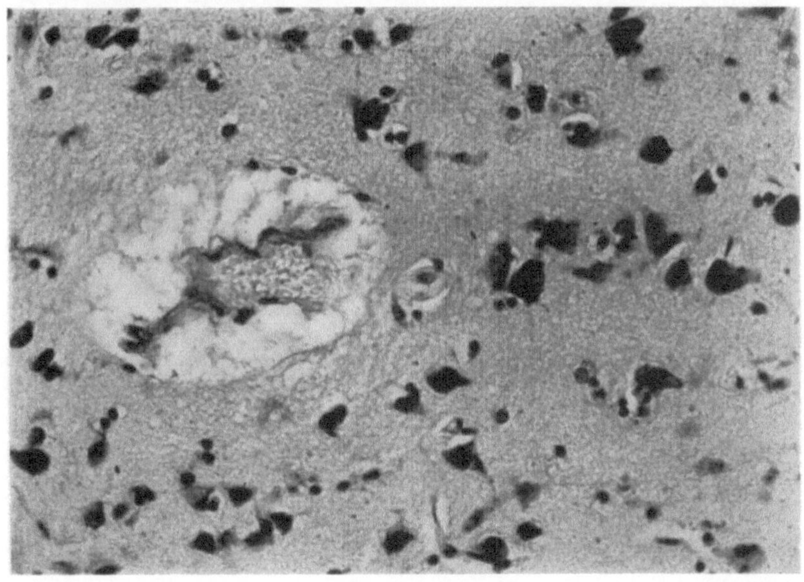

Abb. 56 (siehe Abb. 53). Gliakammerung mit schweren hypoxämischen Ganglienzellschäden. Kresyl, Vergr. 330fach.

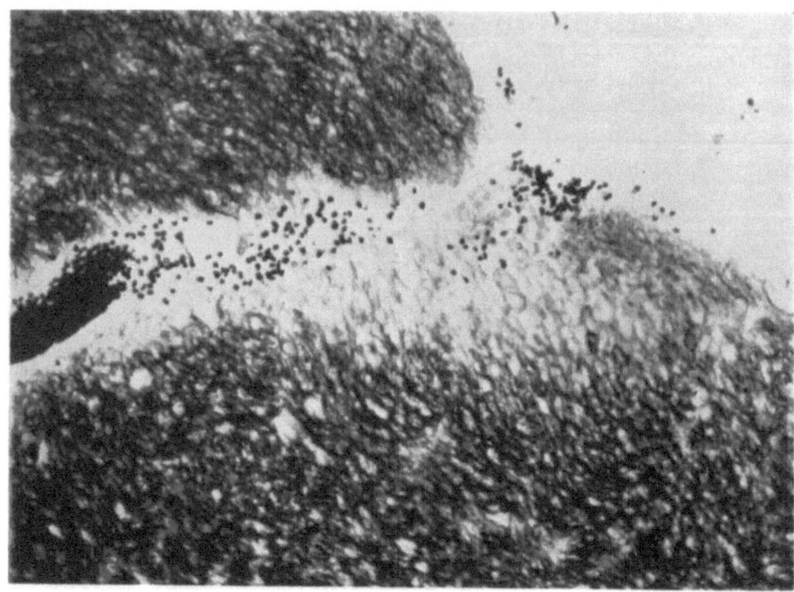

Abb. 57 (Katze K 5). Frischer Markscheidenausfall mit Blutung am gegenseitigen Hirnschenkel. Markscheidenfärbung, Vergr. 170fach.

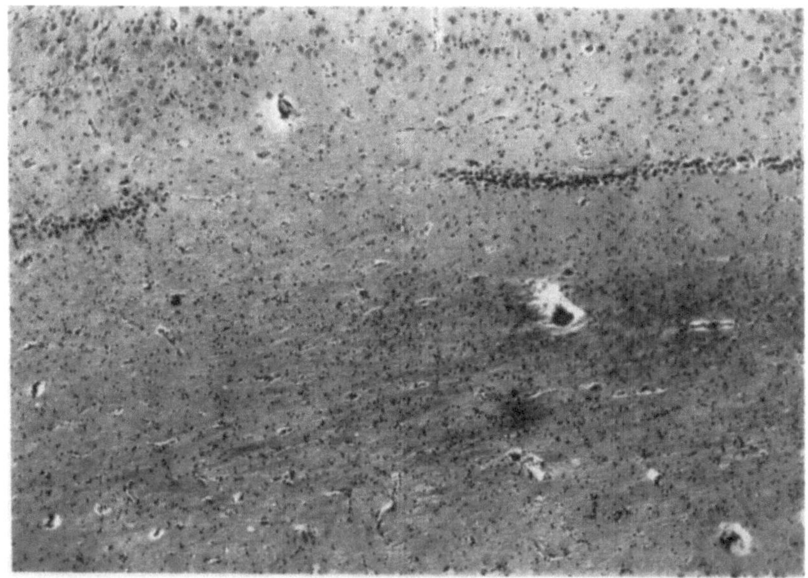

Abb. 58 (siehe Abb. 21). Schichtförmiger Ganglienzellausfall in der Fascia dentata bei Prolaps des Gyrus hippocampus und dentatus mit Gewebsauflockerung: Ödem. Status spongiosus. H. E. Vergr. 65fach.

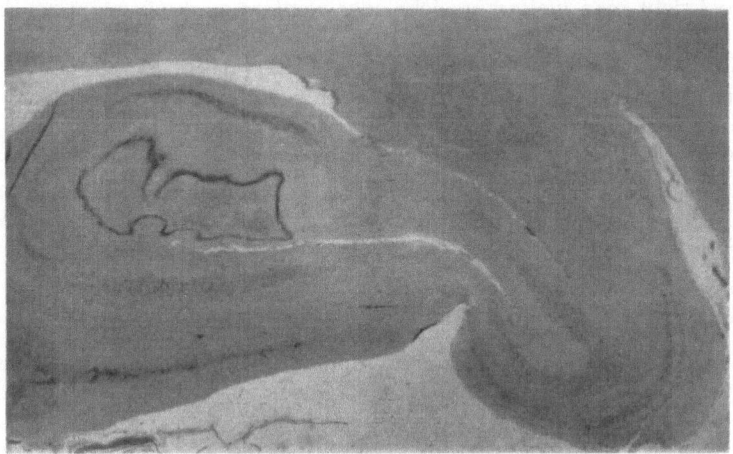

Abb. 59 (siehe Abb. 50 und 60). Schichtförmige Ausfälle im Ammonshorn bei älterem Prolaps des Gyrus hippocampus. Kresyl, Vergr. 5fach.

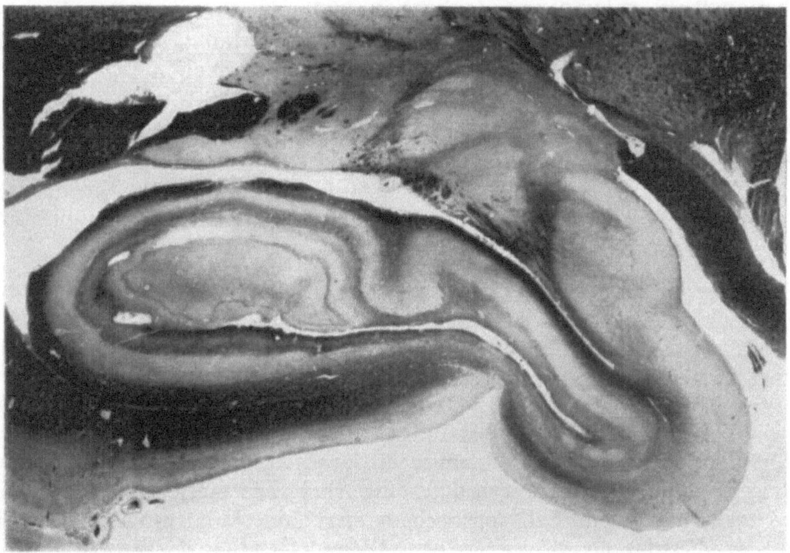

Abb 60. Markscheidenausfälle im Bereich der Tentoriumeinkerbung (Impressio tentorii) und im prolabierten Gyrus hippocampus. Markscheidenfärbung, Vergr. 5fach

rungen allerdings früh nachgewiesen werden, in den Tierpräparaten schon nach wenigen Stunden. Blutungen waren dabei die Regel (Abb. 57). In späteren Stadien bei chronischem Hirndruck fanden wir teilweise hochgradige Ausfälle.

Dabei sieht man weiterhin mehr oder weniger stark ausgeprägte *Erweichungen* mit Gewebsschrumpfung und Verhärtung (Wolman, Moore und Stern). Wolman beobachtete sie regelmäßig neben den akuten Schäden mit Blutungen. In einigen Fällen konnte in ihrem Zentrum eine arterielle Thrombose gefunden werden, so auch von Kernohan und Wolman an den Druckfurchen. Eindrucksvoll sind die Fälle von French, die neben Erweichungsherden in Mittelhirn und Brücke Ausfälle in den Stammganglien, im Hypothalamus und der Capsula interna aufwiesen.

b) Veränderungen an den vorgetretenen Hirnwindungen und weiteren benachbarten Strukturen

An den vorgetretenen Windungen fanden wir die gleichen Veränderungen wie am Mittelhirn. In frischen Fällen zeigten sich alle Stadien einer ödematösen Gewebsdurchtränkung als Folge ausgeprägter venöser Stauung (siehe Abb. 58). Während wir am Mittelhirn keine sicheren Erbleichungen nachweisen konnten, waren sie hier in Form von laminären Ausfällen die Regel. Neben Blutungen mit Schädigung des Ammonshorns bei einem Tierpräparat beobachteten wir auch beim Menschen eine frische *laminäre Erweichung* in einem Teil der Fascia dentata (Abb. 58), ausgeprägter in chronischen Fällen (Abb. 59). Markscheidenausfälle in älteren Fällen befielen nicht nur die unmittelbare Nachbarschaft der Einkerbung, sondern reichten weit in die vorgetretene Windung hinein (Abb. 60). Neben den Ammonshornveränderungen fanden wir bei Zisternenhernien in allen untersuchten Fällen am Kleinhirn — bei Mensch und Tier in gleicher Weise — die typischen Veränderungen der *homogenisierenden Zellerkrankung an den Purkinjezellen* (Abb. 61). Diese Befunde zeigen in ihrer Form und Lokalisation eine unseres Erachtens nicht nur zufällige Übereinstimmung mit den Krampfschäden (siehe Kapitel Pathogenese).

Bei Besprechung der Okzipitallappenveränderungen sind wir bereits auf ihre histologischen Veränderungen eingegangen. Wir haben darüber hinaus zur pathogenetischen Klärung die Okzipitallappen in einigen Fällen mit Zisternenverquellung untersucht, nachdem uns bereits makroskopisch eine stärkere Blutfülle der medialen Okzipitallappenbezirke aufgefallen war. Die histologische Untersuchung bestätigte diesen Befund. Nur im medialen Okzipitallappenbereich mit Maximum in der Area striata waren die Venen teilweise hochgradig erweitert und gestaut. Auch die Arterien und Arteriolen waren weit, in keinem Fall spastisch verengt oder blutarm (Abb. 62). Als Folge der Zirkulationsstörung waren stärkere Gewebsauflockerung, diffuse und schichtförmige Ganglienzellausfälle mit Gliareaktion nachweisbar. In einem älteren Fall zeigte sich eine dem Posteriorgebiet entsprechende Markscheidenschädigung.

Die histologische Untersuchung ergab bei Mensch und Tier am Mittelhirn und den benachbarten Strukturen die gleichen Veränderungen. Die Befunde sprechen für eine venöse Stauung mit nachfolgendem Ödem, teilweise Stauungsblutungen und hypoxämischer Ganglienzellschädigung im

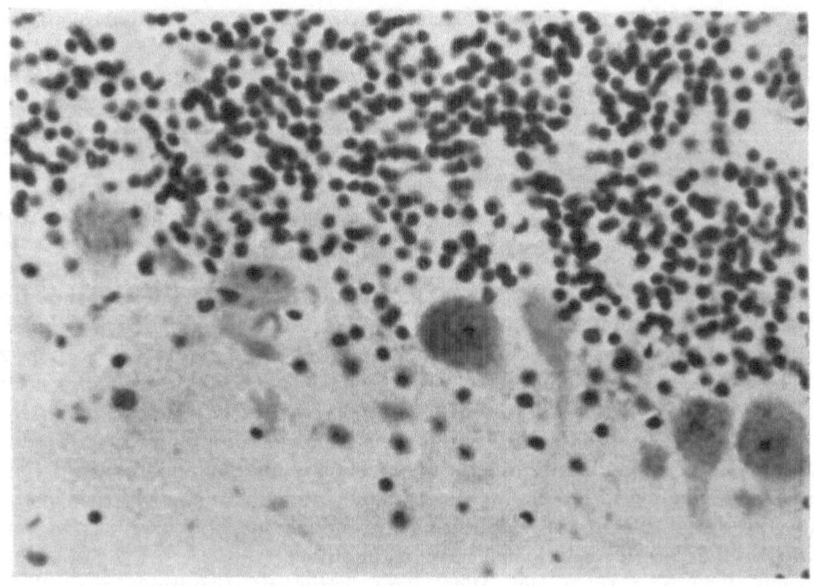

Abb. 61. (Katze K 5.) Akute hypoxämische Schädigung der Purkinje-Zellen bei experimenteller Verquellung der Cisterna ambiens. H. E. Vergr. 520fach.

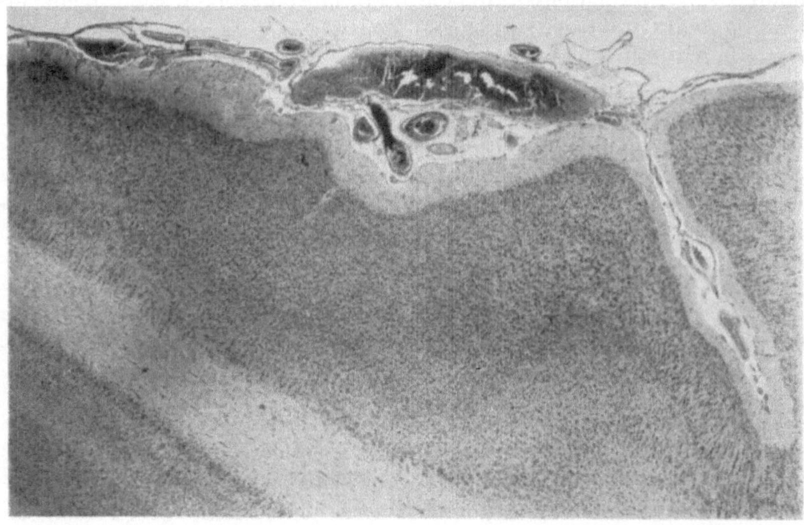

Abb. 62 (siehe Abb. 53). Extreme Gefäßstauung, speziell der Venen, im medialen Okzipitallappenbereich mit Maximum im Calcarinagebiet mit Ödem und hypoxämischen Schäden bei starker Zisternenverquellung mit Mittelhirnblutung. H. E. Vergr. 125fach.

Sinne von Spielmeyer *und* Scholz. *Im Ammonshorn, den medialen Okzipitallappenteilen und im Kleinhirn hatten diese laminären Charakter.*

Dem Stadium der Schädigung entsprechend fanden sich die typischen Zeichen der Gliareaktion. Markscheidenausfälle am gegenseitigen Hirnschenkelrand, den vorgetretenen Windungen zeigten Fälle mit chronischerem Verlauf.

D. Genese und Pathogenese der Massenverschiebungen und ihrer Folgeerscheinungen

Über die Entstehung der Vorgänge an den Zisternen stehen sich bis heute zwei Auffassungen gegenüber. Die eine nimmt einen *örtlichen Schwellungsvorgang im Rahmen der allgemeinen Hirnschwellung* an (Spatz und Stroescu), die andere ein *mechanisch-passives Verschieben der Hirnsubstanz durch den Tumor* (Meyer, Riessner und Zülch). Dabei werden die Zisternenveränderungen als Teilerscheinungen der bei jeder Hirndrucksteigerung ablaufenden Massenverschiebungen angesehen (Tönnis, Riessner und Zülch). Bei diesen Untersuchungen wurde gleichzeitig die Frage nach der Bedeutung des *mechanischen* und *vaskulären Faktors* aufgeworfen und einer Klärung zugeführt.

Nach Tönnis führt der Weg vom örtlichen Hirndruck zur allgemeinen Hirndrucksteigerung immer über die im Schädel vorhandenen Hohlräume bzw. Flüssigkeiten, die sie ausfüllen, d. h. über die äußeren und inneren Liquorräume und das Venensystem. Eine Substanzkompression ist ohne Zirkulationsstörung nicht denkbar, nur wechselt die zeitliche Aufeinanderfolge. In den Fällen von akuter Drucksteigerung läßt sich eine Trennung von Zirkulationsstörungen und Substanzkompression nicht erkennen, da beide praktisch zu gleicher Zeit wirksam werden.

Wenn auch mit dieser Vorstellung von Tönnis grundsätzlich die Frage nach der Genese der Hirndrucksteigerung und der Massenverschiebungen geklärt sein dürfte, erscheint es notwendig auf Grund eigener Untersuchungen einschließlich experimenteller Beobachtungen, die Problematik aufzurollen, wobei wir uns mit der Genese der Vorgänge an den Zisternen auseinandersetzen und die Frage nach der Art und Ursache der Zirkulationsstörungen und ihren mittelbaren und unmittelbaren Folgen in den Mittelpunkt stellen wollen.

1. Der mechanische Faktor

a) Örtliche Massenverschiebungen ohne Zisternenhernien bei Fehlen einer Hirnvolumenvermehrung

Jeder raumfordernde Prozeß führt zu einer örtlichen Substanzkompression und einer Volumenvermehrung im Schädelinneren, die je nach seiner Größe beträchtlich sein kann, ohne daß es dabei zu nennenswerten allgemeinen Massenverschiebungen kommen muß. Diese sind nur örtlich vorhanden. Das beste Beispiel stellt ein Teil der parasagittalen Meningeome dar, die sich bei fehlender Gefäßanfärbung nicht arteriographisch, sondern lediglich im Luftbild an einer leichten Eindellung des Seitenventrikels erkennen lassen. Entscheidend ist bei ihnen zweifellos das langsame Wachstum, durch das es bei einer örtlichen Hirnschädigung bleibt. Teilweise führt der örtliche Hirndruck über eine Kompression zu irreversibler Schädigung, hauptsächlich zur Atrophie, seltener zu Erweichungen. Wir beobachteten kürzlich bei einem Meningeom eine großcystische Erweichung (Stadium IV nach Spatz). Diese Veränderungen kommen unseres Erachtens durch sekundäre Gefäßkompression zustande. Sie tragen zur Beibehaltung des örtlichen Hirndruckes bei. Noch bedeutsamer erscheinen uns aber die Fälle dieser Gruppe, in denen sich das örtlich komprimierte Gehirn nach der Operation praktisch ganz wieder erholt. Fehlende Ausfälle vor und nach dem Eingriff bei Sitz etwa über der Zentralwindung und nahezu normale postoperative Luftbilder belegen diese Tatsache.

Es besteht somit kein Zweifel, daß selbst bei ausgedehnten Geschwülsten allgemeine Massenverschiebungen, d. h. Zisternenhernien, mit Ausnahme der örtlichen direkt hervorgerufenen Massenverschiebungen ohne Beteiligung der Zisternen, fehlen können. Die Annahme dürfte berechtigt sein, daß in diesen Fällen der Blutversorgung die Hauptbedeutung zukommt. Die erste Gruppe scheint sich aus gefäßarmen, die zweite aus gefäßreichen langsam wachsenden Geschwülsten, hauptsächlich Meningeomen zusammenzusetzen.

b) Örtliche Massenverschiebungen ohne Hirnvolumenvermehrung mit Zisternenhernien

Andererseits kann es zu örtlichen und gelegentlich fernabliegenden Zisternenhernien allein durch die Einwirkung des raumfordernden Prozesses, also ohne eine Vermittlung über eine Hirnvolumenvermehrung kommen. Daß es sich hierbei um eine *rein mechanische, passive Verschiebung von Hirnteilen in die Zisternen,* d. h. die Reserveräume handelt, beweist nach Riessner und Zülch u. a. der Verschlußhydrocephalus, bei dem durch Vermehrung des inneren Liquors ohne wesentliche Hirnreaktion alle Reserveräume ausgefüllt sind. Ein weiteres Beispiel stellen die chronischen subduralen Hämatome dar, die zu einem passiven Ausweichen des Gehirns führen. Dafür spricht auch die Tatsache, daß „nicht nur die physiologischerweise in ihnen liegenden Hirnwindungen, sondern die dem Eingang vorliegenden Massen eintreten", wobei diese Teile nicht geschwollen sein müssen (Riessner und Zülch).

Auch in dieser Gruppe handelt es sich um langsam wachsende Geschwülste, bei denen die tumornahen Massenverschiebungen vorherrschend sind und tumorferne Veränderungen an den Zisternen zurücktreten. Das wichtigste Moment dürfte neben der Wachstumsgeschwindigkeit ihre *beträchtliche Größe* sein. Als Stütze für die Vorstellung eines passiven Ausweichens von Hirnteilen in die Zisterne sehen Tönnis, Riessner und Zülch die Untersuchungen von Perret an, der bei Katzen durch Paraffintumoren Massenverschiebungen mit Verquellung in allen Zisternen wie beim Menschen erzielte.

Die Tatsache, daß schon wenige Sekunden nach der Injektion unter Sicht bei gefenstertem Hinterhauptsloch die Uvula vortrat und bei der Sektion weitere

Zisternen ausgefüllt waren und durch Tumorinjektion bei kurz vorher gestorbenen Katzen entsprechende Phänomene erzeugt wurden, spricht nach seiner Überzeugung eindeutig für ein passives Ausweichen von Hirnteilen in die Reserveräume.

c) Massenverschiebungen mit ausgeprägten Zisternenhernien bei Hirnvolumenvermehrung

Gegenüber den beiden Verlaufsformen stellt die hier zu besprechende Gruppe die größte und wesentliche dar. Ihr Hauptmerkmal ist die meist stark ausgeprägte Markverbreiterung, wobei nicht näher untersucht werden soll, ob es sich dabei um eine Hirnschwellung oder ein Ödem handelt.

Wenn man allerdings Fälle von einwandfreier Hirnschwellung, z. B. bei Katatonie, Anphylaxie, Blitzschlag usw. betrachtet, muß man zu dem Schluß kommen, daß derartige Fälle trotz sorgfältigster Bearbeitung eines großen Materials von Tumoren nicht zur Beobachtung gekommen sind. Wir neigen zu der Annahme, daß es sich bei den Geschwülsten im wesentlichen um ein Hirnödem[1] handelt. Wieweit bestimmte Geschwulstarten, z. B. die Glioblastome, aus dem Rahmen fallen und die Volumenvermehrung bei ihnen als Hirnschwellung anzusehen ist, wissen wir nicht. Die Pathologie ist uns bis jetzt die Antwort schuldig geblieben. Es ist ebenso wenig geklärt, ob die Anschauung von Tönnis richtig ist, daß beim Tumor durch Venenstauung zunächst ein Stauungsödem entsteht, aus dem sich sekundär über eine pH-Verschiebung vom alkalischen zum sauren und nachfolgende Quellung der Kolloide eine Hirnschwellung entwickelt.

Die Größe des raumfordernden Prozesses kann von untergeordneter Bedeutung sein, häufig ist sie im Verhältnis zu den Begleiterscheinungen sehr gering. Es handelt sich entweder um schnell wachsende Geschwülste und in kurzer Zeit sich entwickelnde Prozesse mit akuter Hirndrucksteigerung oder um progrediente und chronische Verlaufsformen mit akuter Exazerbation. Gemeinsam ist allen eine primäre oder sekundäre akute Hirndrucksteigerung.

Wir finden in Abhängigkeit vom Sitz des Prozesses (siehe oben) ausgedehnte Massenverschiebungen, wobei tumorferne Zisternen in gleicher Stärke oder noch ausgeprägter befallen sein können. Alle Hirnabschnitte, die betreffende Hirnhälfte, die vorgetretenen Windungen und die durch sie beeinträchtigten Strukturen, im wesentlichen die oralen Hirnstammabschnitte, zeigen den gleichen Befund. Sie sind verbreitert und vergrößert. Atrophien oder cystische Erweichungen fehlen immer. Die tumornahen Abschnitte des Gehirns verhalten sich wie die tumorfernen, mit Ausnahme der örtlichen Substanzkompression und möglicher sekundärer Veränderungen an den vorgetretenen Windungen und durch diese hervorgerufenen Schäden. Durch die aufgeführten Merkmale unterscheidet sich diese Gruppe grundsätzlich von den beiden vorigen.

Wir haben hier entsprechend dem Schema von Tönnis eine der Möglichkeiten, bei der aus örtlichem Hirndruck eine allgemeine Hirndruck-

---

[1] Diese Anschauung entspricht der heutigen Vorstellung von Spatz. Die Hirnschwellung bei den Tumoren scheint entgegen seinen früheren Mitteilungen eine Ausnahme darzustellen.

steigerung entsteht, die unseres Erachtens für die raumfordernden Prozesse des Großhirns die wichtigste ist. Während man in den beiden ersten Gruppen die passiv-mechanische Vorstellung als überzeugende Erklärung ansehen kann, erscheint sie für diese Verlaufsform zweifelhaft.

Perret weist bei seinen Versuchen darauf hin, daß die Massenverschiebungen bei den immer parietal gesetzten Tumoren sich als erstes in einem Vordringen des Gyrus cinguli über die Mittellinie (also tumornah) äußerten, danach (eine halbe bis eine Stunde) die übrigen Zisternen, am spätesten die Cisterna magna ergriffen, nach 12 Stunden stärker ausgeprägt waren und ihren höchsten Grad nach 24 Stunden erreichten. Dieses Stadium blieb bis zu einer Woche bestehen, dann schien eine Rückbildung einzutreten. „Die Tiere wiesen von der 2. Woche ab bis zum 10. Monat — bei spontanem Tod an Infektionen — den cerebellaren Druckkonus und die anderen sogenannten ‚Zisternenverquellungen' in nicht mehr so ausgesprochenem Maße auf."

Zu entsprechenden Ergebnissen hinsichtlich einer gewissen Anlaufzeit kamen bereits vor ihm Reid und Cone bei akuten und subakuten Versuchen an Affen und später Ford und O. T. Bailey.

Diese Feststellung eines An- und Abschwellens der Erscheinungen mit einem zirka eine Woche anhaltendem Maximum erscheint uns bedeutsam, da sie zeitlich genau der postoperativen (Tönnis) *und posttraumatischen* (Irsigler) *Ödemphase entsprechen.*

Perret weist darauf hin, daß von 8 Tieren mit Subarachnoidalblutungen vier eine deutliche Markverbreiterung zeigten, auf den Abbildungen scheint sie in weiteren Fällen vorzuliegen, auch in solchen ohne begleitende intracerebrale Blutungen. Die Auffälligkeit dieser Tatsache veranlaßte ihn, zum Ausschluß einer Reaktion der Hirnsubstanz in einem Fall einen subdural liegenden Gummiballon aufzublasen. Neben starker örtlicher Kompression und Verschiebung zeigte ein Schnitt oralwärts eine starke Markverbreiterung. Entsprechende Befunde erhoben Ford und Bailey.

Es läßt sich zumindest in einem Teil der Fälle eine Reaktion des Hirngewebes mit Markverbreiterung (Ödem oder Schwellung) erkennen. In den eigenen Fällen konnten tumorferne Zisternenhernien ohne sie nicht nachgewiesen werden.

Entsprechend konnte Perret bei späteren Versuchen mit Erzeugung einer allgemeinen Hirndrucksteigerung ohne Tumoren die gleichen Phänomene nachweisen.

Wenn wir die „normalen" Fälle betrachten, so haben wir es auch bei ihnen mit einer akuten Hirndrucksteigerung zu tun, die mit einer Reaktion des Hirngewebes einhergeht.

Vergleichen wir die experimentellen Beobachtungen mit den Kennzeichen der akuten Hirndrucksteigerung beim Menschen, so finden wir eine weitgehende Übereinstimmung. Eine Rückbildung oder zumindest eine Besserung der Massenverschiebungen ist möglich, ohne daß dabei der raumfordernde Prozeß beseitigt zu werden braucht. Damit muß aber unseres

Erachtens die Erklärung der Zisternenverquellung als ein unmittelbar durch den raumfordernden Prozeß hervorgerufenes, passiv-mechanisches Verschieben fraglich erscheinen.

Es kommt in diesen akuten Fällen nur auf dem Wege über eine Hirnvolumenzunahme, vermutlich Ödem, zur Entstehung der Zisternenhernien, wobei die den Zisternen anliegenden Hirnwindungen nicht passiv geschoben werden, sondern durch selbsttätige Vergrößerung im Rahmen und unter Einwirkung der allgemeinen oder halbseitigen Volumenzunahme und damit des Hirndruckes auf Kosten des Liquors in die Zisternen eindringen. Ein solches Geschehen darf unseres Erachtens als „aktiver" Vorgang bezeichnet werden. Mit dieser Erklärung stehen wir einerseits auf dem Boden der Spatzschen *Vorstellung von der „Zisternenverquellung" als einem aktiven Vorgang — wobei allerdings die Annahme einer Quellung oder Schwellung in Übereinstimmung mit der heutigen Auffassung von* Spatz *nicht gerechtfertigt ist — und andererseits auf dem Boden der* Tönnisschen *Lehre über die Hirndrucksteigerung. Durch direkte Einwirkung der Geschwulst und gleichzeitige Beeinträchtigung des Gefäßsystems nimmt das Hirnvolumen zu, wobei unter anderem die vergrößerten Hirnteile in die Zisternen eindringen.*

Zusammenfassung

Die Massenverschiebungen, speziell die Veränderungen an den Zisternen, lassen 3 Formen erkennen:

1. Örtliche Massenverschiebungen ohne Zisternenhernien.
2. Örtliche Massenverschiebungen mit tumornahen Zisternenhernien.
3. Hochgradige Massenverschiebungen mit ausgeprägten Zisternenhernien bei Hirnvolumenzunahme.

Die beiden ersten Gruppen finden wir bei langsam wachsenden Geschwülsten oder chronisch progredienten raumfordernden Prozessen, die bei Fehlen von allgemeinen Hirndruckzeichen durch direkte Einwirkung zu umschriebenen Formveränderungen des Gehirns und zu einer passiven Verdrängung von Hirnteilen in die regionale Zisterne führen. Dabei können die Grenzen der Zisterne überschritten werden. Das Hirngewebe fällt der Druckatrophie oder cystischen Erweichung zum Opfer oder kann sich in bestimmten Fällen weitgehend erholen. Beide Gruppen unterscheiden sich voneinander nur quantitativ, d. h. bei der zweiten Form ist der raumfordernde Prozeß größer oder der örtlichen Ausweichmöglichkeit des Gehirns sind engere Grenzen gesetzt, z. B. beim Okzipitallappentumor, so daß der Druck sich auf weitere Teile des Gehirns und der Zisternen auswirken muß. Entscheidend bleibt der örtliche Hirndruck bei Fehlen einer allgemeinen Hirndrucksteigerung. Für diese Form dürfte die Vorstellung der unmittelbaren, druckpassiven Entstehung der Vorgänge an den Zisternen berechtigt sein.

In der dritten Gruppe liegt immer eine allgemeine Hirndrucksteigerung verschiedener Ätiologie vor. Entscheidend ist die akute Entwicklung oder Exacerbation bei chronischem Verlauf. So finden wir sie bei den raumfordernden Prozessen mit akuter Verlaufsform, den malignen Geschwülsten, akuten komprimierenden Blutungen, Abszessen usw. Die Größe des Prozesses ist dabei von untergeordneter Bedeutung, so daß die örtlichen Veränderungen hinter den tumorfernen ganz zurücktreten können. Im Vordergrund steht die Volumenzunahme der betroffenen oder beider Hirnhälften, wobei die sich ebenfalls vergrößernden, den Zisternen anliegenden Windungen aktiv in diese, den Ort des geringsten Widerstandes, eindringen („Zisternenverquellung" [Spatz]). Eine direkte Einwirkung durch den raumfordernden Prozeß ist abzulehnen; die Vorgänge entstehen durch Störungen im Gefäßsystem.

2. Die Bedeutung des Gefäßsystems

Es ist im folgenden zu untersuchen, wie sich der Hirnkreislauf bei intrakranieller Drucksteigerung verhält, wie er seinerseits den Hirndruck und damit die Massenverschiebungen beeinflußt, welche Einwirkungen diese umgekehrt auf den Kreislauf haben und in welcher Weise die allgemeinen Kreislaufverhältnisse auf den Hirnkreislauf und den Hirndruck einwirken. Damit wird gleichzeitig die wichtige Frage nach der Kompensation und Dekompensation von Hirnkreislauf und Hirndruck aufgeworfen, die für die Klinik und Prognose von entscheidender Bedeutung ist.

a) Gehirndruck und Hirndurchblutung

Das Gehirn benötigt zur Erhaltung von Funktion und Struktur eine fortlaufende optimale Versorgung mit Blut, wobei seine Sauerstoffaufnahme, die etwa 20% des Sauerstoffumsatzes des gesamten *ruhenden* Organismus ausmacht, eine auffällige Konstanz aufweist. Ruhe- und Tätigkeitsumsatz sind etwa gleich, das Gehirn befindet sich also dauernd in Tätigkeit.

Diese Versorgung ist gewährleistet durch dem Gehirn eigene und vom übrigen Organismus abweichende Regulationsvorgänge, auf die hier im einzelnen nicht eingegangen werden kann. Es wird auf die grundlegenden Arbeiten von Himwich, Opitz, Kety und C. F. Schmidt, D. Schneider, M. Schneider und Übersichten von Mangold, W. Scheid, Zeman u. v. a. verwiesen.

Durch wesentliche methodische Fortschritte, die *Fremdgasanalyse von Kety,* sind wir in der Lage, die Gesamtdurchblutung des Gehirns ziemlich genau zu bestimmen. Darüber hinaus eröffnen sich neue Möglichkeiten, die Durchblutung einzelner Hirnabschnitte zu erfassen, *qualitative Untersuchung mit Thermosonden von M. Schneider und Ludwigs* und die *Elektropolarographie* (Davies und Brink) (siehe auch Montgomery und Horwitz, Meyer, Lang und Denny-Brown). Eine weitere Möglichkeit bietet der Ausbau der cerebralen Angiographie, speziell der Serienangiographie zur *funktionellen Angiographie,* die in Verbindung mit der Fremdgasanalyse örtliche und allgemeine Durchblutungsverhältnisse erfassen läßt (Tönnis, Gänshirt und Schiefer, Brobeil, Härter, Herrmann und Kramer).

Die klassische Lehre vom Kreislaufverhalten bei gesteigertem Hirndruck von Von Bergmann, Kocher u. a. wurde durch die bekannten Experimente von Cushing gestützt. Daraus kam es zu der allgemeinen Vorstellung, daß das klinische Bild bei raumfordernden Prozessen durch gleichsinnige Verknüpfung zwischen Hirndrucksteigerung, Anstieg des Arteriendruckes und Verlangsamung der Pulsfrequenz charakterisiert ist, ein Vorgang, der allgemein als *Cushing-Phänomen* bezeichnet wird. Man ging dabei von der Vorstellung aus, daß es durch den steigenden Hirndruck zu einer Gefäßkompression kommt, die durch reflektorische Steigerung des arteriellen Blutdrucks kompensiert wird und so eine ausreichende Sauerstoffversorgung des Gehirns gewährleistet. Bei Anstieg des Liquordruckes über 400 mm/H_2O tritt nach Kety, Shenkin und C. F. Schmidt keine weitere Drucksteigerung mehr auf, die Blutversorgung nimmt ab. Browder und Meyers, Kahn, Kunkle, Ray und Wolff, Massermann, Noell und M. Schneider, D. Schneider, Weed und Flexner konnten dagegen zeigen, daß der Cushing-Reflex beim Menschen zur Anpassung der Hirndurchblutung an den erhöhten Druck keine wesentliche Rolle spielt. Näheren Einblick ergaben die Untersuchungen über die Beziehungen der einzelnen Teilfaktoren zueinander von Ryder, Espey, Kimbell, Penka, Rosenauer, Podolsky und Evans. Im Tierversuch konnte das Cushing-Phänomen nur erzeugt werden, wenn der Hirndruck über den diastolischen Druck hinaus anstieg, was auch der Vorstellung Cushings entspricht, wonach die Reaktion nicht abhängig von der absoluten Höhe des Hirndrucks, sondern von seiner direkten Beziehung zum Arteriendruck ist. Derartige Drucke sind beim Menschen ungewöhnlich, sie entsprechen einem Liquordruck von etwa 1000 mm/H_2O. So konnten Browder und Meyers beim Menschen auch durch Liquordruckerhöhung um 60 bis 140 mm/Hg, Ryder und Mitarbeiter bis zu 1000 mm/H_2O das Phänomen nicht erzielen, ebensowenig bei Auffüllung des Liquors durch $1^1/_2$ Liter Flüssigkeit. Nur in wenigen dieser Fälle, in denen der Liquordruck den mittleren Arteriendruck erreichte, kam es zum Anstieg des Arterien- und Venendruckes, damit verbunden waren statt Bradycardie und Apnoe, Tachycardie und Tachypnoe (Ryder und Mitarbeiter).

Anders liegen die Verhältnisse zwischen Venendruck und Liquordruck, die etwa gleichzusetzen sind (Becht, Bedford, Noell und Schneider, Ryder und Mitarbeiter, Weed und Flexner), wenn auch der Liquordruck etwas höher liegt (Weed und Flexner). Schwankungen im Venendruck rufen gleichsinnige Veränderungen des Liquordrucks hervor, umgekehrt anscheinend nicht.

Das intrakranielle Flüssigkeitsvolumen befindet sich normalerweise in einem dynamischen Gleichgewicht, wobei die Druckhöhe des Gleichgewichts unwichtig ist. Der Mechanismus, der das Gleichgewicht hält, bleibt der gleiche. Veränderungen des Liquorvolumens lösen sofort eine gegensinnige Wirkung auf das kraniospinale Blutvolumen aus und umgekehrt (Kunkle, Ray und Wolff, Massermann, Ryder und Mitarbeiter).

Entscheidend bleibt bei allem das Ziel der Konstanterhaltung der Blutversorgung, d. h. der O_2-Versorgung des Gehirns, die allein durch den Blutvolumeneinfluß und die Geschwindigkeit des Blutdurchflusses bestimmt wird. Diese laufen als einzig variable Größen dem Hirndruck parallel. Er wird durch Abflußbehinderung erhöht, er sinkt ebensowenig, wenn bei reduziertem Herzauswurf der obere Cavadruck erhöht bleibt. Die Geschwindigkeit der Hirndurchblutung hat die gleiche Bedeutung wie das Volumen eines raumfordernden Prozesses. Bei fallendem Herzauswurf sinkt der Hirndruck auch bei Vorliegen eines Tumors und ist beim Tode Null. So wird die Vermehrung des Hirndrucks aufgefaßt als Folge einer Zunahme des intrakraniellen Blutvolumens, bedingt durch einen vermehrten Durchfluß. Dieser kommt sekundär durch Veränderungen im Hirnarteriolen-Widerstand oder -Druck zustande.

Der normale Mechanismus zur Kompensation des Hirndrucks und zur Konstanterhaltung der Hirndurchblutung liegt in einer reflektorischen Erweiterung der Arteriolen, wobei im wesentlichen die erhöhte CO_2-Spannung, möglicherweise weitere örtlich angreifende Vasodilatatoren und das vegetative System diesen

Vorgang steuern. Durch die Vasodilatation und nachfolgende Mehrdurchblutung wird der arterielle Druck besser fortgeleitet, der angestiegene Venendruck überwunden und die arterio-venöse Druckdifferenz wieder hergestellt.

Aus den Untersuchungen geht hervor, daß bei der Hirndrucksteigerung zwei Faktoren die entscheidende Rolle spielen: einmal der *erhöhte Venen- und Liquordruck* und zum anderen die durch sie ausgelöste kompensatorische *Vasodilatation und Mehrdurchblutung.*

Entsprechend umgekehrt verhält es sich bei *Unterdruckzuständen.* Eindrucksvoll sind Versuche in der menschlichen Zentrifuge (Flugmedizin), bei denen es durch zwei- bis fünffache Erhöhung der Schwerebeschleunigung trotz auf Nullwert abgesunkenen Arteriendrucks in Kopfhöhe durch gleichzeitigen Druckabfall im Venen- und Liquorsystem nur zu einer unwesentlichen Minderung der Hirndurchblutung ohne Bewußtseinsstörung kam (Henry, Gauer, Kety und Kramer). Hingewiesen werden muß aber auf die schweren hypoxämischen Veränderungen bei Unterdruckversuchen (Büchner und Luft) und bei O_2-Mangelatmung unter normalem Luftdruck (Rotter).

Die Tatsache, daß bei Erhöhung des intrakraniellen Drucks die Kompensation im allgemeinen über eine Vasodilatation und Vermehrung des Blutdurchflusses und nicht eine Erhöhung des Arteriendrucks zustande kommt, stellt zweifellos einen großen Fortschritt dar, wird aber von den meisten Autoren einseitig betont, so daß man über die Bedeutung des Cushing-Reflexes hinwegsieht, doch besteht kein Zweifel daran, daß dieses reflektorische Kreislaufgeschehen in der menschlichen Hirnpathologie eine wichtige Rolle spielt. Die dargestellten Vorgänge am Kreislauf erlauben eine Kompensation im großen Umfang und gewährleisten damit eine ausreichende Sauerstoffversorgung des Gehirns in vielen pathologischen Fällen. Sie stellen aber nicht nur eine sinnvolle Schutzmaßnahme dar, sondern führen gleichermaßen durch Zunahme des Blutvolumens zu einer Erhöhung des Hirndrucks, die allerdings bis zur *Grenze der Kompensation* keine nennenswerte pathognomonische Bedeutung hat.

Die experimentellen Untersuchungen zeigen, daß der Hirndruckgrenzwert, bei dem also die Kompensation nicht mehr ausreicht und die Dekompensation beginnt, nicht konstant ist: Noell und M. Schneider bei 400 mm/H_2O, Ryder und Mitarbeiter bei 1000 mm/H_2O, Browder und Meyers bei Werten bis teilweise weit über dem arteriellen Druck. Die eigenen Untersuchungen ergeben volle Übereinstimmung. Es gibt keinen genau festliegenden Grenzwert der Hirndrucksteigerung. Er ist von einer Reihe noch zu erörternder Faktoren abhängig. Klinisch fällt er ziemlich genau mit dem Beginn der Bewußtseinsstörung zusammen und läßt sich so gut bestimmen. Wenn mit steigendem Hirndruck dieser „Grenzwert" erreicht wird, nimmt die Hirndurchblutung ab (Bernsmeier und Simon, Gänshirt, Schiefer und Tönnis, Kety und C. F. Schmidt). Werte von 25 bis 30 ccm/100 g/Min. sind keine Seltenheit gegenüber den normalen von 54 ccm/100 g/Min. Mit dieser Minderung der Hirndurchblutung läuft eine Verlangsamung des Durchflusses parallel. Durch serienangiographische Untersuchung in Verbindung mit der Fremdgasanalyse nach Kety ließ sich nachweisen, daß die Fälle mit verlängerter Kreislaufzeit (Intervall des Axialstromes vom Eintritt in das Hirn bis zu seinem Austritt) die stärkste Minderdurchblutung aufwiesen. *Die Kreislaufzeit des Gesamthirns steht somit zur Hirndurchblutung in umgekehrtem Verhältnis* (Tönnis, Gänshirt, Schiefer und Udvarheliy). Die Untersuchungen ergaben weiterhin die wichtige Tatsache, daß die arterielle Phase immer normal ist, die Verlängerung nur die kapilläre und venöse Phase betrifft. Der Hirndruck wirkt sich somit nicht am arteriellen Schenkel aus, sondern an den Kapillaren und Venen. Wie hochgradig die Kreislaufzeit verlängert sein kann, zeigt ein eigener Fall, der noch nach 2 Stunden Kontrastmittel enthielt, und 2 Fälle von Nordmann, die 3 Stunden nach der Angiographie starben und röntgenologisch und chemisch Kontrastmittel in den Kapillaren aufwiesen (siehe Abb. 68).

Die Minderung der Hirndurchblutung ist somit Folge eines vermehrten Gefäßwiderstandes, der nur in den Kapillaren und Venen liegen kann. Der *Gefäßwiderstand,* der nach der Bestimmung von Kety normalerweise bei 1,6 mm/Hg/ccm/100 g/Min. liegt, steigt in diesen Fällen beträchtlich an, im Mittel nach Kety auf 3,6 mm/Hg/ccm/100 g/Min. Damit sinkt trotz Erhöhung der *CO_2-Spannung* und ihres durchblutungsfördernden Effektes und etwaiger Erhöhung der *arterio-venösen O_2-Differenz* der Sauerstoffverbrauch von normalen Werten bei 3,2 ccm/100 g/Min. ab. Es kommt zur *Hypoxydose.*

Beim Absinken auf Werte unter 2 ccm/100 g/Min. besteht tiefes Coma, ein weiteres Absinken ist mit dem Leben nicht vereinbar (M. Schneider). Hand in Hand damit läuft eine *Abnahme der Nähr- und Spülfunktion des Blutes* (Noell und M. Schneider).

b) Einwirkung der gestörten Hirndurchblutung auf das Gehirn

Bei Besprechung der pathogenetischen Bedeutung des mechanischen Faktors haben wir gesehen, daß zwei große Gruppen streng voneinander abzugrenzen sind, die eine gekennzeichnet durch eine isolierte oder vorwiegend örtliche Substanzkompression ohne wesentliche Zeichen einer Reaktion von tumorfernen Hirnteilen und die andere, gekennzeichnet durch eine meist erhebliche allgemeine Hirnvolumenzunahme. Diese letzte Gruppe hat uns hier zu beschäftigen, da nur sie mit einer Minderung der Hirndurchblutung vergesellschaftet ist.

Während durch die Kreislaufuntersuchungen fast allgemein dem erhöhten Kapillar- und Venendruck als Ursache für den erhöhten cerebro-vaskulären Widerstand eine besondere Bedeutung eingeräumt wurde, sind die geweblichen Auswirkungen der Stauungserscheinungen im venösen Schenkel kaum beachtet worden. Dabei war ein derartiger Zusammenhang zwingend. Jeder Hirnchirurg kennt die bei starkem Hirndruck erheblich erweiterten und gestauten Venen, die schwarzes, kaum zirkulierendes Blut enthalten. Schon bei leisester Berührung kommt es bei den brüchigen Wänden zur Blutung. Die Herabsetzung der Volumenvermehrung, besonders eindrucksvoll wegen ihrer Schnelligkeit bei Ventrikelerweiterung durch Liquorablassen, führt momentan zur Beseitigung der Stauung. Auf diese Verhältnisse machte neben Schwartz und Fink, Putnam vor allem Tönnis aufmerksam. Er wies bereits 1937 auf die Beseitigung der spitzwinkelig mündenden parieto-okzipitalen Venen mit nachfolgender Rückstauung hin, wodurch die auffallende Hirnvolumenzunahme bei den Okzipitallappengeschwülsten zustande kommt. Ein Beleg ist die oft fehlende Venendarstellung okzipital.

Jeder raumfordernde Prozeß führt zunächst zu einer Kompression der benachbarten Venen, nicht aber der Arterien, und zwar wegen ihres hohen Druckes. Wir haben trotz eingehender Untersuchungen bisher bei gesteigertem Hirndruck keine sichere Arterienkompression finden können. Durch die Venenkompression kommt es zur Rückstauung und zunächst örtlichen Widerstandserhöhung, der sich die Hirndurchblutung bei langsamem Verlauf anpassen kann. Vollzieht sich dieser Vorgang akut, so wird schnell aus einer örtlichen Rückstauung eine allgemeine, die Hirndurchblutung nimmt ab, es kommt zur Prästase und teilweise Stase. Die Gefäßwand wird durchlässig, je nach ihrem Grad treten eine mehr oder minder eiweißreiche Flüssigkeit und schließlich selbst die korpuskulären Bestandteile aus. Damit bildet sich der Circulus vitiosus aus: Durch den Austritt von Gewebsflüssigkeit Zunahme des Hirnvolumens mit Steigerung des Hirndruckes, weiterer Widerstandserhöhung und damit Minderdurchblutung, zusätzliche Venenkompression usw. Diese Anschauung überzeugt nicht in allen Fällen, zu mindest nicht bei den — im Verhältnis zu der hochgradigen Allgemeinreaktion — kleinen raumfordernden Prozessen, einem Teil der malignen Geschwülste, den Abszessen und Granulomen. Es ist naheliegend, bei den entzündlichen Prozessen an die Einwirkung von Toxinen und bei den malignen Geschwülsten von Stoffwechselprodukten zu denken, wobei diese und eventuell noch andere Faktoren primär eine Störung der Bluthirnschranke bewirken und danach erst das Venensystem beeinträchtigt wird.

Es sei an dieser Stelle auf die — nicht unwidersprochenen (Loew) — Farbstoffversuche von H. Becker, J. Gerlach und Quadbeck, Eich und Wiemers, M. Schneider hingewiesen. Von Bedeutung scheint dabei die Verschiebung des Blut-pH zur sauren Seite durch CO_2-Anhäufung zu sein, die Selbach und Perret für die Schrankenstörung und Quellungsbereitschaft des Gewebes verantwortlich machen.

Es muß darauf hingewiesen werden, daß die Geschwülste, die mit vermehrter Gefäßneubildung einhergehen, also die gefäßreichen Glioblastome im Gegensatz zu den gefäßarmen zumindest in den frühen Stadien, keine nennenswerte Allgemeinreaktion machen. Ob bei ihnen durch Umgehung des Kapillarnetzes infolge der arteriovenösen Fisteln die „Stoffwechselschlacken“ nicht zur Wirksamkeit kommen oder ob diese Tatsache für den primären Weg über das Venensystem spricht, kann nicht geklärt werden. Es ist ferner offen, warum sich die Gewebsflüssigkeit einmal nur in den Gewebsspalten, das andere Mal daneben und isoliert (molekular gebunden) in der Zelle findet. Vielleicht eröffnet sich mit der Vorstellung von Wilke über die Hirnschwellung, bei der ja ebenfalls der Sauerstoffmangel eine wichtige Rolle spielt, ein Weg zur Lösung dieser Frage.

Weiterhin ist zu erwähnen, daß anscheinend Sauerstoffmangel allein zum Ödem führen kann (Hallervorden, Greenfield, Scholz, bei CO-Schädigung: Hiller, Jakob, A. Meyer, bei O_2-Mangelversuchen: Morrison, bei Verletzungen: Malamud und Haymaker, Noetzel, Rand und Courville u. v. a.).

Als einzig sichere Tatsache kann nach unserer Überzeugung bisher nur die mechanisch bedingte Venenkompression mit ihren Folgeerscheinungen angesehen werden. Sie spielt primär oder sekundär eine entscheidende Rolle in der Pathogenese der Hirndrucksteigerung. Durch den erhöhten Venendruck kommt die verhängnisvolle Kettenreaktion zustande, durch die das Hirnvolumen zunimmt, aus örtlichen allgemeine Massenverschiebungen entstehen.

c) Der Einfluß extracerebraler Krankheitszustände auf die Hirndrucksteigerung

Neben der durch den raumfordernden Prozeß primär bedingten Hirndrucksteigerung beeinflussen vier weitere Faktoren von außen her die Hirndurchblutung:

1. der Druck in der A. carotis interna,
2. der Herzauswurf,
3. der Druck in den Jugularvenen und
4. der Gefäßwiderstand, d. h. entweder der Grad ihrer Erweiterung, funktionell oder durch Gefäßerkrankung oder eine erhöhte Blutviscosität.

Die einzelnen Faktoren können in extremen Fällen nahezu allein die Hirndurchblutung so beeinträchtigen, daß es zum Sauerstoffmangel kommt. Meist handelt es sich um ein Zusammenwirken von mehreren Faktoren, normalerweise eine gleichzeitige Beeinträchtigung im arteriellen und kapillären oder venösen Schenkel.

Es ist lange bekannt, daß bei Erkrankungen des Kreislaufs, des Herzens und der Lungen zentralnervöse Ausfälle vorkommen können. Durch die neuen Untersuchungsmöglichkeiten wurden die Zusammenhänge aufgedeckt (Kety und Schmidt, Bernsmeier, Bodechtel u. v. a.).

Alle chronischen Kreislaufstörungen und Herzerkrankungen mit Cyanose, das Cor pulmonale, angeborene Vitien mit Mischungscyanose, die Fallot'sche Tetralogie, die Mitralvitien, die Aortenstenose, chronisches Lungenemphysem und andere zeigen normalerweise eine ausreichende Sauerstoffversorgung des Gehirns. Diese wird gewährleistet durch Mehrdurchblutung infolge erhöhter CO_2-Spannung und geringerem Widerstand oder z. B. bei der Polyglobulie trotz Minderdurchblutung infolge stark erhöhten Widerstandes durch Steigerung der arteriovenösen O_2-Sättigung oder durch Erhöhung des arteriellen Mitteldrucks bei gesteigertem Widerstand (Hypertonie) usw. (Bodechtel, Bernsmeier, Sack und Simon, Berthrong und Sabistin, Brobeil, Härter, Herrmann und Kramer, Heyman, Patterson, Duke und Batty, Hitzenberger, Kety und Schmidt, Meesen und Stochdorph, Novack, Shenkin, Bortin, Goluboff und Soffe, Hauss und Koppermann, Scheinberg, Westlake und Kaye u. a.) (siehe Ref. von Bodechtel).

Zur klinischen Manifestierung der Hirndrucksteigerung einschließlich Stauungspapillen (Bodechtel, Cameron und Simpson), bedingt durch Hirnödem (Bodechtel, Davies und McKinnon), kommt es erst bei *Dekompensation des Herzens,* und zwar immer durch *Rechts-Insuffizienz* (Dressler, Howarth und Love, Jahn), wobei Dressler auf die akute Drucksteigerung im kleinen Kreislauf und Mertens auf die venöse Druckerhöhung hinweisen.

Wir finden bei allen Formen eine *Minderdurchblutung, Steigerung des cerebro-vasculären Widerstandes und unzureichende O_2-Versorgung.* Dieser erhöhte Widerstand entsteht durch Nachlassen der Herzkraft, Rückstauung im kleinen Kreislauf und nachfolgend in den Jugular- und Hirnvenen, führt zu Rückstauung und Hirnödem und löst den vorher geschilderten Circulus vitiosus aus. Noch verhängnisvoller und dramatischer laufen die Vorgänge ab, wenn neben den Störungen im Bereich der Thoraxorgane eine primäre Hirnschädigung besteht, wie wir es bei Verletzungen des Gehirns und gleichzeitigen Verletzungen der Thoraxorgane oder Atembehinderung durch Aspiration usw. haben zeigen können (Pia). Damit berühren wir auch für die raumfordernden Prozesse des Gehirns einen entscheidenden Punkt, auf den mit Nachdruck hingewiesen werden muß. In diesen Fällen tritt zu der cerebral bedingten Venendrucksteigerung noch eine zusätzliche von außen und führt fast regelmäßig zur Katastrophe.

Das Bild einer rein venös bedingten Hirndrucksteigerung haben wir bei *doppelseitiger Unterbindung der Jugularvenen* vor uns, wodurch es zu schwerer Hirndrucksteigerung kommen kann (Sugarbaker und Wiley). Schweizer und Leak beobachteten cerebrale Symptome am dritten und vierten Tag nach primärer doppelseitiger Unterbindung, allerdings nicht regelmäßig, was sie mit einer Kompensation der intracerebralen Venendruckerhöhung über ausgedehnte Anastomosen zum Vertebralplexus (Guis und Grier) und zu den Schädel- und Gesichtsvenen (Shenkin, Harmel und Kety) erklären.

Anders liegen die Verhältnisse bei der *Endarteriitis obliterans und der Cerebralsklerose,* bei denen die Widerstandserhöhung am arteriellen Schenkel durch organische Gefäßeinengung und eventuelle reflektorische Vasokonstriktion angreift. Für deren Vorhandensein können die Untersuchungen nach Eingriffen im Grenzstrang (Gilbert und De Takats, Kety und Mitarbeiter, Riechert, Roch und Rochbesser, Shenkin, Hafkenschiel und Kety, Sousapereira), nach Dihydroergotamin (Hafkenschiel, Crumpton und Mayer) und nach künstlicher CO_2-Anreicherung des Blutes (Novack, Shenkin, Bortin, Goluboff und Soffe) sprechen. Es fehlt bei den Erkrankungen des arteriellen Systems immer eine Hirndrucksteigerung mit Hirnödem. Im Vordergrund steht die Atrophie, die Erweichung.

Aus den angeführten Tatsachen geht hervor, daß in der Genese nicht primär cerebral bedingter Hirndrucksteigerung der venösen Druckerhöhung mit nachfolgendem Hirnödem eine wesentliche Bedeutung zukommt.

d) Experimentelle Untersuchungen

Bei den eigenen Tierversuchen stand die Frage nach der Bedeutung des mechanischen und vaskulären Faktors im Mittelpunkt. Es kam uns dabei lediglich auf eine prinzipielle Untersuchung an, d. h. ob es durch geeignete Maßnahmen möglich ist, der menschlichen Hirnpathologie entsprechende Befunde zu gewinnen.

So haben wir entsprechend Perret bei Katzen Paraffintumoren gesetzt, abweichend von ihm in die Temporalgegend, und sie teilweise mit extrakranieller Venenunterbindung kombiniert und in einer weiteren Serie nur Venenunterbindungen vorgenommen, den Kreislauf registriert und die Hirne makroskopisch und histologisch untersucht [1].

Die Untersuchungen wurden bis auf einige Ausnahmen in Urethan-Narkose durchgeführt. Von einem 2 bis 3 mm großen Bohrloch aus wurde Paraffin (Schmelzpunkt 40 Grad) 0,1 bis 1,5 ccm, bei einem Hund 3 bis 4 ccm, in das

---

[1] Die Kreislaufuntersuchungen wurden durch freundliches Entgegenkommen von Herrn Prof. Dr. Thauer im Kerckhoff-Institut Bad Nauheim gemeinsam mit Herrn Dr. H. Koch durchgeführt. Die Präparate wurden dank freundlicher Bereitwilligkeit von Herrn Prof. Dr. Hallervorden im Laboratorium des Max-Planck-Institutes für Hirnforschung, Gießen, von den Damen Frau M. Kümmel und Frau Helga Staub angefertigt. Den genannten Herren verdanke ich weiter wertvolle Förderung und Anregungen.

Temporalmark injiziert. Mit Ausnahme der Vertebralvenen wurden alle Venen durch Silberclip verschlossen, die Vv. faciales ant. und post., Vv. jugulares int. und ext. und ihre Anastomosen zum Sin. columnae vertebralis. Die Kreislaufuntersuchungen, bei denen blutig endständig zentral der Arteriendruck in der A. car. int. und der Venendruck möglichst zentral in der V. jugularis int. oder bei ihrem Fehlen in der V. jugularis ext. fortlaufend registriert wurde, erschienen deshalb notwendig, da

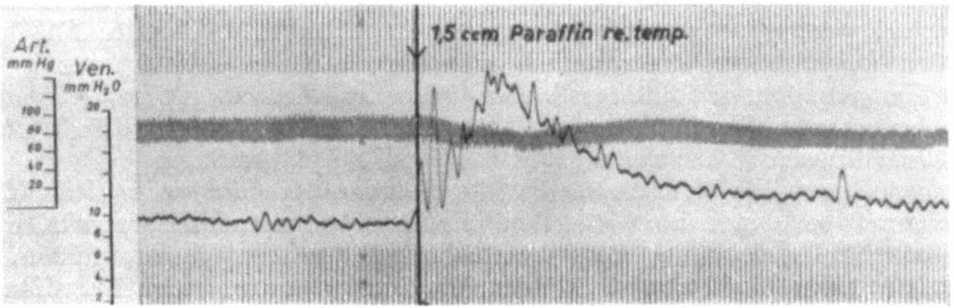

Abb. 63 (Katze 8 G). Druckmessungen in der A. carotis int. und V. jugularis int. bei der Katze während einer Paraffin-Injektion in das Temporalmark. Flüchtiger Venendruckanstieg und Arteriendrucksenkung mit Verkleinerung der Amplitude und Pulsverlangsamung.

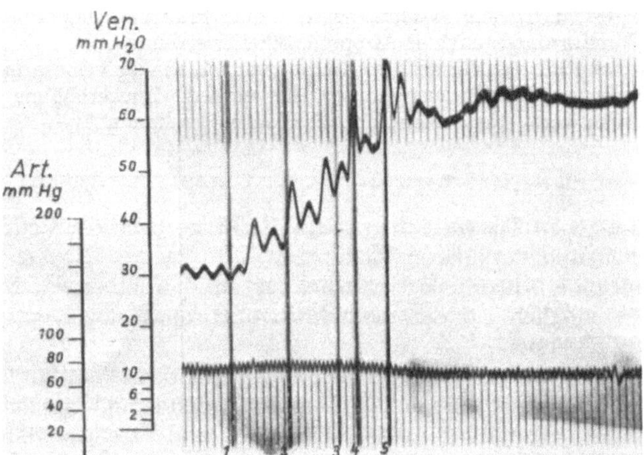

Abb. 64 (Katze 3 G). Druckmessungen (siehe Abb. 63) bei Verschluß aller Halsvenen. Der Venendruck steigt zunehmend an und bleibt erhöht. Geringer Anstieg des Arteriendrucks während der Unterbindungen.

bei H. Becker die Unterbindung aller Halsvenen bei der Katze ohne klinische Erscheinungen, ja fast ohne Cyanose blieb und bis auf eine relativ häufige venöse Hyperämie kein Befund zu erheben war. Die Kreislaufuntersuchungen wurden bei neun Katzen und einem Hund durchgeführt und scheinen folgende Schlußfolgerungen zu erlauben:

Bei den durchgeführten Maßnahmen kam es nur einmal bei der Injektion des Tumors zu einem kurzdauernden Cushing-Reflex. Das übliche Verhalten war ein flüchtiger schneller Anstieg des Venendruckes, der leicht überhöht blieb, geringe Veränderungen am Arteriendruck, meist eine kurzdauernde Senkung mit Verkleinerung der Amplitude, Puls- und Atemfrequenzverlangsamung (Abb. 63).

Konstanter waren die Ergebnisse bei Venenunterbindung, wobei mit jedem Verschluß der Venendruck weiter anstieg, bei Beseitigung auf den Ausgangswert sank und bei endgültigem Verschluß seinen erhöhten Wert beibehielt, später meistens wieder etwas absank (Abb. 64). Am stärksten stieg der Venendruck an, wenn im Gegensatz zum normalen Verhalten eine stärkere V. jugularis int. als V. jugularis ext. vorhanden war. Der Arteriendruck zeigte dabei keine nennenswerte Beeinflussung, meist eine unwesentliche Senkung und Verkleinerung der Amplitude. Eine sichere Addierung der Druckwerte nach Tumorinjektion und Venenunterbindung war nicht zu erkennen.

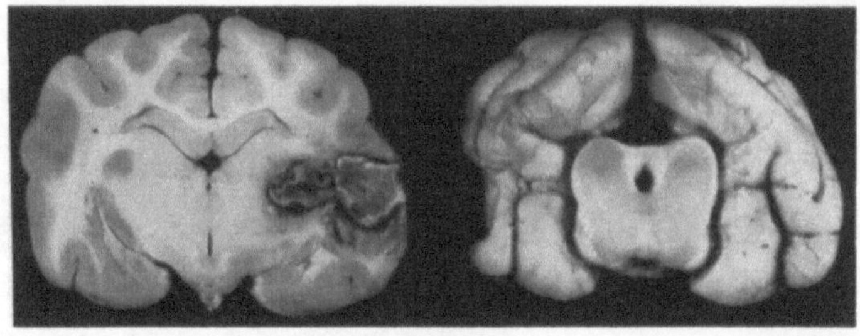

Abb. 65 (Katze 3 K). Paraffintumor temp.-parietal und Stammganglien. Getötet nach 24 Stunden. Keine Zisternenhernien.

Diese orientierenden Untersuchungen scheinen dafür zu sprechen, daß die Tumorinjektion zu keiner entscheidenden venösen Druckerhöhung, die Venenunterbindung zu einer konstanteren, wenn auch geringen Steigerung führt.

Einen weiteren Hinweis ergab der Verlauf. Von 5 Katzen mit Paraffintumor starben 2 spontan, von 5 Katzen mit Venenunterbindung 3 und von 10 Katzen mit Tumor und Venenunterbindung 6. Der Tod erfolgte zwischen $^1/_2$ bis 24 Stunden, bei den Fällen nach isolierter Venenunterbindung nach 10 bzw. 19 Stunden unter zunehmender Bewußtseinstrübung nach kurzdauernder Aufhellung mit dem normalen Abklingen der Narkose. Die übrigen Tiere wurden nach 1 bis 6 Tagen getötet.

Wie Perret konnten wir Massenverschiebungen in allen Zisternen erzeugen, nur waren diese weniger häufig und konstant. Es muß darauf hingewiesen werden, daß unsere Tumoren nicht parietal, sondern fast ausschließlich temporal mit und ohne Beteiligung der Stammganglien, in wenigen Fällen extracerebral und in größerem Abstand von den Zisternen lagen.

In der ersten Gruppe (Tumor isoliert) fehlten Massenverschiebungen in 3 von 5 Fällen. Die Tumorgröße war dabei ohne Bedeutung (Abb. 65). Nur bei den beiden spontan gestorbenen Tieren waren sie nachweisbar, angedeutet am Balken, stark ausgeprägt am Tentorium und Hinterhauptsloch. In beiden Fällen war die entsprechende Hirnhälfte durch Blutung bzw. Erweichung und Ödem vergrößert (Abb. 66).

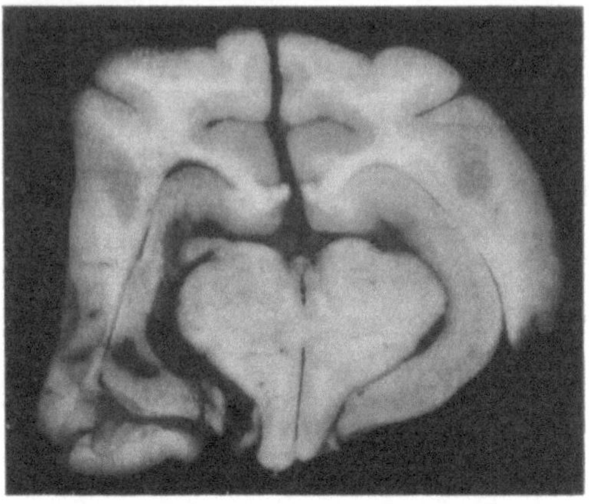

Abb. 67 a.

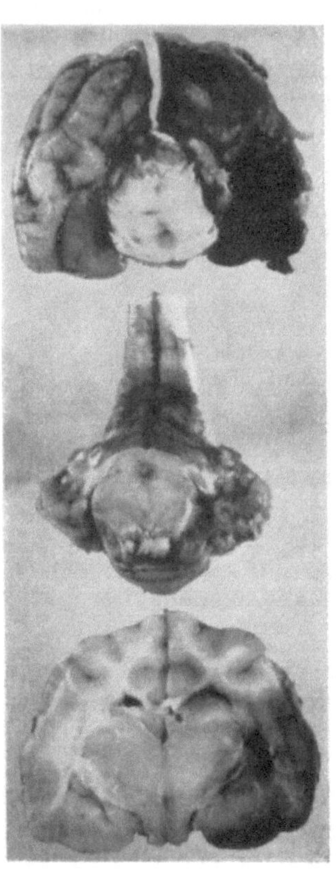

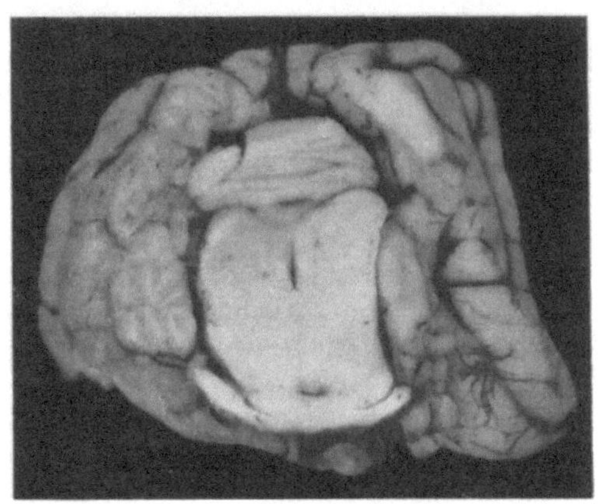

Abb. 66. Abb. 67 b.

Abb. 66 (Katze 4 K). Paraffintumor temp.-parietal mit blutiger Erweichung. Hernie der Cisterna ambiens und cerebello-medullaris.

Abb. 67 a und b (Hund G.) Paraffintumor epidural. Starke Kompression der Hemisphäre. Hernien der Cisterna hemisph., ambiens und cerebello-medullar. Schnürfurche im Uncus. Blutung im Ammonshorn. Tod nach 24 Stunden im Coma. Einmal Streckkrampf.

Die Katzen mit Venenunterbindung zeigten stärkere, die spontan gestorbenen ausgeprägte Stauungserscheinungen, von ihnen zwei einen geringgradigen Kleinhirndruckkonus, darüber hinaus keine Zisternenhernien. Von den 10 Tieren mit Tumor und Venenunterbindung fehlten Zisternenhernien in 2 Fällen, in 2 weiteren waren sie geringgradig, in den restlichen stark, in einigen Fällen hochgradig ausgeprägt. Dabei waren die

Balkenzisterne fünfmal, die restlichen siebenmal betroffen. Bei einem Tier war es durch einen großen subduralen Tumor zu einer starken Verschiebung mit ausgeprägtem Uncusprolaps und Mittelhirndeformierung gekommen, ohne daß eine nennenswerte Volumenzunahme der Hirnhälfte bestand (Abb. 67 a und b). In 2 Fällen bestand ein Hydrocephalus, die restlichen zeigten ein mehr oder weniger starkes Hirnödem. Auch in unseren Fällen nahmen die Veränderungen in zeitlichem Abstand von dem Eingriff zu und waren bei den nach 4 bzw. 6 Tagen getöteten Tieren am stärksten, mit Ausnahme der durch direkte Einwirkung hervorgerufenen Verlagerungen.

Die vorgelegten Ergebnisse lassen unseres Erachtens trotz ihrer vielleicht geringen Zahl folgende Schlüsse zu: Massenverschiebungen können bei zisternennahem Sitz und entsprechender Tumorgröße durch direkte Einwirkung zustande kommen. In den eigenen Fällen war diese Form entsprechend der Tumorlokalisation viel seltener als bei den parietalen Tumoren von Perret. *Ohne Volumenvergrößerung des Gehirns, die eine bestimmte zeitliche Anlaufzeit benötigt, kamen tumorferne Massenverschiebungen nicht vor, diese, d. h. durch den Tumor direkt bewirkten Blutungen oder Erweichungen, in den übrigen Fällen Ödem, scheinen zu ihrer Entstehung notwendig zu sein. Durch Unterbindung der Halsvenen ist auch bei der Katze eine venöse Rückstauung in den Hirngefäßen möglich; die Massenverschiebungen können durch sie verstärkt werden.*

Damit glauben wir, auch tierexperimentell eine Stütze für unsere Anschauung über die Genese der Hirndrucksteigerung und der Massenverschiebungen beim Menschen erbracht zu haben.

3. Pathogenese der Zisternenhernien, speziell ihrer Folgeerscheinungen

a) Die Veränderungen an den vorgetretenen Windungen und ihre Entstehung

Wir haben zu zeigen versucht, daß bei akuter Hirndrucksteigerung die den Zisternen anliegenden Windungen die allgemeine Volumenzunahme mitmachen und in die Zisternen eintreten.

Gleichmäßig ausgeprägte Markverbreiterung der befallenen Hemisphäre und der vortretenden Windungen, entsprechende Ausprägung von venöser Stauung scheinen uns in Fällen mit frischer und nur geringer Verquellung dafür zu sprechen. Bei stärkerer Verquellung entwickeln sich durch sekundäre Zirkulationsstörungen zusätzliche Veränderungen an der Stelle der Abknickung der Windungen durch den freien Tentoriumrand, der Incisura tentorii. Es werden wegen ihres geringen Druckes zunächst die Venen und erst zuletzt, wenn überhaupt, die Arterien komprimiert. Die Befunde mit Venenstauung, Ödem, Stauungsblutungen, bis hin zur hämorrhagischen Infarzierung sprechen unseres Erachtens in diesem Sinn. Die befallene Windung nimmt an Größe zu, tritt dadurch noch tiefer in die Zisterne ein und wird zwischen Mittelhirn und Tentoriumrand förmlich eingequetscht („*Sektpfropfenphänomen*“ [Tönnis]) (siehe Abb. 27). Die Veränderungen an der Incisura tentorii, in frischen Fällen Ödem, Blutungen usw., in alten

Markscheidenausfälle und schwere bis schwerste Schäden aller Zellstrukturen sind Folge direkter Druckeinwirkung, die restlichen Folge von Zirkulationsstörungen, wobei nach unseren Befunden der venösen Rückstauung die größte Bedeutung zukommt (siehe auch Scheinker, Spatz und Stroescu). Bemerkenswert war weiterhin die Schädigung tieferer Strukturen, von denen das Ammonshorn regelmäßig betroffen war. Diese Befunde erscheinen uns für die *Pathogenese der Ammonshornsklerose* bedeutsam.

Die auffallende Vulnerabilität des Ammonshorns gegen O_2-Mangel ist seit den Untersuchungen von Scharrer, Spielmeyer, Scholz und Mitarbeitern bekannt. Als Ursache wird unter anderem der besondere Gefäßverlauf angesehen, da die Zweige im Gegensatz zur üblichen dichotonischen Teilung seitlich hintereinander abgehen und damit ein ungleichmäßiger Druckabfall zustande kommt (Milges). Eine befriedigende Erklärung liegt bisher aber nicht vor (Scholz).

Die eigenen Beobachtungen finden eine Bestätigung durch die Untersuchungen von Earle, Baldwin und Penfield, die in 63% ihrer 157 Fälle von Temporallappenepilepsie atrophische Veränderungen des Uncus und Gyrus hippocampus und auch darüber hinaus fanden (siehe auch Stauder) und als „*incisural sclerosis*" bezeichneten, da es sich ihres Erachtens um Folgen frühkindlicher Hippocampushernien handelt. Sie konnten bei gestorbenen Säuglingen durch Schädelkompression mittels Gummimanschette Hernien erzeugen. Der in diesem Alter abweichende Gefäßverlauf scheint eine Rolle zu spielen insofern, als Äste der A. cerebri med. und A. cerebri post. sowie die sehr starke A. chorioidea ant. im Gegensatz zum Erwachsenenalter den freien Tentoriumrand kreuzen und so geschädigt werden können. Daß es sich um eine primäre Arterienkompression handelt, erscheint uns nicht sicher.

Es spricht vieles dafür, daß es durch Hernienbildung der Cisterna basalis und ambiens einmal zu frischer Ammonshornschädigung und zum anderen zu echter Ammonshornsklerose kommen kann, wobei die Entstehungsmechanismen identisch sind.

b) Die Entstehung der Erweichungen im Bereich des Okzipitallappens

Über die Genese der Okzipitallappenerweichungen besteht nach unserer Auffassung bisher keine überzeugende Erklärung. Bei der Ausdehnung des Prozesses ist es verständlich, daß alle Autoren, beginnend mit Meyer, eine *Zirkulationsbehinderung der A. cerebri post. infolge Kompression des Gefäßes durch die Zisternenhernien* annehmen. Während die meisten Autoren mit Moore und Stern vermuten, daß das Gefäß bei Kreuzung des freien Tentoriumrandes komprimiert wird, glauben Evans und Scheinker, daß es durch den Uncus gegen den starren N. oculomotorius gedrängt wird. Riessner und Zülch fanden in einem Fall eine starke bogenförmige Basalverdrängung der Arterie mit nach ihrer Überzeugung sicherer Quetschung (siehe Abb. 46).

Eine echte Kompression ist morphologisch bisher nicht nachgewiesen worden. Eine Sonderstellung nehmen die Fälle bei Gefäßerkrankungen oder Geschwülsten bei Arteriosklerotikern (Hoff und Seitelberger, Wolman) ein. In den eigenen Fällen waren die Gefäße, soweit wir sie untersuchen konnten, unauffällig, in einem Fall distal von der angeblichen Quetschungsstelle stark mit Blut gefüllt (Spatz). Somit wäre eine vorübergehende Kompression der Arterie zu vermuten, wobei der Sauerstoffmangel allein oder funktionelle Momente im Sinne von Ricker (H. Becker) eine Rolle spielen könnten.

Ausgehend von den Beobachtungen von Spatz und Lindenberg über die in den Grenzzonen der großen Hirnarterien liegende sichelförmige Zone der Granularatrophie bei Endarteriitis obliterans hat man sich in den letzten Jahren zunehmend mit der Bedeutung der *Grenzzonen der Gefäßterritorien* beschäftigt und hier im besonderen Maße Zirkulationsstörungen gefunden, Eich und Wiemers bei Permeabilitätsversuchen, Götze und Krücke, sowie Roeder-Kutsch und Scholz-Wölfing bei CO-Vergiftung, Krücke bei Paramyloidose, J. E. Meyer bei frühkindlichen und auch spätfetalen Hirnschäden und Weinberger, Gibbon und Gibbon bei experimentellem Verschluß der A. pulmonalis. Zur Erklärung dieser Befunde hat M. Schneider das Modell der Bewässerung von Wiesen verwandt. Bei Wassermangel ist die „letzte Wiese" zuerst und bevorzugt betroffen. Zülch hat kürzlich für zentrale Erweichungen in bestimmten Rückenmarkshöhen den Nachweis erbringen können, daß es sich sowohl hinsichtlich ihrer Höhenlokalisation als auch ihrer Lage im Rückenmark selbst um Störungen in Gefäßgrenzzonen handelt. In gleicher Weise glaubt Zülch die Erweichungen des Okzipitallappens, speziell der Area striata, mit einer Störung der besonders gefährdeten „letzten Wiese" erklären zu können.

Aus dem eigenen Material sollen zunächst zwei sich entsprechende Beobachtungen angeführt werden:

Bei dem 28jährigen Mann handelt es sich um ein riesiges Oligodendrogliom des Schläfenlappens und der Stammganglien mit schwerster, teils auch tumoröser Ausfüllung der Basiszisternen und hochgradiger Mittelhirnverschiebung und -deformierung (siehe Abb. 42 a und b). Es lag eine frische blutige Erweichung der Okzipitallappenrinde vor (Abb. 47 und 48). Das Serienangiogramm ergab neben dem temporalen Verlagerungssyndrom und einer hochgradigen Verschiebung der A. cerebri post. als Folge der Zisternenhernien (siehe Kapitel Arteriographische Diagnostik) eine hochgradige Durchblutungsverzögerung, noch nach 7 Sekunden waren die Arterien dargestellt. Besonders bemerkenswert erscheint uns aber die Tatsache, daß sich als erstes Gefäß die A. cerebri post. darstellt und sie weiterhin auf den letzten Bildern im Gegensatz zu den beiden anderen Hauptstämmen besonders gut gefüllt ist (Abb. 68 a bis e).

Einen ähnlichen Befund ergaben die Angiogramme bei einem doppelseitigen subduralen Hämatom mit blutiger Erweichung der Calcarinarinde auf der Seite der stärksten Zisternenverquellung. Auf beiden Seiten kam es sofort zu einer Darstellung der A. cerebri post. in ihrem gesamten Verlauf (siehe Abb. 45).

Im gleichen Sinne ist die schon erwähnte Beobachtung einer besonderen Blutfülle der A. cerebri post. und ihrer Äste bei einer 40jährigen Patientin mit Carcinommetastasen ohne starke Zisternenhernie und weißer Erweichung (Stadium II) des Posteriorgebietes zu werten.

Diese Beobachtungen scheinen uns gegen die zentrale Bedeutung einer Kompression der Arterie, zumindest ihre alleinige Ursache, zu sprechen.

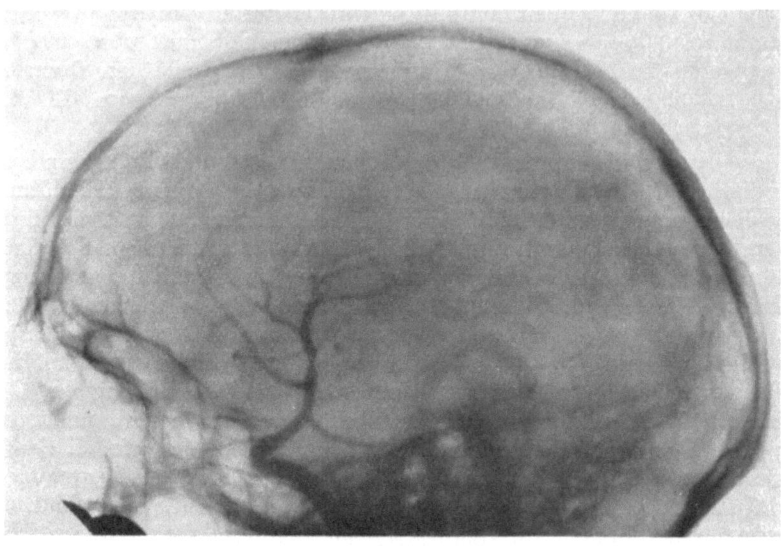

Abb. 68 a (siehe Abb. 42 a und b, 47 und 48). Serienangiogramm mit temporalem Verlagerungssyndrom: Anhebung der Mediagefäße und Verdrängung der Anterior zur Gegenseite. Basal- und starke Medialverschiebung der Posterior. Arterielle Phase. Auffallend frühe Darstellung der A. cerebri post.

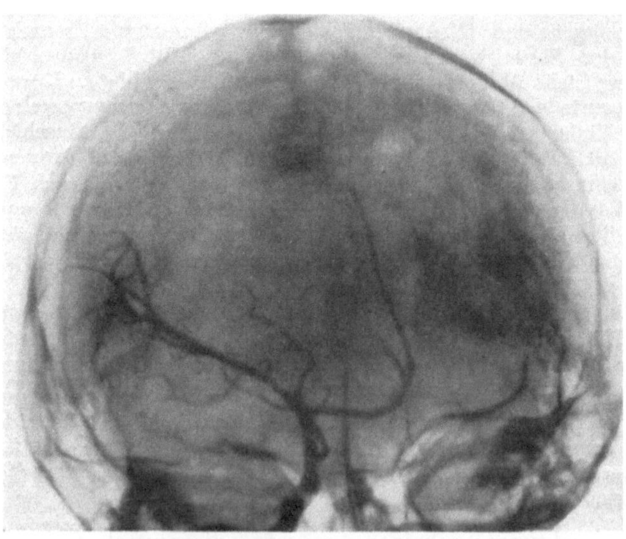

Abb. 68 b (siehe Abb. 68 a).

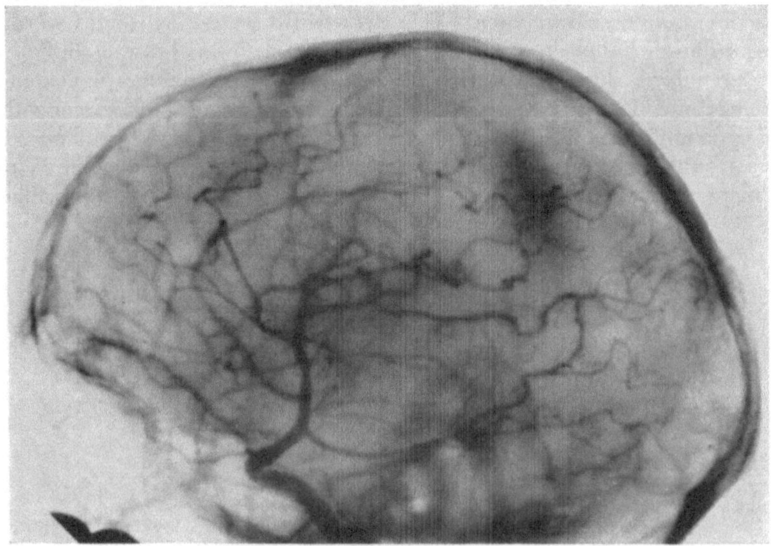

Abb. 68 c. Alle Arterien gut dargestellt.

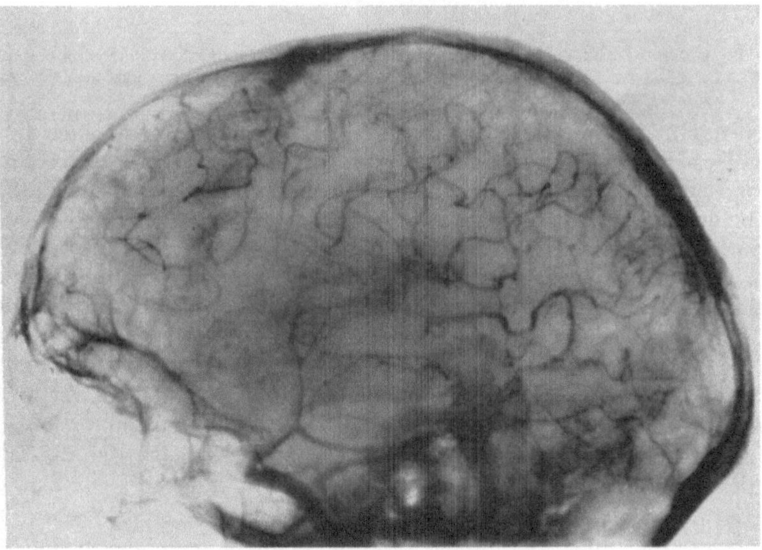

Abb. 68 d. Im Gegensatz zur Posterior nur noch die Endstrecken von Anterior und Media gefüllt.

In einer früheren Arbeit konnte bei Untersuchungen über die Mittelhirneinklemmung entsprechend Fischer-Brügge gezeigt werden, daß es in diesen Fällen in einem sehr viel höheren Prozentsatz als üblich zu einer Darstellung der A. cerebri post. bei der Carotisangiographie kommt (Tönnis und Pia). Wir haben in keinem dieser und entsprechender, später beobachteter Fälle eine Unterbrechung, Einengung oder einen Ausfall des Hauptstammes oder der Äste nachweisen können. Es erscheint uns auch nicht vorstellbar, daß eine Arterie durch Hirngewebe komprimiert

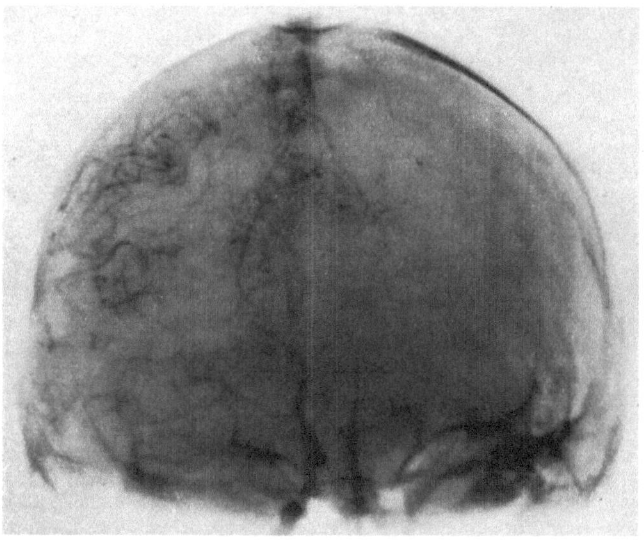

Abb. 68. e. ap-Bild zu Abb. 68 d. Posterior im ganzen Bereich sichtbar. Starke Verzögerung der Durchblutung: nach 7 Sekunden immer noch arterielle Phase statt normalerweise venöser.

werden kann, das umgekehrte Verhalten ist zu erwarten und auch beobachtet. Der Hauptstamm der Arterie kommt selbst bei der Zisternenverquellung an keiner Stelle mit dem freien Tentoriumrand in Berührung, jedoch kreuzen ihn die beiden Endäste, die Aa. temporalis occipitalis und occipitalis int., die bei den Hernien der Cisterna Galeni an dieser Stelle stärker abgeknickt sein können. In unseren Fällen mit Posteriorerweichung war eine derartige Abknickung nicht nachweisbar oder unwesentlich, während Fälle mit hochgradiger Abknickung (siehe Abb. 21) keine Störungen der arteriellen Zirkulation aufwiesen. Diese Tatsache scheint ganz allgemein zu gelten. Nur in seltensten Fällen fand sich eine erhebliche Zisternenverquellung, obwohl man bei Annahme einer Arterienkompression das Gegenteil erwarten sollte. Als weitere Störungsstelle ist theoretisch die Kreuzung des Hauptstammes mit dem N. oculomotorius denkbar, worüber wir beim Zustandekommen der Oculomotoriusstörungen sprachen. Schließlich wäre noch darauf hinzuweisen, daß es durch stärkere *Gefäßausziehung und -anspannung* zu einer Zirkulationsstörung kommen könnte. Wir verweisen auf den Fall von Riessner und Zülch, im Gegensatz dazu aber auf die Angiogramme der eigenen Fälle; auch in dem Fall von Riessner und Zülch sind die Endäste der Posterior prall gefüllt. Die angiographischen und morphologischen Befunde lassen eine Arterienkompression zweifelhaft erscheinen. Sie ist in keinem Fall bisher überzeugend nachgewiesen worden.

In diesem Zusammenhang müssen die Befunde bei den Kreislaufschäden angeführt werden, die gegen die Vorstellung von der Area striata als besonders gefährdetem Gebiet, als „letzter Wiese", sprechen. Laminäre und fokale Kreislaufschäden befallen häufig und ausgedehnt das Parieto-okzipital-Gebiet, weil nur hier die drei Arterien aneinanderstoßen. *Dabei bleibt mit auffallender Konstanz die Area striata ausgespart* (Bodechtel, Scholz, J. E. Meyer). Das gilt ebenso für die Krampfschäden (Scholz) mit Ausnahme der puerperalen Eklampsie, die zu Ödem und Blutungen führt (Bodechtel). Wenn auf diese Weise die Vorstellungen von einer Zirkulationsbehinderung im arteriellen Schenkel fraglich erscheinen, müßte die Möglichkeit einer Einwirkung vom *venösen Schenkel* aus untersucht werden.

Wir haben auf die Sonderstellung der medialen Okzipitallappenabschnitte, besonders des Calcarinagebietes, hingewiesen. Von diesen Teilen fließt das Blut über die V. occipitalis int. in das zentrale Venensystem, entweder in die V. basalis Rosenthal oder in die V. magna Galeni. Diese Vene kann direkt infolge Abknickung durch den freien Tentoriumrand komprimiert werden. Weiterhin sind Rückstauungen durch Zirkulationsstörungen in der V. basalis oder V. magna Galeni möglich, worauf auch Scholz hinweist. In den wenigen untersuchten Fällen ohne Infarzierungen zeigten nur die medialen Okzipitallappenteile eine vermehrte Blutfülle mit Ödem und kleinen Blutungen (siehe Abb. 62). Daß es durch Unterbindung der V. occipitalis int. zur Hemianopsie kommen kann, wissen wir durch Beobachtungen bei Freilegung von Vierhügelgeschwülsten (Cairns und Harris). In ausgeprägten Fällen, wie in dem zitierten eigenen Fall, bestand darüber hinaus eine schwere Zirkulationsverlangsamung in der gesamten Hemisphäre, die nur mit einer extremen Erhöhung des venösen Druckes erklärt werden kann. Die auffällige Bevorzugung des Posteriorkreislaufes läßt sich unseres Erachtens als reflektorische Reaktion auffassen mit dem Ziel, die Sauerstoffversorgung in diesem gefährdeten Gebiet durch verstärkten arteriellen Zufluß zu gewährleisten. Da neben einer frühzeitigen Darstellung der Posterior die Füllung im Gegensatz zu den übrigen Arterien konstant bleibt, darf man folgern, daß der Widerstand im Posteriorgebiet höher ist als in den übrigen Hirnteilen.

Damit glauben wir nachgewiesen zu haben, daß primär eine venöse Rückstauung im Bereich des Okzipitallappens vorgelegen haben muß, die von der arteriellen Seite aus trotz vermehrten Zuflusses nicht überwunden werden konnte. Es erhebt sich jetzt die Frage, ob die morphologischen Befunde durch eine venöse Rückstauung zustande kommen können und in welcher Weise die dem arteriellen Versorgungsgebiet entsprechende Verteilung der Infarzierungen, der roten und weißen, damit erklärt werden kann.

Über die *Pathogenese der Erweichungszustände — weißer Infarkt, roter Infarkt und Massenblutung* — besteht trotz eingehender Bearbeitungen bisher keine völlige Übereinstimmung. Es braucht auf die Massenblutungen nicht eingegangen zu werden, da sie hier nicht vorkommen und außerdem im allgemeinen von den roten Erweichungen abgegrenzt werden (Fazio, Fischer-Adams, Hayn, Westhaysen und Swank, Hiller, Scheinker, Spatz u. a.). Trotz sicherer Beziehungen zwischen den beiden Formen erscheint die Vorstellung von Böhne, Globus, Epstein, Green und Marks, Harvey und Rasmussen fraglich, daß die rote Erweichung lediglich eine Folge oder ein Spätstadium der weißen ist (Fazio, Spatz).

Bei Betrachtung des *arteriellen Schenkels* dürften klinische und experimentelle Untersuchungen dafür sprechen, daß jeder periphere Verschluß, etwa im Bereich der Arteriolen, aber auch proximaler durch Endarteriitis oder Embolie (Fischer-Adams, Spatz) oder funktionell durch Gefäßspasmen, z. B. bei den Krampfschäden (Scholz) oder anaphylaktischem Schock (Kyu, Yamaguchi und Kogame) zum weißen Infarkt, zur Erbleichung des Versorgungsgebietes führt. Entscheidend ist ganz allgemein die lokale und permanente Ischämie. Bei Verschluß eines größeren Astes, z. B. der A. cerebri med., kommt es zum weißen Infarkt, wenn das Versorgungsgebiet nur von diesem Gefäß versorgt wird, d. h. keine Anastomosen bestehen, oder wenn bei Gefäßerkrankungen, bei denen die Arteriolen befallen sind, durch Verschluß des Hauptastes als zusätzlichem Faktor die geminderte O_2-Versorgung ganz zum Erliegen kommt.

Beim roten Infarkt handelt es sich um Verschlüsse der Arterien, die entweder inkomplett (Fazio) oder vorübergehend (Harvey und Rasmussen) sind oder weit proximal liegen und distal von der Verschlußstelle noch über Anastomosen Blut zugeführt wird (Evans und McEachern, Hayn, Westhaysen und Swank, Villaret und Cachera). Dabei werden neben roten auch weiße Erweichungen gefunden. Charakteristisch ist für den roten Infarkt die Lokalisation in der grauen Substanz mit scharfem Abbruch gegen das Mark, z. B. beim Mediaverschluß im Putamen, weniger im N. caudatus und in der Rinde.

Bei Arterienverschlüssen sind Art und Ausmaß der Schädigung von der Größe und Ausdehnung der Anastomosen abhängig (Von der Ecken und Adams). Sie können so ausgeprägt sein, daß keine Funktionsstörungen und Ausfälle auftreten, wie wir es bei einer 42jährigen Patientin mit linksseitigem kompletten Mediaverschluß distal vom Abgang der perforierenden Äste sahen. Auf Serienbildern ließen sich die meningealen Anastomosen gut erkennen, die in drei weiteren Fällen mit kompletter Mediaerweichung fehlten.

Rote und weiße Infarkte können in gleicher Weise durch Störungen im *venösen Schenkel* entstehen. Thrombosen des Längssinus oder großer Brückenvenen führen zu hämorrhagischer Infarzierung, je nach Ausdehnung der Verlegung auf größere oder kleinere Bezirke, Rinde und Mark verteilt oder nur auf die Rinde beschränkt (Bailey und Hass, Barnett und Hyland, Holub u. a.), wie auch Paraffininjektionen von H. Becker zeigten. Im Endstadium finden sich bei Beeinträchtigung von Konvexitätsvenen Störungen der Konvexitätswindungen (Ulegyrien bis zur Schrumpfung ganzer Lappen), bei Abflußbehinderung in den zentralen Venen primäre Markzerstörungen, wie es Hallervorden für Geburtsschäden, Hallervorden und Scholz für eine besondere Form der elektiven Parenchymnekrose (Scholz): die Atrophie des Furchengrundes, nachweisen konnten. Hallervorden betont dabei die Mitwirkung des Ödems. Durch Ansammlung von Gewebsflüssigkeit in locker gebauten Rindenschichten können auf diese Weise auch schichtförmige Rindenausfälle entstehen. Bei Besprechung der Hirndrucksteigerung durch pulmonal- oder kardialbedingte venöse Rückstauung haben wir diese Frage angeschnitten. Untersuchungen von Bochnik, Wustmann und Hallervorden u. a. und vor allem die Asphyxieversuche von Windle, Becker und Weil erbrachten eine weitere Bestätigung.

Die histologischen Befunde bei roten Infarkten nach Störungen im arteriellen Schenkel ergaben im Grau übereinstimmend eine erhebliche Stase, fast ausschließlich der Venen, mit Gewebsauflockerung. Die Blutungen entstehen durch Diapedese und erfolgen aus Venen (Chase, Fazio, Hayn, Westhaysen und Swank, Scheinker). Nur in Gebieten ausgesprochener Stasen kommt es zum roten Infarkt, wobei der Weg über eine Vasodilatation und Diapedese geht (Fazio).

Wenn wir diese Befunde und Schlußfolgerungen mit den eigenen Ergebnissen bei hämorrhagischer Infarzierung des Okzipitallappens vergleichen, so finden wir eine volle Übereinstimmung.

Der isolierte Befall der Rinde bei allen hämorrhagischen Infarzierungen dürfte in ihrer besonderen Kapillardichte liegen, die fünfmal größer ist als die des Marks (M. Schneider).

Auf Grund der mitgeteilten Befunde glauben wir uns zu der Folgerung berechtigt, daß die Infarzierungen des Okzipitallappens primär durch Kompression der V. occipitalis interna entstehen. Dadurch kommt es zu Rückstauungen in ihrem Abflußgebiet vor allem und zunächst in der Area striata, wodurch der bevorzugte Befall dieses Gebietes verständlich wird. Nur mit der Vorstellung einer Venenkompression, die bei geringsten Drucken möglich ist, dürfte die Inkongruenz zwischen Grad und Ausmaß der Zisternenhernien und der Okzipitallappenveränderungen zu erklären sein. Schwieriger bleibt zu deuten, warum so selten bei den Zisternenhernien derartige Veränderungen auftreten. Die Zahl der kollateralen Venen und die in ihnen herrschende Druckerhöhung bzw. Rückstauung dürfte von großer Bedeutung sein. Das höhere Lebensalter (im Mittel 50 Jahre) weist auf den Einfluß altersbedingter Kreislaufstörungen, die meist akute Hirndrucksteigerung auf ein Nichtwirksamwerden von Ausgleichsmechanismen hin. Besteht eine derartige Beeinträchtigung des Abflusses subakut über längere Zeit, ist eine weiße Infarzierung zu erwarten, d. h. ohne Beteiligung des arteriellen Schenkels möglich. Wie die Angiogramme erkennen lassen, löst die venöse Rückstauung einen vermehrten arteriellen Zufluß aus, der bei entsprechend starker Rückstauung trotz Druckerhöhung diese nicht überwinden kann. Die Folge ist eine extreme Gefäßinnendruckerhöhung mit all ihren Folgen (Globus, Epstein, Green und Marks erzeugten bei Mediaverschlüssen erst nach Injektion blutdrucksteigernder Mittel Blutungen). Bei dieser Vorstellung über die Einwirkung des arteriellen Systems läßt sich die Verteilung der Infarzierungen unseres Erachtens glaubhaft erklären. Die vom venösen Schenkel ausgelöste „arterielle Mehrdurchblutung und Druckerhöhung“ spielt sich nicht nur an den einzelnen Ästen, sondern der gesamten A. cerebri post. ab. Vielleicht spielt dabei das Bemühen, die Sauerstoffversorgung der Area striata konstant zu erhalten, eine Rolle. Je nach dem Ausmaß und der Verteilung der venösen Druckerhöhung, die nach den anatomischen Gegebenheiten die medialen Okzipitallappenteile und vor allem die Area striata bevorzugt betrifft, wirkt sich die Druckerhöhung in der A. cerebri post. zunächst dort, bei weiterer Abflußbehinderung aber auf das ganze Versorgungsgebiet der Arterie aus. So ist diese „arterielle Lokalisationsform“ in Wirklichkeit primär venös entstanden. Wenn auch bisher eine echte Arterienkompression nicht sicher bewiesen ist, kann die Möglichkeit einer vorübergehenden Drosselung bei ausgeprägter Zisternenverquellung unseres Erachtens nicht ganz in Abrede gestellt werden.

Wir glauben den Nachweis erbracht zu haben, daß zur Entstehung der Okzipitallappeninfarzierungen bei den Zisternenhernien die venöse Rückstauung im Gebiet der V. occipitalis int. die primäre und unerläßliche Voraussetzung ist. Sie hat einen vermehrten Blutzufluß aus dem Posteriorgebiet mit Druckerhöhung zur Folge. Aus dem Zusammenwirken beider Faktoren entsteht die „arterielle“ Lokalisation der Infarzierung. Durch sie und etwa nachfolgende Intimaveränderungen wird eine arterielle Genese vorgetäuscht.

c) Die Entstehung der Schäden des Mittelhirns und weiterer Gebiete

Bei den gefäßbedingten Schäden des Mittelhirns liegt unseres Erachtens in Übereinstimmung mit Cannon, Ecker, Evans und Scheinker, Poppen, Kendrick und Hicks der gleiche Mechanismus zugrunde.

Die früheren Autoren sprechen sich vorwiegend für eine primäre Arterienkompression, speziell der Basilaris und ihrer Äste direkt oder über embolischen Verschluß aus (Attwater, Bannwarth, Gänshirt, Greenacre, Lindenberg und Freytag, Moore und Stern, Munro und Sisson, Rosenhagen, Stern, Wilson und Winkelmann, Wolman u. a.). Dill und Isenhour vermuten eine Zerreißung von Gefäßen bei vertikaler Kompression des Gehirns und dadurch bedingter Ausziehung des Hirnstammes. Teilweise wird eine Beteiligung beider Gefäßschenkel diskutiert (Evans und Scheinker, Gänshirt u. a.).

Bei den Hirnstammveränderungen läßt sich zeigen, daß die Blutungen nur eine der Folgen bei der Kreislaufstörung darstellen. Es gehen ihnen voraus und sind immer mit ihnen gekoppelt Zeichen einer meist ausgeprägten venösen Stauung mit allen Folgeerscheinungen.

Eine Ausnahme machen teilweise die Blutungen des Hirnstamms auf der Gegenseite des Prozesses durch Einscheiden des freien Tentoriumrandes, die allein durch Arterienverletzung zustande kommen können, obwohl hier die Befunde, die eine Zunahme der Blutungen nach kaudal aufweisen, durch Venenkompression zu erklären sind. In den übrigen Fällen geht primär der Weg über eine Venenkompression, wobei entweder die austretenden Venen direkt oder die Vena basalis Rosenthal auf ihrem Weg entlang dem Mittelhirn durch die Hernienbildung komprimiert wird. Wir haben früher dargelegt, daß diese Vene unter anderem das Blut aus dem oralen Hirnstamm, dem Mittelhirn und oberen Pons aufnimmt. Damit finden wir eine Erklärung für die Lokalisation der Blutungen. Ob der arterielle Schenkel durch vermehrte Blutzufuhr und Druckerhöhung die Lokalisation im Querschnitt bestimmt, wissen wir nicht. Neben der Zirkulationsbehinderung der V. basalis kann eine Beeinträchtigung der V. magna Galeni zu den gleichen Erscheinungen führen, worauf bereits früher Guleke und Stopford hinwiesen.

Ausgehend von den Untersuchungen von Dandy und Blackfan sowie Guleke und klinischen Fällen von Browning und Newman glaubte man, daß es durch die Kompression der V. magna Galeni über einen Hydrocephalus zur verstärkten Hirndrucksteigerung kommt. Bedford und Schlesinger konnten jedoch überzeugend nachweisen, daß die Unterbindung des Gefäßes keinen Hydrocephalus bewirkt. Andererseits ist bisher eine echte Kompression der Vene bei Hirndrucksteigerung nicht nachgewiesen worden.

Wir fanden wiederholt bei Verschiebung und Abknickung der Vene an ihrem Ursprung und ihrer Einmündung in den Sinus rectus eine Darstellung des Kontrastmittels nur bis zu dem letzten Punkt, während sich der Sinus rectus auch bei späteren Phasen nicht darstellte oder nur angedeutet Kontrastmittel enthielt (siehe Abb. 77 b). Diese Befunde scheinen uns eine Verlegung des Gefäßes bzw. eine Zirkulationsbehinderung zu beweisen.

Bei einem Patienten mit ausgedehntem Glioblastom der Stammganglien war das Mittelhirn basalwärts gedrängt und von beiden Seiten fest eingeschnürt. Es fanden sich Thrombosen beider Basalvenen, beginnend vom hinteren Rand der Hirnschenkel, die sich zentral ausdehnten, die V. magna Galeni und beide Vv. cerbri int. befielen (Abb. 69). Bei Fehlen eines Hydrocephalus waren hochgradige Stauungserscheinungen in beiden medialen Okzipitallappenabschnitten und besonders ausgeprägt im Bereich des Hirnstammes mit Gewebsauflockerung und kleinen Stauungsblutungen nachzuweisen (Abb. 70).

Somit glauben wir nachgewiesen zu haben, daß es bei gesteigertem Hirndruck mit Massenverschiebungen zu Zirkulationsstörungen bis hin zur Stase in der V. magna Galeni und ihren Hauptästen kommen kann, wobei für den Hirnstamm die Beeinträchtigung der Basalvenen verhängnisvoll ist. Bei einseitigem Befall sind die Veränderungen auf der gleichen Seite immer stärker ausgeprägt. Wenn dieser Prozeß subakut abläuft, entwickeln sich je nach dem Grad der primären Venenstauung die dargestellten Spätveränderungen, an deren Zustandekommen sekundär die Arterien beteiligt sein können (Wolman). Auf die Verhältnisse bei Endarteriitis brauchen wir nicht einzugehen, da bei ihnen die Umstände andere sind, selbstverständlich werden sie bei allen durch Gehirndruck ausgelösten Gefäßschäden eine zusätzliche Wirkung haben.

Abschließend soll auf die *Kleinhirnveränderungen* eingegangen werden. In allen untersuchten Fällen, Mensch und Tier, zeigten die Purkinjezellen schwere Veränderungen, wie sie bei O_2-Mangelzuständen üblich sind (Uchimura, Scherer, Scholz, Spielmeyer u. a.). Hingewiesen werden muß an dieser Stelle auf die Beobachtung von Wolman, der bei einem frontalen Glioblastom neben einer blutigen Infarzierung beider Okzipitallappen Blutungen in Hypothalamus, Mittelhirn und Brücke und in der gegenseitigen oberen Kleinhirnhemisphäre fand. Wir haben in einigen unserer Fälle — erst seit einigen Monaten haben wir darauf geachtet — an den Kleinhirngefäßen betonte Stauungserscheinungen gesehen.

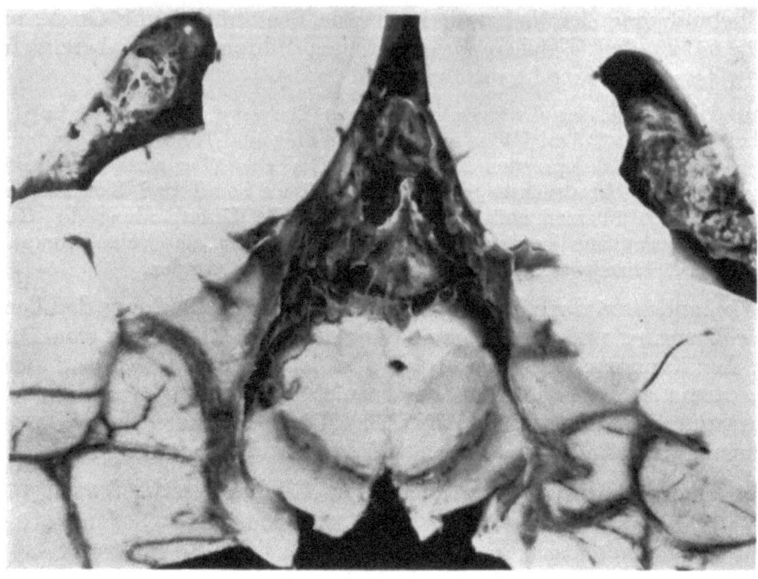

Abb. 69. (Ch. K. G 5/3628/53.) Thrombosen der V. magna Galeni und beider Vv. cerebri int. und basal. Rosenthal bei einem Glioblastom der linken Hemisphäre und der Stammganglien. Starke Stauungserscheinungen. Akuter Tod nach erster Röntgenbestrahlung im Coma mit Mittelhirnzeichen. Hernien der Cisterna interhemisphaer., beiderseits basal und cerebellomedullar. Verdrängung des Hirnstammes gegen die hintere Schädelgrube.

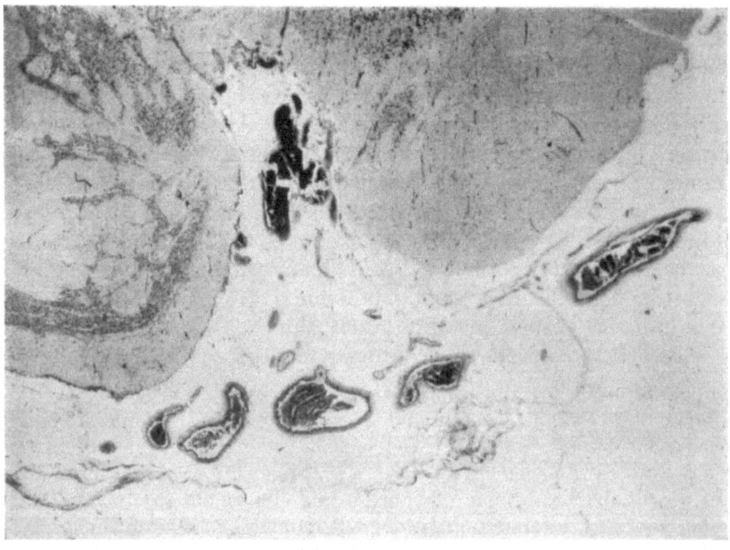

Abb. 70. Erhebliche venöse Stauung im Bereich des Mittelhirns, hier Fossa interpeduncularis, auch Arterien erweitert. (Gleiche Veränderungen mit Ödem und feinen Blutungen okzipitaltemporo-medial, Stammganglien.)

Die gefäßbedingten Veränderungen u. a. am Ammonshorn, dem Kleinhirn und Okzipitallappen zeigen eine unseres Erachtens nicht zufällige Übereinstimmung mit den Lieblingssitzen der Krampfschäden. Scholz weist darauf hin, daß diese Gebiete dem hinteren arteriellen Zuflußgebiet entsprechen und vermutet bisher nicht geklärte Veränderungen der Strömungsverhältnisse in den hinteren Zu- und Abflüssen.

Vielleicht eröffnet sich mit der Annahme von postepileptischer Hirndrucksteigerung mit Zisternenverquellung und Abflußbehinderung — die Bewußtseinsstörung spricht unseres Erachtens auch in diesem Sinne — ein neuer Weg zur Erklärung dieser bisher offenen Zusammenhänge.

4. Der Einfluß der Zisternenhernien auf den allgemeinen Hirndruck

Abschließend sind noch einige Hinweise über die Beeinflussung der allgemeinen Hirndrucksteigerung durch die Hernien der Basiszisternen zu machen. Von zwei Seiten aus schalten sie sich in den oben geschilderten Circulus vitiosus ein, einmal über das *Venensystem* und zum anderen über das *Liquorsystem*. Wir haben vorher gezeigt, daß die Massenverschiebungen zu Zirkulationsbehinderung *in den zentralen Stellen des inneren Venensystems* führen können. Damit entwickeln sich aber nicht nur Rückstauungen in den besprochenen Hirnabschnitten, sondern daneben in ausgedehnten Bezirken des Markes (Hallervorden). Diese bewirken ihrerseits eine vermehrte Volumenzunahme des Gehirns und damit Verstärkung der Massenverschiebungen usw.

Die *Liquorpassage* kann an zwei Stellen verlegt sein, einmal im Bereich der Foramina Monroi — wir finden eine Kompression des gleichseitigen Seitenventrikels und Erweiterung des gegenseitigen — und weiterhin im Bereich des Aquäduktes als Folge der Mittelhirnverschiebung und -deformierung, wodurch der Aquädukt mitverlagert und nicht selten zu einem schmalen Spalt zusammengedrückt wird. Wenn auch eine Ventrikelerweiterung bei ausgeprägter Hirnvolumenzunahme fehlt, so weist doch der erhöhte Ventrikeldruck auf eine Abflußbehinderung hin. Dadurch werden zwar die Massenverschiebungen nicht unmittelbar verstärkt, jedoch in ihrer „kompensatorischen“ Wirkung gehemmt. Noch wichtiger ist die dadurch bedingte Dissoziation zwischen supratentoriellem und infratentoriellem, zwischen Ventrikel- und Zisternendruck. Die Folge ist eine Zunahme der Massenverschiebungen mit zusätzlichem Vordringen der Hirnwindungen und des Hirnstammes in die hintere Schädelgrube. Dieser Mechanismus wird besonders von Scheinker betont, der deshalb die Bezeichnung *transtentorielle Herniation* anstelle von Uncusherniation vorschlägt.

Daraus ergeben sich für die Pathogenese der Hirndrucksteigerung bedeutsame *hämodynamische Folgeerscheinungen,* die erstmalig von Kahn nachgewiesen und erklärt wurden. Aus der Tatsache, daß der Ventrikeldruck gegenüber dem Zisternen- und Lumbaldruck stark erhöht ist (Hodgson, Smith und Henderson u. v. a.), ergibt sich die Folgerung, daß in diesen Fällen aus dem Lumbaldruck nicht auf die Höhe des Hirndrucks geschlossen werden kann. Bei gleichen, auch erhöhten Drucken sind keine Atem- und Kreislaufzeichen zu erwarten. Sie treten erst bei ihrer Dissoziation auf. Bei Steigerung des Hirn- und Ventrikeldrucks durch Zunahme des Gehirnvolumens fällt die normale Kompensation durch Liquorabfluß fort. Jede Volumenvermehrung wirkt sich verhängnisvoll aus. In akuten Versuchen stieg der Blutdruck erst an und fiel dann ab, die gesenkte Pulsfrequenz nahm zu, die Atmung kam zum Erliegen. Dieser zwar nicht konstant gefundene Cushing-Reflex — oft fehlte der Blutdruckanstieg — war vergesellschaftet mit einer auch experimentell beobachteten Herniation der Cisterna magna.

Es ist bisher nicht sicher, ob diese Kreislaufzeichen Folge einer Läsion des Mittelhirn-Hypothalamus oder der bulbären Zentren (Cushing) sind. Wir möchten aber annehmen, daß es sich beim Cushing-Reflex um eine bulbäre Schädigung handelt, was durch sein Auftreten bei akuter Tonsilleneinklemmung wahrscheinlich gemacht wird. Das im Gegensatz zu den Tierversuchen so seltene Auftreten beim Menschen dürfte in den für diese Frage wichtigen, bisher nicht beachteten anatomischen Abweichungen begründet sein. Bei den verwandten Versuchstieren fehlt die rechtwinkelige Abknickung des Hirnstamms in der Mittelhirn-Großhirnebene. Alle Gebilde liegen in Verlängerung der Rückenmarksachse, wodurch sich bei gesteigertem Hirndruck die Massenverschiebungen am stärksten im Bereich des Hinterhauptsloches, d. h. der bulbären Zentren auswirken. Beim Menschen treffen die Massenverschiebungen zunächst und am stärksten das Mittelhirn, wodurch bei der Druckdifferenz zwischen supra- und infratentoriellem Raum die bulbären Zentren zumindest zunächst nicht beeinträchtigt werden. Auf Abweichungen in Abhängigkeit von der Lokalisation des raumfordernden Prozesses haben wir hingewiesen. Zwar kann auch bei akuter Mittelhirneinklemmung der Blutdruck ansteigen, damit oft aber auch die Pulsfrequenz, immer die Atemfrequenz (Schädigung des hinteren Hypothalamus [Hess]). Insofern lassen sich die beim Tier erzeugten Massenverschiebungen, vor allem ihre Verteilung, nur bedingt auf den Menschen übertragen.

Bei dieser Druckdifferenz zwischen Ventrikel- und Lumbaldruck ist die Gefahr jeder *lumbalen Liquorentnahme* trotz gegenteiliger Feststellungen (Frazier, Lubic und Marotta) infolge weiteren Eindringens von Großhirnteilen in die hintere Schädelgrube erheblich, wie tödliche Zwischenfälle immer wieder beweisen (Cannon, Connor, Cushing, Jefferson, van Gehuchten, Moore und Stern, Olivecrona, Poppen und Mitarbeiter, Tönnis u. v. a.). Die gleichen Folgen können nach der *Encephalographie* und der *Ventrikelpunktion* und *Ventrikulographie* auftreten, besonders bei engen Ventrikeln, da es zu keiner wirksamen Entlastung kommt, die Massenverschiebungen sich im Gegenteil akut verstärken.

Nicht nur über den Liquor, auch über das Gefäßsystem ist eine Zunahme der Massenverschiebungen bis hin zur Dekompensation möglich. Nicht selten wirkt sich eine *Venendruckerhöhung* durch *Husten, Niesen* oder *Stuhlpressen* verhängnisvoll aus. Das gilt ferner für zusätzliche Belastungen des arteriellen Zuflusses, z. B. durch die *Angiographie*. Ist die Hirndurchblutung stärker gemindert und verzögert, kann durch die Verweildauer des Kontrastmittels in den Gefäßen die ohnehin schon geminderte O_2-Versorgung unzureichend werden, so daß der Zusammenbruch erfolgt, klinisch immer unter Symptomen, die auf einen akuten Ausfall des Mittelhirns hinweisen (Pia). Auf den Einfluß von *Rückstauungen im kleinen Kreislauf*, z. B. bei Rechtsinsuffizienz, haben wir oben hingewiesen. Die Dekompensation kann weiterhin durch forcierte *Entwässerung mit hochprozentigen Lösungen,* auch bei Zugabe von Diuretica, wegen der nachfolgenden Gegenregulation zustande kommen (P i a).

Zusammenfassung

Wir haben zu zeigen versucht, daß in der Pathogenese der Hirndrucksteigerung, der damit ablaufenden Massenverschiebungen und ihrer Folgeerscheinungen dem Gefäßsystem eine entscheidendere Bedeutung zukommt als dem raumfordernden Prozeß. Die Minderung der Hirndurchblutung ist bedingt durch den erhöhten Widerstand, der seine Ursache in einer Erhöhung des Venendruckes und sekundär des Liquordruckes hat. Die Erhöhung des Venendruckes ist Folge einer direkten, d. h. mechanischen Kompression. Diese ist für die Entstehung der Folgeerscheinungen am Hirnstamm, den vorgedrängten Windungen, und wie wir erstmalig nachgewiesen zu haben glauben, für die Entstehung der Infarzierungen des Okzipitallappens verantwortlich zu machen. Die Untersuchungen zeigen daneben einen Weg, der zur Erklärung der Lokalisation der Krampfschäden führen kann.

E. Diagnose der Zisternenhernien

1. Klinische Diagnose

Bei der Diagnostik der Zisternenhernien kommt es neben einer allgemeinen Besprechung vor allem darauf an zu untersuchen, ob sich zwischen klinischem Bild und morphologischem Befund Übereinstimmung ergibt, d. h. ob man aus der Symptomatologie auf eine bestimmte Veränderung im Hirnstamm und seinen benachbarten Strukturen schließen kann. Eine derartige Untersuchung ist nicht nur von theoretischem Interesse, sondern von großer praktischer Bedeutung, da sich bei Bestätigung dieser Annahme entscheidende prognostische und therapeutische Konsequenzen ergeben.

Wir können uns nicht allein auf den oralen Hirnstamm beschränken, sondern müssen den kaudalen mit einbeziehen. Die Schädigung dieser beiden Gebiete durch Zisternenhernien im Bereich des Tentoriumschlitzes bzw. des Hinterhauptsloches muß unter allen Umständen erkannt und angegangen werden, da sich an diesen beiden Brennpunkten das Schicksal des Kranken entscheidet, ihre Schädigung das pathologisch-anatomische und pathophysiologische Substrat des „zentralen Todes" darzustellen scheint.

Wir wollen wegen der Lokalisation der Schädigung bei den klinischen Syndromen von *Mittelhirneinklemmung* und *bulbärer Einklemmung* sprechen, wenn auch in Überschneidung mit dem morphologischen Befund die Bezeichnungen *temporaler Druckkonus* (V i n c e n t und Mitarbeiter), *Einklemmung im Tentoriumschlitz* (R i e s s n e r und Z ü l c h) bzw. *cerebellärer Druckkonus* (C u s h i n g), *Tonsilleneinklemmung und Einklemmung im Hinterhauptsloch* (Z ü l c h) verwandt werden.

Eine Gegenüberstellung der Syndrome bei Mittelhirneinklemmung und bulbärer Einklemmung ist auch deshalb notwendig, weil die klassischen und teilweise auch neueren Darstellungen nicht völlig übereinstimmen und teilweise größere Überschneidungen bestehen (Bailey, Cushing, Jefferson, Van Gehuchten, Kernohan, Olivecrona, Vincent und David u. a.), worauf bereits Tönnis, Riessner und Zülch hinweisen.

Die Schwierigkeit der Abgrenzung ist darin begründet, daß einmal nicht so selten beide Formen gemeinsam auftreten, wodurch Mischbilder zustande kommen, gleiche oder ähnliche Symptome, vor allem vegetative, an beiden Stellen ausgelöst werden können und schließlich nur unter bestimmten Voraussetzungen ein morphologischer Befund klinische Erscheinungen macht. Es ist zweckmäßig, zunächst mit den Symptomen zu beginnen, die für eine Läsion in der Mittelhirnebene kennzeichnend sind.

a) Störungen im okulo-optischen System

Physiologische Vorbemerkungen

Mit den Kernen des N. oculomotorius und des N. trochlearis, sowie den ventralen Zweihügeln und ihren Verbindungen stellt das Mittelhirn das Zentralgebiet für die Innervation der Augenmuskeln und das Integrationszentrum für die Koordinierung der Augenmuskelbewegungen und das optische System dar.

Während noch bei den Vögeln die Zerstörung der Vierhügel praktisch zur Erblindung führt (Marquis), verschwindet mit der phylogenetischen Entwicklung, das heißt der Entwicklung des Cortex, die Bedeutung für den Sehakt. Die menschlichen Mißbildungen, die Mittelhirnwesen, sind blind. Die ventralen Zweihügel bilden sich zu einem motorischen Zentrum zurück. Bei Affen und Hunden konnte durch Reizung Pupillenerweiterung, Emporheben der Augen und Blick- und teils auch Kopfwendung zur Gegenseite ausgelöst werden (Sherrington, Ferrier), bei niedrigeren Tierarten traten darüber hinaus Bewegungen des Körpers auf. Ihre Zerstörung bewirkt konjugierte Blicklähmungen und eine pilomotorische Parese, jedoch keine Beeinträchtigung des Lichtreflexes. Als sicher ist für den Menschen anzunehmen, daß die konjugierte Blickwendung nach oben und vermutlich auch nach unten in den ventralen Zweihügeln integriert wird. Das Zentrum für die horizontalen Blickwendungen dürfte in der oralen Brückenhaube zu suchen sein, wenn auch Muskens dem N. interstitialis in der Mittelhirnhaube und seinen Efferenzen im hinteren Längsbündel eine besondere Bedeutung für die Horizontalbewegung beimißt. Mit dem gesamten Kernsystem ist das vestibuläre System mit den Augenmuskeln und ihren Koordinationsgebieten verknüpft. Auf die Beteiligung weiterer Zuflüsse aus dem Cortex und der Peripherie kann nur hingewiesen werden. Bei Schädigung des Mittelhirns können wir *nukleäre, supranukleäre und intranukleäre Ausfälle erwarten.*

Neben den äußeren Augenmuskeln werden im Mittelhirn die *Pupillenreflexe* integriert, wobei die beiden wesentlichen Kerne die unpaaren Kerne von Edinger-Westphal und vermutlich auch der von Perlia nach Spatz zum zentralen vegetativen Nervensystem zu rechnen sind. Die Pupillenreflexe sind Gegenstand eingehender Untersuchungen gewesen. Die lange bestehende Annahme einer Beteiligung der ventralen Zweihügel (Harris) konnte durch Atlas und Ingram, Barris, Hare, Magoun und Ranson, Magoun u. a. widerlegt werden. Durch ihre Untersuchungen wurde der Verlauf der Fasern bestimmt, die am Lichtreflex beteiligt sind. Die beteiligten Fasern nehmen ihren Ursprung in der Retina und ziehen im N. und Tractus opticus entlang der medialen Wand des Corpus geniculatum laterale durch das Brachium des ventralen Zweihügels und bilden ihre erste Synapse in der prätektalen Region. Ein kleiner Teil der Fasern scheint auch im medialen Teil des ventralen Zweihügels zu endigen. Ob und in welchem Ausmaß die Fasern zweiter Ordnung beim Menschen zur

Gegenseite kreuzen, ist unbekannt. Bei Katzen kreuzt der größte Teil der Fasern über die hintere Kommissur zur Gegenseite. Die Neuronen zweiter Ordnung laufen in enger Anlehnung an das zentrale Grau des Aquäduktes zum Edinger-Westphal-Kern des III. Hirnnerven, von dem die pupillenverengernden Fasern des III. Hirnnerven ihren Ausgang nehmen.

Die *Konvergenzreaktion* scheint nach den Untersuchungen von Foerster, Gagel und Mahoney in Übereinstimmung mit Levinson eine getrennte periphere Bahn zu haben. Der zweite unpaare Kern des Oculomotorius, der Kern von Perlia, stellt möglicherweise eine wichtige Schaltstelle für den Konvergenzreflex dar. Das klinische Syndrom der Argyll-Robertson-Pupille (erhaltene Konvergenzreaktion bei lichtstarrer Pupille) hat experimentell bisher nicht erzeugt werden können.

α) *Störungen der Pupilleninnervation und der Augenmuskeln N. oculomotorius*

Im klinischen Bild der akuten Hirndrucksteigerung spielen Pupillenstörungen seit den Beobachtungen von Hutchinson (1862) einer gleichseitig erweiterten und starren Pupille und von Griesinger (1862) einer homolateral verengten Pupille bei den raumfordernden Blutungen des Gehirns eine wichtige Rolle.

Neben klinischen Untersuchungen bei den Hirnverletzungen und ihren Folgeerscheinungen von von Bergmann, Goldstein, Hoessly, Holman und Scott, Kaplan, Kocher, Küttner, Macewen, Menniger, Rand, Ransohoff, Ranzi, Schlesinger, Tönnis, De Quervain u. a., später bei den Hirngeschwülsten Knapp, Körner u. a. (siehe Zusammenfassung bei Pia [1953]) ging man dieser Frage auch experimentell nach, wobei man durch Einbringen von Fremdkörpern in den Epiduralraum eine akute intrakranielle Druckerhöhung wie bei der Epiduralblutung erzielte (von Bergmann, Cushing, Hössly, Kocher, Leyden, Naunyn, Pagenstecher, Schörcher u. a.). Dabei ergab sich mit zunehmendem Hirndruck nach einer Verengung der herdgleichseitigen Pupille eine Erweiterung mit Erlöschen der Lichtreaktion, schließlich an der gegenseitigen Pupille die entsprechenden Veränderungen, so daß im Endstadium beide Pupillen weit und starr waren. Erst sekundär und seltener traten Paresen der vom Oculomotorius versorgten Augenmuskeln auf, am häufigsten und oft schon recht früh kam es zur Ptose, danach erst zu Störungen der übrigen Augenmuskeln in der Reihenfolge: Mm. rectus sup., obliquus int. und rect. int. u. a. (bei den mesencephalen Tumoren [Foerster, Gagel und Mahoney], den temporalen Tumoren [Knapp, Pia u. a.]).

Abgesehen von der Annahme einer kortikalen Auslösung der Pupillenstörungen (Griesinger) standen sich bis in die jüngste Zeit zwei Auffassungen gegenüber, wonach die Pupillenstörungen zustande kommen durch

1. *Reizung des sympathischen Dilatator pupillae* im oralen oder kaudalen Hirnstamm (Braunstein, Hoessly, Naunyn und Schreiber, Schörcher, Sorgo u. a.) und

2. *Lähmung des parasympathischen Sphincter pupillae im N. oculomotorius* (Clarke und Goody, Crouch, Fischer-Brügge, Hoessly, Huber, Pette, Pia, Reid und Cone, Tönnis, Welte u. a.).

Die letztere, bereits früher geäußerte Vorstellung kann erst seit Aufklärung der Zisternenhernien und der durch sie bewirkten direkten Oculomotoriusschädigung als sicher gelten. Eine wichtige Stütze für das Zustandekommen der Dissoziation seiner beiden Funktionseinheiten, der Innervation der Pupillen und der äußeren Augenmuskeln, ergaben die Untersuchungen von Welte, der die leichtere Verletzbarkeit der parasympathischen Pupillenfasern bei peripherer Schädigung gegenüber den Augenmuskelfasern experimentell nachweisen konnte. Gegen eine Kernläsion bei primär einseitigem Befall spricht im Gegensatz zu S o r g o vor allem die Lokalisation der Kerne auf engstem Raum (R e i d und C o n e, W e l t e).

Statistische Untersuchungen des eigenen Materials erlauben eine Reihe von Rückschlüssen, die im folgenden besprochen werden sollen. Eine Gegenüberstellung der Pupillenstörungen und Augenmuskelstörungen bei den raumfordernden Prozessen des Großhirns (Tab. 5) zeigt ein deutliches

Tabelle 5. *Oculomotoriusstörungen bei raumfordernden Prozessen des Großhirns (in Prozent)*

Sitz	Gesamtzahl	h. Pup. enger	h. Pup. weiter	Störung d. Lichtreakt.	Ptose	III. kpl. Parese
frontal	328	4,5	4,8	2,1	3	2,4
parietal	205	13,6	8	3,4	2	1
okzipital	115	10	7	3,4	1,7	1,7
temporal	290	21,7	10,6	9,3	3,1	2,4

Überwiegen der Pupillenstörungen gegenüber den Augenmuskellähmungen, wobei die Verengung der herdgleichseitigen Pupille häufiger als ihre Erweiterung und Störungen der Lichtreaktion sind. Wichtig ist die *Abhängigkeit vom Sitz des raumfordernden Prozesses.* Während sie bei den frontalen Prozessen keine nennenswerte Rolle spielen, nehmen sie in der Reihenfolge okzipital, parietal und temporal zu und erreichen bei den letzteren eine Häufigkeit von mehr als 30%. Weiterhin besteht eine Abhängigkeit von der *Art des raumfordernden Prozesses.* Die Gegenüberstellung der Pupillenstörungen bei malignen und benignen Geschwülsten (Tab. 6) zeigt unabhängig vom Sitz alle Formen bei den malignen Geschwülsten wesentlich stärker ausgeprägt.

Tabelle 6. *Oculomotoriusstörungen bei malignen — benignen Großhirngeschwülsten (in Prozent)*

Sitz	Zahl		h. Pup. <		h. Pup. >		L. R. <		Ptose		III. kpl.	
	ben.	mal.	ben.	mal.	ben.	mal.	ben.	mal.	ben.	mal.	ben.	mal.
frontal	218	110	3,6	6,3	4,5	5,4	0,9	5,4	1,8	5,4	—	7,2
parietal	138	67	9,4	22,2	5,4	10,6	1,4	8	1,4	2,9	0,7	1,5
okzipital	61	54	8,2	11,1	3,2	11,1	1,6	5,5	1,6	1,8	1,6	1,8
temporal	163	127	16,5	28,3	7,9	14,2	6,1	13,3	2,4	3,9	—	5,5

In Tab. 7 sind die Befunde bei den noch fehlenden Lokalisationen aufgeführt.

Bei den sellären oder suprasellären Geschwülsten spielen Okulomotoriusläsionen keine Rolle, sie treten nur in wenigen Fällen nach hinten bzw. zur Seite (Sinus cavernosus) sich ausdehnenden großen Tumoren auf. Die oralen

Hirnstammgeschwülste und noch mehr die Mittelhirngeschwülste zeigen die meisten Veränderungen, wobei es sich im wesentlichen um reine Kernläsionen handelt (Pupillenstörungen vom Typ Argyll-Robertson, doppelseitige Augenmuskellähmungen).

Von den infratentoriellen Geschwülsten zeigen die Geschwülste des kaudalen Hirnstammes und des Kleinhirns nur selten Ausfälle, häufiger die Kleinhirnbrückenwinkel-Tumoren.

Die Zusammenstellungen lassen eine volle Übereinstimmung mit den morphologischen Befunden und ihrer Abhängigkeit von Sitz und Art des

Tabelle 7. *Oculomotoriusstörungen bei zentralen, basalen und Kleinhirngeschwülsten (in Prozent)*

Sitz	Zahl	Anisocorie	Pup. w.	Starre	Ptose	III. kpl.
Hirnstamm oral	90	19	5,5	16,6	—	6,6
Mittelhirn	64	18	30	43,7	—	10,9
Hypophysenadenome	264	—	—	—	1,1	0,7
Craniopharyngeome	116	3,4	—	—	3,4	—
Hirnstamm kaudal	117	2,5	—	0,9	—	0,9
Kleinhirn	375	6,1	—	1,1	—	1,8
Kleinhirnbrückenwinkel	219	h. 8,6	h. 11,4	1	4,5	0,4

raumfordernden Prozesses erkennen. Ihr Auftreten steht in direkter Beziehung zu Art und Ort der Zisternenhernien, ohne die sie mit Ausnahme von Kernläsionen nicht vorkommen. Dabei sind die Hernien der Cisterna basalis (frontale und cerebelläre Geschwülste) von untergeordneter Bedeutung gegenüber denen des paarigen Anteils der Cisterna ambiens (temporal, parietal). Die Betonung bei Kleinhirnbrückenwinkel-Geschwülsten dürfte in ihrer Tendenz liegen, durch den Tentoriumschlitz in die Basiszisternen vorzudringen.

Je akuter die Hirndrucksteigerung erfolgt, d. h. je schneller die Vorgänge an den Zisternen ablaufen, desto häufiger treten Okulomotoriusstörungen auf. Bei den Hernien werden sie nur ausnahmsweise vermißt, wenn fortlaufend kontrolliert wird. Gerade die zeitliche Aufeinanderfolge und der Wechsel der Symptome in Abhängigkeit vom Hirndruck, d. h. von der Störung der Hirndurchblutung, sind kennzeichnend.

Als erstes Zeichen tritt eine Miosis der gleichseitigen Pupille infolge Reizung der Sphinkterfasern auf. Die Lichtreaktion ist zu diesem Zeitpunkt nicht beeinträchtigt. Die Seitenlokalisation bereitet bei ebenfalls normaler Lichtreaktion auf der Gegenseite meistens keine Schwierigkeiten. In der nächsten Phase wird die Pupille zunehmend weiter und in ihrer Lichtreaktion beeinträchtigt, am Ende ist sie weit und starr. Das Auftreten der Augenmuskellähmungen fällt in diese Zeit, am ersten und meist isoliert eine Ptose, danach in der schon erwähnten Reihenfolge die übrigen Augenmuskel. Bei akuter Drucksteigerung läßt sich die Aufeinanderfolge der einzelnen Symptome kaum erkennen. In jedem Stadium, nur selten jedoch im letzten, ist eine Rückbildung der Erscheinungen möglich. *Sie folgen dabei in direkter Abhängigkeit der Hirndrucksteigerung, abzulesen am Grad der Bewußtseinsstörung.*

In der letzten Zeit haben Marguth, Orbach und Vetter bei *elektromyographischer Untersuchung der Augenmuskeln* (Abducens und Rectus internus [Okulomotorius]) Störungen vor klinischer Manifestierung nachgewiesen.

Wir untersuchen zur Zeit mit Cüppers mit dem *Gerät* nach Cüppers, *das eine fortlaufende Registrierung der direkten und konsensuellen Pupillenreaktion erlaubt,* den Ablauf des Lichtreflexes bei Mittelhirneinklemmung. Pupillenstörungen scheinen damit früher nachweisbar und sicher feststellbar zu sein und weitere Änderungen im Ablauf der Pupillenreaktion sich zu ergeben.

Die Pupillenstörungen müssen unter allen Umständen festgestellt und fortlaufend verfolgt werden, da sie nicht nur für die Diagnose der Mittelhirneinklemmung, sondern auch für das therapeutische Vorgehen bedeutsam sind. *Die Anwendung von pupillenerweiternden Mitteln zur Fundusuntersuchung ist bei jeder Hirndrucksteigerung aus diesem Grunde abzulehnen.*

β) *Schädigung des N. trochlearis*

Carillo weist auf die Trochlearisparese als ein charakteristisches Zeichen für die Hernien der Cisterna Galeni hin. Auf Grund des eigenen Materials können wir dazu keine Stellung nehmen, haben aber bei besonderer Beachtung bisher keinen überzeugenden Befund erhoben, auch nicht in einem Falle mit hochgradiger doppelseitiger Verquellung dieser Zisterne (siehe Abb. 21).

γ) *Schädigung im Bereich der Vierhügelplatte*

Supranukleäre, konjugierte Blickparesen, als wichtigste die Heberlähmung, das Parinaudsche Syndrom, wurden gelegentlich bei Mittelhirneinklemmung und den Mittelhirnbrückenblutungen beobachtet (Cushing, Nelson, Putnam, Riessner und Zülch, Wilson und Winkelman), aber bisher nicht systematisch untersucht. Die eigenen Beobachtungen sind in Tab. 8 aufgeführt.

Auf die bekannte Häufung des Parinaudschen Syndroms bei den Vierhügelgeschwülsten, ihres klassischen Symptoms, brauchen wir nur hinzuweisen. Es ließ sich bereits früher zeigen, daß die Geschwülste mit Einwachsen in die Vierhügelplatte, speziell in die ventralen Zweihügel, bevorzugt befallen waren (Pia). Das dürfte auch für die Geschwülste des oralen Hirnstammes gelten. Bei den übrigen Großhirngeschwülsten spielt das Symptom keine nennenswerte Rolle.

Eine gewisse Ausnahme machen die Geschwülste der Okzipitallappen. Die Massenverschiebungen können sich bei ihnen nur nach vorn hin entwickeln, wobei der Druck die Vierhügelplatte trifft und so schädigen kann. Eine Hernienbildung der Cisterna Galeni ist dabei die Regel, aber keineswegs führt jede Verquellung zu einer Blickparese. Obwohl aus der Zusammenstellung keine eindeutige Bevorzugung bei den malignen Geschwülsten zu beweisen ist, dürfte doch die Geschwindigkeit, mit der die Zisterne ausgefüllt wird, ein wichtiger Faktor sein. Fälle mit ausgeprägter Tamponade (siehe Abb. 24 und 34) durch langsam wachsende Prozesse zeigten bei starker Deformierung der Vierhügelplatte keine Blickparesen. Von 34 histologisch bestätigten expansiv wachsenden Geschwülsten der Vierhügelgegend hatten 8, von den restlichen 9 infiltrierend wachsenden 5 eine Blickparese. Diese war bei den supratentoriellen Prozessen mit Ausnahme einiger Abweichungen bei den Vierhügelgeschwülsten immer eine Heberlähmung. Dagegen überwiegt bei den infratentoriellen Geschwülsten,

Tabelle 8. *Blickparesen bei Gehirngeschwülsten*

Tumorsitz	Zahl	Art der Blickparesen						mal.	ben	Gesamt	%
		↑ Zahl	%	↕ Zahl	%	↔ Zahl	%				
frontal	328	2	0,6	—	—	—	—	2	—	2	0,6
parietal	205	2	0,9	—	—	—	—	1	1	2	0.9
okzipital	115	5	4.3	—	—	—	—	4	1	5	4,3
temporal	290	4	1,3	—	—	—	—	2	2	4	1.3
Sella	380	4	1,0	—	—	—	—	—	-	4	1,0
Hirnstamm oral	90	14	9,5	—	—	—	—	9	5	14	9,5
Mittelhirn	64	19	30,0	2	3,0	4	6,0	5	8	25	39,0
Hirnstamm kaudal	117	5	4.2	—	—	2	1,8	—	—	7	6.0
Kleinhirn	375	11	2,9	—	—	14	3,7	12	13	25	6,6
Kleinhirnbrückenwinkel	219	3	1,3	—	—	15	6,9	—	—	18	8,2

verständlicherweise bevorzugt den Kleinhirnbrückenwinkel-Geschwülsten, die seitliche Blickparese. Die kaudalen Hirnstammgeschwülste stehen zwischen beiden. Das Auftreten der Heberlähmung bei den Kleinhirngeschwülsten (siehe auch Bailey, Ecker u. a.) — häufiger als bei den meisten Großhirngeschwülsten — hat zwei Gründe, einmal ein Übergreifen der Geschwulst auf die Vierhügelplatte und daneben die Verquellung der Cisterna Galeni von unten und hinten her, wodurch, wie bei den Okzipitallappengeschwülsten, eine direkte Kompression möglich ist.

Die Untersuchungen zeigen, daß konjugierte Blickparesen bei den Hernien der Cisterna Galeni *vorkommen, insgesamt aber sehr selten sind. Von größter Bedeutung dürfte die Druckrichtung der Massenverschiebungen sein, da Blickparesen am häufigsten bei unmittelbar auf die Vierhügelplatte sich auswirkendem Druck sind.*

Zum Syndrom der *internukleären Ophthalmoplegie* (L'Hermitte, Lutz und Spiller u. a.) und der *Divergenzparalyse* (Parinaud, Bielschowsky u. a.) können wir keine Stellung nehmen. Die letztere Störung ist bei gesteigertem Hirndruck beobachtet und scheint ausschließlich bei infratentoriellen Geschwülsten vorzukommen (Chamlin und Davidoff).

δ) *Gesichtsfeldstörungen*

Jefferson hat darauf hingewiesen, daß es bei der Mittelhirneinklemmung durch Druck auf den Traktus und das Corpus geniculatum zu Gesichtsfeldausfällen kommen kann. Wir sind dieser Frage nicht nachgegangen, da in den meisten Fällen die Hemianopsie Nah- und nicht Fernsymptom, außerdem eine Abgrenzung kaum möglich ist.

Von Bedeutung könnten die Untersuchungen von Ethelberger und Jensen werden, die in 150 von 500 Tumoren verschiedenster Lokalisation anfallsweise auftretende Sehstörungen beobachteten, die sich in Nebelsehen, Wechsel der Farbwahrnehmung, Verdunkelungen bis zur Erblindung und Photopsien äußerten, wobei die Erscheinungen in einigen Fällen auf zentrale Punkte oder homonyme Gesichtsfeldhälften beschränkt waren. Die Autoren machen dafür plötzliche und flüchtige Ischämien in den Okzipitallappen, speziell der Calcarina, durch beginnende Herniation im Tentoriumschlitz mit Kompression der Posterior oder ihrer Äste verantwortlich. Daß es durch venöse Rückstauung im Calcarinagebiet und darüber hinaus je nach ihrer Ausprägung zu derartigen Erscheinungen kommen kann, dürfte sicher sein. Unsere Befunde an den Okzipitallappen — nicht die Infarzierungen — dürften das anatomische Substrat dieser durch Fernwirkung entstandenen Störungen der Sehrinde darstellen. In den Fällen mit Infarzierungen besteht immer homonyme Hemianopsie. Dabei ist kein Unterschied, ob die Schädigung durch Arterienverlegung (Hoff und Seitelberger) oder durch Venenkompression bzw. Unterbindung (Cairns und Harris: Unterbindung der V. occipitalis int.) zustande kommt.

Es läßt sich somit nachweisen, daß es bei den Hernien der Basiszisternen zu flüchtigen und konstanten Sehstörungen kommen kann, die ein echtes Fernsymptom darstellen.

b) Störungen des akustischen Systems

Physiologische Vorbemerkungen

Der caudale Zweihügel stellt die dritte Umschaltstation der komplexen, aus drei, vermutlich aber vier Neuronenketten gebauten zentralen Hörbahn dar. Durch seine Reizung kann man im Tierversuch (Affen) Lautgebung erzielen, während die Durchtrennung des Hirnstamms hinter ihnen sie beseitigt (Ferrier, Marquis).

Beim Menschen scheint er seine Hauptbedeutung als komplexes Integrationszentrum zu haben, in dem er die Masse der Afferenzen aus verschiedensten Systemen integriert und durch Efferenzen mit ihnen verknüpft ist. Nach neueren Untersuchungen (Ades und Brookhart, Rosenblith) darf man annehmen, daß nicht der ganze Komplex der Hirnstammhörkerne zur temporalen Hörrinde projiziert. Dafür spricht die Tatsache, daß die durch Reizung der Schnecke erzeugten Potentiale bei Registrierung von den Hauptpunkten der Hörbahn sich nur bis zum Coll. caudalis ändern, wobei zunehmend ihre Latenz und Amplitude größer und ihre Frequenz langsamer werden.

Die letzte Klärung der zentralen Hörbahn steht noch aus, was sich aus ihrem komplexen Aufbau erklärt, da an jeder Kernstation die Fasern aus tieferen Synapsen enden, während andere zu höheren Zentren weiterziehen, die sich dann wieder mit den Fasern dieser Kerne verbinden und möglicherweise einen Tractus aus Fasern wenigstens zweiter Ordnung bilden. So ist z. B. im Bereich des lateralen Lemniscus die zentrale Hörbahn zusammengesetzt aus Fasern zweiter Ordnung von den clt. Cochleariskernen, dritter Ordnung von den hlt. oberen Olivenkernen und wahrscheinlich dritter und vierter Ordnung von den Kernen des Lemniscus lateralis. Ungeklärt ist auch noch der Kreuzungsweg in den höheren Kernstellen. Die Hauptkreuzungsstelle ist das Corpus trapezoidum, aber sicher kreuzen auch Fasern in der Commissur der beiden kaudalen Zweihügel.

Aus dem komplizierten und teilweise noch ungeklärten Aufbau der Hörbahn ergeben sich die großen Schwierigkeiten, denen man bei der Lokalisation von Hörstörungen in pathologischen Fällen gegenübersteht.

Aus diesen Gründen erscheinen die eigenen Feststellungen zu unsicher, um als objektiver Beleg für die Häufigkeit von zentralen Hörstörungen gelten zu können. Das gilt in noch stärkerem Maße für die zentralen Gleichgewichtsstörungen.

Wir müssen uns auf wenige Angaben beschränken. Wie bei den Blickparesen sind zentrale Hörstörungen besonders häufig bei den Vierhügel- und Mittelhirngeschwülsten, während sie bei den übrigen Geschwulstsitzen sehr selten vorzukommen scheinen. Eine den Blickparesen entsprechende Verteilung fanden wir nicht. Auf eindrucksvolle Fälle mit flüchtigen doppelseitigen Hörstörungen bis zur Taubheit, teils verbunden mit Sehstörungen und Blickparesen in Abhängigkeit vom Hirndruck haben wir früher hingewiesen (P i a).

Hörstörungen bei Hirndrucksteigerung können als isoliertes Symptom nicht mit Sicherheit auf eine Mittelhirneinklemmung bezogen werden und haben daher bis jetzt keine diagnostische Bedeutung.

c) Schädigung der Pyramidenbahn

Im pathologisch-anatomischen Teil haben wir dargestellt, daß bei den Hernien der Basiszisternen mit Verschiebung des Mittelhirns der gegenseitige Tentoriumrand in den Hirnschenkel einschneiden und damit die Pyramidenbahn verletzen kann.

Die so entstehenden homolateralen Pyramidenzeichen sind lange bekannt (Vinar [1841], Ledderhose [1895], Collier [1904], Dupret und Camus [1905], Babinski und Clunet [1908], Claude, Vincent und Valensi [1910] u. v. a.), besonders häufig bei den Schläfenlappengeschwülsten (Mingazzini [1911], Knapp [1918], Artom [1927], Kolodny [1928), siehe besonders Zusammenfassung von Della Beffa und Beduschi [1954]).

Nachdem Groeneveld und Schaltenbrand (1927) auf Grund einer Beobachtung den Druck des gegenseitigen Tentoriumrandes für das Zustandekommen der homolateralen Lähmungen verantwortlich machten, konnten Kernohan und Wolman (1929) nach klinischen und pathologisch-anatomischen Untersuchungen den Beweis für diese Vorstellung erbringen. Sie fanden unter 276 Hirntumoren in 12% eine Incisur im gegenseitigen Hirnschenkel durch den Tentoriumrand, die seitdem als *Kernohan-notch* bezeichnet wird. Klinisch zeigten 7 Fälle ausgeprägte, 15 angedeutete homolaterale Pyramidenzeichen und 5 homolateral betonte Sehnenreflexe, 2 mit klinischen Zeichen keine notch-Bildung. Bei 13 Kranken fehlten Pyramidenbahnsymptome. Mit Aufklärung der Massenverschiebungen müssen wir die Veränderungen am gegenseitigen Hirnschenkel als Teilerscheinung dieser Vorgänge ansehen. In den ersten Beschreibungen des klinischen Syndroms des temporalen Druckkonus werden homolaterale Pyramidenbahnzeichen nicht erwähnt (Vincent, David, Thiébaut, Van Gehuchten u. a.), später von Jefferson, Riessner und Zülch, Schwarz und

Rosner u. a. als wichtiges Symptom gewertet. Die letzteren beobachteten homolaterale Pyramidenzeichen in 9% und Reflexbetonung in 20%, nicht dagegen bei Fällen ohne Uncushernien. Eine besondere Würdigung fanden die homolateralen Paresen bei Bamford, zuletzt bei Della Beffa und Beduschi, die einen Überblick über das gesamte Schrifttum geben.

Neben einer Beeinträchtigung der gegenseitigen Pyramidenbahn in Höhe des Hirnschenkels kann die gleichseitige durch Druck der vorgedrängten medio-basalen Schläfenwindungen geschädigt werden, wofür nach Jefferson gleichmäßiger Befall der Extremitäten, verbunden mit Pupillenstörungen, spricht, jedoch ist auch bei Vorliegen einer *Hemiplegia alternans superior* (Webersches *Syndrom*), d. h. gegenseitige Hemiplegie mit gleichseitiger Okulomotoriusparese, eine sichere Abgrenzung gegen eine höher gelegene, etwa in der Capsula int., Läsion der Pyramidenbahn bei gleichzeitiger Zisternenverquellung in sehr vielen Fällen nicht möglich.

In der folgenden Tab. 9 sind die Beobachtungen des eigenen Materials aufgeführt.

Tabelle 9. *Homolaterale und doppelseitige Pyramidenbahnzeichen bei raumfordernden Prozessen des Gehirns (in Prozent)*

Tumorsitz	Homolaterale		Paresen VII u. XII	Hemiparese	Doppelseitige Pyr.-Z.
	Refl.	Pyr.-Z.			
frontal	2,4	3,6	1,2	1,2	6,1
parietal	3,4	3,8	1,0	1,9	7,8
okzipital	11,0	10,0	9,9	10,4	8,7
temporal	6,2	3,7	6,0	0,3	11,0
Sella	—	—	—	—	3,4
Hirnstamm oral	—	3,0	7,8	3,0	34,4
Mittelhirn	—	—	—	—	30,0
Hirnstamm kaudal	—	—	—	—	4,2
Kleinhirn	—	—	—	—	3,2
Kleinhirnbrückenwinkel	24,2	10,0	—	4,5	10,0

Homolaterale Pyramidenbahnzeichen sind bei den supratentoriellen Geschwülsten insgesamt sehr selten, Paresen kommen nur in wenigen Fällen vor. Eine Ausnahme machen die Geschwülste des Okzipitallappens, bei denen alle Formen in etwa 10% gefunden werden. Doppelseitige Pyramidenzeichen, im allgemeinen pathologische Reflexe, Babinski usw., sind vorherrschend, wobei die Geschwülste des Temporallappens (11%), bevorzugt die des oralen Hirnstammes und des Mittelhirns in etwa einem Drittel die übrigen Lokalisationen weit überragen. Unter den infratentoriellen Geschwülsten fallen die des Kleinhirnbrückenwinkels auf, was in Übereinstimmung mit den Hirnstamm- und Mittelhirngeschwülsten aus ihrer direkten Einwirkung auf den Hirnstamm verständlich ist. Während es sich bei den letzteren um direkte Tumorsymptome handelt, dürfen wir bei den anderen Tumorfernzeichen als Folge der Zisternenhernien annehmen.

Um eine wirkliche Vorstellung von dem Auftreten der Pyramidenbahnzeichen zu bekommen, haben wir in der folgenden Tab. 10 das prozentuale Vorkommen von homolateralen, doppelseitigen Pyramidenzeichen und den Gesamtzahlen, nach Sitz getrennt, aufgeführt.

Dabei wurde jeder Kranke nur einmal aufgeführt, auch wenn bei einem mehrere Veränderungen vorlagen. Auf diese Weise sind die einzelnen Zahlen geringer, was sich vor allem bei den homolateralen Zeichen bemerkbar macht, während die doppelseitigen fast ausschließlich isoliert vorkommen.

Tabelle 10. *Pyramidenbahnzeichen (in Prozent)*

Tumorsitz	Homolaterale Zeichen	Doppelseitige Zeichen	Gesamt
frontal	6,2	6,0	12,2
parietal	5,8	7,5	13,3
okzipital	22,6	7,0	29,6
temporal	10,3	9,0	19,3
Hirnstamm oral	12,5	34,0	46,5

Tabelle 11. *Pyramidenbahnzeichen und Tumorart (in Prozent)*

Tumorart	Homolaterale Zeichen	Paresen isoliert	Doppelseitige Zeichen	Gesamt
benigne Gliome	41,5	38,1	34,1	38
Meningeome	34,8	38,1	10,1	16,8
maligne Gliome	23,7	23,8	55,8	45,2

Wir können danach bei den frontalen und parietalen Geschwülsten in 12 bis 13% mit Pyramidenbahnzeichen als Ausdruck einer Zisternenhernie rechnen, bei den temporalen in fast 20% (Collins 15,1%), überraschenderweise bei den okzipitalen in 30% und bei den Geschwülsten des oralen Hirnstammes sogar in fast 50%. Unter den doppelseitigen Pyramidenzeichen ist umgekehrt der Prozentsatz bei den Schläfenlappengeschwülsten etwas höher als bei den okzipitalen.

Bei der Aufschlüsselung nach Tumorart (Tab. 11) haben wir nur drei große Gruppen gewählt, Meningeome, weitere benigne und maligne Geschwülste.

Während die homolateralen Zeichen bei den gutartigen Gruppen überwiegen, finden sich doppelseitige häufiger bei den malignen Geschwülsten. Wenn man die einzelnen Fälle untersucht, zeigen sie nahezu regelmäßig eine akute Hirndrucksteigerung und weitere Symptome, vor allem Pupillenstörungen, die für eine akute Mittelhirneinklemmung sprechen, was sich bei alleiniger Berücksichtigung der autoptisch gesicherten Fälle bestätigen läßt.

Die Zusammenstellungen von Munro und Sisson, sowie Schwarz und Rosner sprechen im gleichen Sinne. Umgekehrt liegen die Verhältnisse bei den isolierten homolateralen Zeichen. Für die homolateralen Paresen ist das Überwiegen bei gutartigen, langsam wachsenden Geschwülsten bekannt. Bamford beobachtete sie bei den Glioblastomen in 2,5%, den Astrocytomen in 9,6% und den Meningeomen in 10%. In der Zusammenstellung von Della Beffa und Beduschi, die neben 16 eigenen Fällen das Schrifttum berücksichtigen und so 101 Fälle vergleichen, fallen auf die Meningeome 55,55%, die langsam wachsenden Tumoren 19,99% und die schnell wachsenden 24,44%. Im eigenen Material liegen die Verhältnisse etwa gleich, allerdings war ein Überwiegen der Meningeome nicht zu finden. Wir müssen weiterhin darauf hinweisen, daß wir homolaterale Paresen bei malignen Prozessen nur bei okzipitalem Sitz beobachteten, wie überhaupt hierbei die meisten Paresen gefunden wurden, im Gegensatz zu Della Beffa und Beduschi mit Bevorzugung vorderer Hirnabschnitte.

Für die Richtigkeit der eigenen Beobachtung scheinen uns einige bedeutsame Punkte zu sprechen, die sich aus der Abhängigkeit der Massenverschiebungen vom Sitz des raumfordernden Prozesses und der allgemeinen Druckrichtung ergeben. Die Pyramidenbahnen können in der Ebene der Hirnschenkel am leichtesten geschädigt werden, wenn der Druck von der Seite und von hinten seitlich erfolgt, weniger von vorn, da dabei ein „Ausweichen" in den relativ weiten Raum der Cisterna Galeni möglich ist. Für den Einfluß der Druckrichtung scheint uns weiterhin die Tatsache zu sprechen, daß die homolateralen Paresen allein bei den Okzipitallappengeschwülsten bevorzugt den Arm oder isoliert Facialis und Hypoglossus befielen, d. h. die vorderen, medialen Teile des Hirnschenkels getroffen wurden.

Auf die Problematik der seltenen, von uns nicht beobachteten *homolateralen Krampfanfälle* soll nicht eingegangen werden. Wir verweisen auf Della Beffa und Beduschi.

Aus den Beobachtungen lassen sich folgende Schlüsse ziehen: Homolaterale und doppelseitige Pyramidenbahnzeichen sind ein wichtiges Symptom zur Diagnose der Mittelhirneinklemmung. Während homolaterale Zeichen aller Grade fast nur bei chronischer Hirndrucksteigerung vorkommen, sind doppelseitige Symptome Ausdruck einer akuten Hernienbildung in den Basiszisternen. Die Kombination mit weiteren kennzeichnenden Befunden spricht für eine plötzliche Beeinträchtigung des Mittelhirns. Die Verteilung in Abhängigkeit vom Tumorsitz steht in Übereinstimmung mit dem bei ihnen üblichen Grad der Zisternenhernien. Die Betonung bei den Okzipitallappengeschwülsten spricht daneben für den Einfluß der Druckrichtung der Massenverschiebungen. Die Klinik spiegelt die früher dargestellten Unterschiede zwischen Zisternenhernien und Zisternentamponade wider, wenn auch bei direkter Einwirkung, z. B. den Mittelhirngeschwülsten, diese Beziehungen weniger deutlich sind als bei den konjugierten Blickparesen.

d) Das Bewußtsein und seine Störungen

Physiologie

Wie bei allen zentralnervösen Funktionen hat man sich auch bei Klärung des anatomischen und physiologischen Substrates des Bewußtseins oder besser des Zustandekommens des Bewußtseins, des Schlaf- und Wachzustandes immer wieder um lokalisatorische Fragen bemüht mit dem Ziel, ein Zentrum für das Bewußtsein, des Schlaf- und Wachzustandes zu finden.

Es soll ein Überblick über die wesentlichen Untersuchungen und die auf ihnen basierenden theoretischen Schlußfolgerungen gegeben werden, da sie zum Verständnis der neuesten Erkenntnisse durch Magoun und seine Schule erforderlich sind. Auf die zusammenfassenden Darstellungen von Hess, Cairns, Harrison, French, Ranson, Ploog und das Symposion über das Bewußtsein muß daher verwiesen werden.

Unter Bewußtsein wollen wir mit Cobb die Summe und das integrierte Ergebnis aller Wahrnehmungen aus dem Körperäußeren und -inneren und seiner Umgebung verstehen. Es ist verständlich, daß bei dieser komplexen Funktion alle Teile des ZNS beteiligt sein müssen. Unklar und widersprechend blieb jedoch bisher die Lokalisation und Bedeutung bestimmter, auf höherer Ebene liegender Zentralpunkte, d. h. von Stellen, deren Zerstörung den Zustand einer bleibenden Störung des Bewußtseins bis hin zu dem dauernder Bewußtlosigkeit hervorruft.

Außer H. Jackson (1888), der das *Bewußtseinszentrum* in das Großhirn und speziell in die von den vorderen Gehirnarterien versorgten Abschnitte lokalisierte, konzentrieren sich trotz Hinweisen von Mauthner (1890) erst mit Reichardt (1929) alle Untersuchungen auf die Stammganglien und das Hirnstammgebiet, während bei der Schlaf-Wachregulation die Erfahrungen mit der Encephalitis epidemica 1916/17 schon früh den Hypothalamus in den Vordergrund rücken ließen.

Es gibt wohl keinen Abschnitt des Hirnstammes, dem man nicht eine zentrale Bedeutung für das Bewußtsein zugemessen hat.

Die hinteren Hirnstammabschnitte — Medulla oblongata und Pons — verloren aber praktisch völlig an Bedeutung, wenn auch Foerster bei digitaler Kompression der Medulla oblongata, Russel Brain bei Thrombose der Aa. cerebelli post. inf. über Bewußtseinsstörungen berichteten, Denny-Brown und Russel u. a. das Zustandekommen des Commotionssyndroms einschließlich der Bewußtseinsstörungen als Störung dieses Gebietes erklärten und entgegen den Tumoren akute Schädigungen des Brückengebietes, z. B. Blutungen, mit Bewußtseinsstörungen einhergehen (Breslauer, Cairns, Horrax und Buckley, Jefferson, Rosenfeld u. v. a.).

Ebenso waren die Vorstellungen von einer zentralen Bedeutung der Stammganglien trotz der Lokalisation des „Bewußtseinszentrums" in das Corpus striatum (Dandy [nicht bestätigt durch R. Meyers]) und in den Thalamus (Alford, siehe auch Penfields Untersuchungen über die Minorepilepsie: Thalamus und Diencephalon höchster Punkt der neuralen Aktivität — entgegen Brockmann, Heid und Lasky —) nicht zu halten gegenüber den Ergebnissen mit Reiz- und Ausschaltungsversuchen am Zwischen- und Mittelhirn, die sich vor allem mit den Namen von W. R. Hess und Ranson verbinden.

Fulton und Bailey, von Economo, Bailey, Buchanan und Bucy lokalisierten das Bewußtseinszentrum in das mesencephale Höhlengrau, Penfield, Cairns, Oldfield, Penny-Backer und Witteridge forderten aber dazu gleichzeitig eine Beteiligung des Hypothalamus. Bailey und Davis erhielten jedoch bei isolierter Ausschaltung des mesencephalen Höhlengraus (Katzen und Affen) in allen Fällen stuporöse Zustände.

Von entscheidender Bedeutung für die Schlaf-Wachregulation sind ohne Zweifel die hinteren seitlichen Hypothalamusabschnitte. Ob es neben diesem „*Wachzentrum*" ein „*Schlafzentrum*" in den vorderen Abschnitten gibt, dessen Zerstörung bei intaktem Wachzentrum nach den Untersuchungen von Nauta Schlaflosigkeit bewirkt, ist noch unklar. Das hintere Gebiet — „*Wachzentrum*" — ist nach Ranson nicht an die Tätigkeit des Thalamus gebunden. Über die genaue Lokalisation dieses Zentrums und die Schlaf-Wachregulation herrscht bis heute keine Klarheit. Während Ranson und in Übereinstimmung damit Ranson und Magoun, Serota, Fulton, Globus, Harrison, Davison und Demuth u. a. lediglich die hinteren seitlichen Hypothalamusabschnitte als Wachzentrum bezeichneten und nach ihnen die Zerstörung dieses Gebietes Schlaf bewirkt, dieser also etwas Passives darstellt, konnte W. R. Hess durch Reizung eine *somnogene Zone* in einem größeren Gebiet (einschließlich Teilen des Thalamus und der oralen Mittelhirnabschnitte) nachweisen.

Im Gegensatz zu der Ransonschen Auffassung sieht er im Schlaf keinen passiven Vorgang infolge Abnahme der sympathischen Erregbarkeit — Zerstörung erzeugt keinen Schlaf, sondern ein aktives Hemmungsphänomen —, durch Reizung erzielte er Schlaf. Es handelt sich nach ihm um eine physiologische Umstellung infolge ergotroper-trophotroper Steuerung.

Möglicherweise sind auch die Corpora mamillaria wegen ihrer starken Projektionsfasern zu den Thalamuskernen in die Schlaf-Wachregulation eingeschaltet (Bodechtel und Gagel, Davison und Demuth, Harrison u. a.).

Wenn bisher das Bemühen um eine zentrogene Repräsentation des Bewußtseins, des Schlaf- und Wachzustandes, angedeutet wurde, so zeigt die Vielzahl der Lehrmeinungen, daß von verschiedensten Stellen des ZNS, speziell des Hirnstamms und der Stammganglien aus Störungen erzielt werden können.

Trotzdem sprechen die letzten Untersuchungen für die Tatsache, daß bestimmte Substrate im Bereich des Zwischen- und Mittelhirns unerläßlich für die Erhaltung dieser Funktionen sind und als die wesentlichen Integrationsgebiete anzusehen sind.

Daß die in dieser Ebene, also ohne Beteiligung des Großhirns stattfindende Integration einen Bewußtseinszustand und die Schlaf-Wachregulation gewährleisten, zeigen die chronischen Versuche von Thauer, auch von Karplus und Kreidl, entsprechende menschliche pathologische Fälle und die schon zitierten menschlichen großhirnlosen und mesencephalen Wesen (Gamper, Monnier, Willi und Nager, Nielsen und Sedgwick, Puech, Guilly, Fischgold und Bonnes).

Diese Wesen zeigten eine mehr oder minder stark entwickelte, teilweise normale Schlaf-Wachregulation und befanden sich in einem Bewußtseinszustand auf einer niederen, auch vom normalen Säugling durchgemachten Ebene (Cairns: rudimentäres Wachsein).

Dieser Bewußtseinszustand ohne Beteiligung des Großhirns wird also zweifellos im Mittelhirn integriert.

Über sein Zustandekommen bestand keine Übereinstimmung.

Auf die Vorstellungen von W. R. Hess und Ranson über das Zustandekommen des Schlafzustandes sind wir schon eingegangen. Kleitmann und Camille und Bremer sahen in der Desafferenzierung des Cortex die Voraussetzung für das Zustandekommen des Schlafes, während nach Purdon Martin, der Ransonschen Schule u. a. die Unterbrechung der somatischen sensorischen Bahnen in den oberen Hirnstammabschnitten, bzw. hypothalamische

Läsionen mit sekundärer Reduktion der peripheren Zuflüsse, zur Bewußtseinsstörung bzw. Schlaf führen. Thomson dagegen erklärte die Bewußtseinsstörungen bei Verletzungen des zentralen Höhlengraus mit einer Unterbrechung von Bahnen, die von hier aus zum Hypothalamus und Thalamus der Gegenseite ziehen.

Bedeutsam wurden die Untersuchungen von Moruzzi und Magoun, die im Mittelhirn bis zum basalen Diencephalon ein funktionell wohl lokalisiertes System im Bereich der Formatio reticularis identifizieren konnten, dessen Reizung zu einer Synchronisation und Aktivierung des Hirnstrombildes, d h. dem EEG-Bild des Wachzustandes führte, während es bei Läsionen im aufsteigenden retikulären System in der Mittelhirnhaube, dem Sub- und Hypothalamus des Diencephalon zu einer Reduktion oder Aufhebung der kortikalen bioelektrischen Aktivität (Schlaf-Barbiturat-EEG) kam (Lindsey, Bowden, Magoun).

Ohne jeden Effekt blieben Durchschneidungen des Hirnstamms in der Brücke oder im verlängerten Mark sowie ausgedehnte Zerstörungen außerhalb des umschriebenen Haubengebietes, so des zentralen Höhlengraus, der aufsteigenden Bahnen usw. Während bei der Zerstörung des retikulären Systems große Teile der aufsteigenden Bahnen und die sensorischen Relaiskerne des Thalamus unbeschädigt blieben, zeigte ihre isolierte Ausschaltung keine EEG-Veränderungen. Damit war der Beweis erbracht, daß im oralen Hirnstamm ein von den spezifischen afferenten Bahnen unabhängiges, die kortikale Aktivität beeinflussendes System liegt, das *unspezifische aktivierende Retikularsystem.* Damit verknüpft ist das thalamische Retikularsystem, dessen unspezifischen Charakter von Lorente de Nó vermutet und dessen kontrollierender Einfluß auf die Spontanaktivität des Cortex von Morrison und Dempsey nachgewiesen wurde. Seine Bedeutung wurde aber erst von Magoun und Mitarbeitern, Jasper u. v. a. erkannt. Sie konnten zeigen, daß die kortikale Aktivierung nur bei Reizung der Regio intralaminaris des Thalamus und nicht seiner spezifischen Afferenzsysteme auftritt, jedoch bleibt auch bei ihrer Zerstörung der aktivierende Einfluß des retikulären Hirnstammsystems auf den Cortex bestehen (Moruzzi). Sie kamen zu dem Schluß, daß das unspezifische aktivierende Hirnstammsystem, das, wie früher schon erwähnt, in der Mittelhirnebene Zuflüsse aus allen Afferenzen und Efferenzen erhält, von hier aus tonisierend das thalamische Retikularsystem beeinflußt und kontrolliert, während das letztere durch seine diffuse Verknüpfung mit allen Teilen des Cortex und der tieferen Hirnabschnitte und seine als sicher anzusehende topographische Organisation eine zentrale Koordinierung für die cerebrale Aktivität zu bewirken scheint.

Die den hirnelektrischen Veränderungen (Hypersynchronisation, fehlende Reaktion auf sensorische Reize) parallel laufenden klinischen Erscheinungen, bei Affen stärker ausgeprägt als bei Katzen, waren charakterisiert durch einen Zustand von völliger Reaktionslosigkeit, Stupor und Hypersomnolenz, entsprechend dem Coma des Menschen (French und Magoun).

Die Arbeiten von French (siehe auch Cairns, Jefferson) bestätigen diese Ergebnisse für den Menschen. Eine Schädigung dieses Gebietes ist bei Tier und Mensch auf die Dauer mit dem Leben nicht vereinbar, wenn auch für eine gewisse Zeit — in den Fällen von French bis zu 9 Monaten — ein Vegetieren in stuporösem Zustand möglich ist.

Auf die Klinik der Störungen des Bewußtseins und Schlafes, mit denen sich in den letzten Jahren besonders Bremer, Cairns, Cobb, Davison und Demuth, French, Jefferson, Kubick und Adams, Penfield und Erickson, Purdon Martin (siehe auch zusammenfassende Darstellung von Ploog) beschäftigten, soll später eingegangen werden.

Aus den Untersuchungen der letzten Jahre, die zur Identifizierung des unspezifischen aktivierenden Retikularsystems des oberen Hirnstammes, speziell des Mittelhirns führten, lassen sich zusammenfassend die folgenden grundsätzlichen Erkenntnisse ableiten:

Das Retikularsystem des Mittelhirns erhält seine Energie aus der viszeralen und somatischen Peripherie durch kollaterale Verknüpfung mit den spezifischen Afferenzen — es liegt also nicht im direkten Strom dieser Bahnsysteme —, integriert und reizt somit unspezifisch subkortikale Strukturen, speziell die beschriebenen Retikularformationen des Thalamus und Hypothalamus zu einer Aktivität. Allein dadurch, also ohne Integration durch das Großhirn, ist die wesentliche Grundlage für die Erhaltung des Bewußtseins und des Schlaf-Wachzustandes gewährleistet, allerdings auf einer niederen infantilen Ebene. Das Bewußtsein des Säuglings, Anencephale, die Mittelhirnwesen und entsprechende Tierexperimente belegen diese Tatsache.

Zur Entfaltung des Bewußtseins des erwachsenen Menschen ist das Großhirn unerläßlich. Seine Aktivierung durch das unspezifische Retikularsystem des oberen Hirnstammes, zu dessen Vermittlung und Verteilung das des Thalamus eine maßgebende Rolle spielt, und die gegenseitigen Wechselbeziehungen scheinen die physiologische Grundlage dieser höchsten Stufe des menschlichen Bewußtseins darzustellen.

Klinik der Bewußtseinsstörungen

Aus den physiologischen Erkenntnissen ergibt sich die zentrale Bedeutung des oralen Hirnstammes für die Erhaltung des normalen Bewußtseins. So darf man erwarten, daß Schädigungen dieses Gebietes zu Bewußtseinsstörungen führen und daß man umgekehrt aus ihnen auf den Sitz der Schädigung schließen kann. Wenn diesese Folgerungen zutreffen, würden die Bewußtseinsstörungen eine wichtige diagnostische Bedeutung für die Diagnose der Mittelhirnschädigung durch Zisternenhernien haben.

Mit diesen Fragen haben sich in der letzten Zeit vor allem Cairns in seiner Victor-Horsley-Gedächtnisvorlesung, French und Jefferson auseinandergesetzt.

French konnte bei 5 Kranken mit Erweichungen des oberen Hirnstamms nach Traumen und anderen Schädigungen auf Grund der Symptomatik und der bioelektrischen Befunde die experimentell gewonnenen Ergebnisse auch für den Menschen überzeugend bestätigen, desgleichen Lundervold bei einem 13 Jahre alten Jungen mit dreijährigem Coma nach Larynxverschluß mit Herz- und Atemstillstand von 10 bis 15 Minuten (Monrad-Krohn).

Cairns unterscheidet zwischen einem *kaudalen* und einem *oralen Hirnstammsyndrom,* die beide mit kennzeichnenden örtlichen Symptomen und Bewußtseinsstörungen einhergehen.

Das *kaudale Hirnstammsyndrom* zeichnet sich durch anfallsweise auftretende, meist kurzdauernde Bewußtseinsstörungen aus, die fast ausschließlich bei akuten Läsionen auftreten. Der Tod tritt im allgemeinen in wenigen Tagen ein. Daneben bestehen verschiedene vegetative Erscheinungen und Tonusstörungen. Die Bewußtseinsstörungen sah er fast nur bei den Geschwülsten des kaudalen Hirnstamms, in 21 von 32 Fällen, dabei kein Hirndruck, während sie bei den Kleinhirngeschwülsten keine Rolle zu spielen scheinen (5 Bewußtseinsstörungen bei 50 Geschwülsten).

Das *orale Hirnstammsyndrom,* das durch Läsionen des oralen Hirnstamms und des Thalamus zustande kommt — unter 73 Tumoren, meist Craniopharyngeomen, in 37 Fällen — tritt entweder in Form von Anfällen oder als Dauerzustand auf.

Es handelt sich entweder um *tonische Anfälle* ohne nennenswerte vegetative Erscheinungen mit Coma oder häufiger um *kleine Anfälle (Minorepilepsie, Petitmal),* bei denen langsam Bewußtlosigkeit eintritt, die Glieder erschlaffen, der Kranke Gegenstände fallen läßt oder selbst fällt. Gelegentlich folgen große Anfälle. Nicht selten bestehen dabei Blickwendungen, Nystagmus und Tonusänderungen. In Übereinstimmung mit Penfield und Mitarbeitern, Jasper und Fortuyne nimmt er eine Störung im Bereich des Hypothalamus an.

Bei den *comatösen Dauerzuständen,* die bis zu Monaten, teilweise ja mehrere Jahre (Evans: 7 Jahre, Monrad-Krohn: 3 Jahre) bestehen können, handelt es sich entweder um ein tiefes Coma mit Enthirnungsstarre, die von tonischen Anfällen überlagert sein kann, oder um schlafähnliche Zustände, *Hypersomnia, Parasomnia)* (Jefferson). Im Gegensatz zum normalen Schlaf fehlt die normale Erweckbarkeit. Gewöhnlich besteht Stuhl- und Urininkontinenz. Ein spontanes Aufwachen ist möglich, aber meistens verbunden mit schweren Graden von Demenz, Erinnerungsstörungen, manchmal in Verbindung mit Konfabulationen. Einmal wurde ein *akinetischer Mutismus* beobachtet, der sich zeitweilig bis zum Bild der *katatonen Schizophrenie* steigerte. Im Endstadium sind die verschiedenen Comaformen meist von Hyperthermie begleitet.

Wir haben an unserem Material die Beziehungen zwischen Tumorsitz und Auftreten von Bewußtseinsstörungen untersucht (Tab. 12), dabei wurden nur schwere und schwerste Grade aufgeführt.

Tabelle 12. *Bewußtseinsstörungen und Lokalisation*

Lokalisation	Zahl	%
frontal	68	20,7
parietal	51	25
okzipital	32	27,8
temporal	96	31
Sella	31	8
Hirnstamm oral	36	40
Mittelhirn	41	64
Hirnstamm kaudal	9	7,7
Kleinhirn	20	5,4
Kleinhirnbrückenwinkel	55	16

Bei jeder Lokalisation kann es zu Bewußtseinsstörungen kommen. Drei große Gebiete lassen sich aber deutlich abgrenzen. Die höchsten Zahlen weisen die Geschwülste des Mittelhirns mit 64% und des oralen Hirnstamms mit 40% auf. Unter den Großhirngeschwülsten steigt der Prozentsatz von frontal über parietal, okzipital und basal bis temporal von 20% auf 31% an. Gegenüber den supratentoriellen Prozessen spielen bei den infratentoriellen

Prozessen Bewußtseinsstörungen keine wesentliche Rolle. Das gilt sowohl für die Geschwülste des Kleinhirns als für die des kaudalen Hirnstammes. Am höchsten liegen mit 16% unsere Zahlen bei den Kleinhirnbrückenwinkel-Geschwülsten. Die Zusammenstellung spricht überzeugend für die zentrale Bedeutung des oralen Hirnstamms und speziell des Mittelhirns, wobei die Bewußtseinsstörung als Fernsymptom anzusehen ist und über die Zisternenverquellung mit Mittelhirnläsion zustande kommen dürfte.

Das gilt unseres Erachtens in gleicher Weise für den überwiegenden Teil der seltenen Bewußtseinsstörungen bei den infratentoriellen Geschwülsten. Es ist in Übereinstimmung mit den physiologischen Erkenntnissen am wahrscheinlichsten, daß eine Schädigung des oralen Hirnstamms vorliegt, entweder durch Zisternenhernien nach oben oder durch direkte Einwirkung. Dafür spricht die Betonung bei den Brückenwinkelgeschwülsten und die Kombination mit meist weiteren sicheren Mittelhirnzeichen und die autoptische Belegung in einigen Fällen.

Der Einfluß der Zisternenhernien soll in der folgenden Tab. 13 untersucht werden.

Tabelle 13. *Einklemmungserscheinungen und Bewußtseinsstörungen (in Prozent)*

Tumorart	Zahl	Bewußtseinsstörungen		
		Angedeutete	Leichte bis mittelgradige	Schwere bis schwerste
Gesamt	437	16	21	44
benigne Tumoren	194	21	21	31
maligne Tumoren	243	11	21	57

Sie zeigt Bewußtseinsstörungen in drei Schweregraden bei eindeutiger Mittelhirneinklemmung, wobei neben dem Gesamtvorkommen die Verhältnisse bei benignen und malignen Geschwülsten aufgeführt sind. Daraus geht hervor, daß Bewußtseinsstörungen nur selten fehlen, wenn sichere Zeichen der Mittelhirneinklemmung bestehen, am häufigsten bei den benignen Geschwülsten. Bei ihnen überwiegen auch die leichteren Grade. Die malignen Geschwülste dieser Gruppe — und das ist der überwiegende Teil — sind charakterisiert durch das Vorherrschen schwerer und schwerster Formen. Bewußtseinsstörungen fehlen überhaupt nur ausnahmsweise.

Die Zusammenstellung erlaubt zwei wichtige Schlußfolgerungen: Zwischen Bewußtseinsstörungen und Einklemmungserscheinungen besteht Übereinstimmung sowohl hinsichtlich ihres Auftretens als auch ihrer Schwere. Bei den schnell wachsenden Geschwülsten, d. h. bei akutem Verlauf fehlen sie kaum und sind am stärksten ausgeprägt. Damit läßt sich auch für die Bewußtseinsstörungen die Bedeutung der Dauer der Entwicklung herausstellen. Dieser *Zeitfaktor* erscheint wichtiger als Grad und Ausmaß der Zisternenhernien. Bei der Zisternentamponade, aber auch den -hernien, durch langsam wachsende Geschwülste sind meistens trotz oft hochgradiger Verdrängung und Verformung des Mittelhirns, zumindest vor

Eingriffen, keine Störungen des Bewußtseins nachzuweisen, während sie bei allen akuten, primär oder sekundär, Verlaufsformen immer bestehen. Dabei sind allgemein Zeichen der Durchblutungsstörungen und damit des O_2-Mangels nachweisbar, wenn man auch immer wieder die Inkongruenz zwischen den schweren klinischen Erscheinungen und dem morphologischen Befund feststellen muß, wie es eindrucksvoll die Gehirnverletzungen, speziel die Gehirnerschütterung, erkennen lassen.

Zusammenfassend können wir feststellen, daß die Bewußtseinsstörungen Ausdruck einer immer akuten Schädigung des oralen Hirnstamms, vor allem des Mittelhirns, sind, die durch die Hernien der Basiszisternen zustande kommt, wobei Lokalisation und Art des raumfordernden Prozesses in direkter Abhängigkeit von den Massenverschiebungen ihre Entstehung und Schwere bestimmen. Die Bewußtseinsstörungen sind nicht nur ein sicherer Gradmesser für die Mittelhirneinklemmung, sondern darüber hinaus für die allgemeine Hirndrucksteigerung.

e) Zentrale vegetative Störungen

Physiologie

Das um den Aquädukt gelegene Höhlengrau stellt ein wichtiges Glied des zentralen vegetativen Nervensystems dar, dem unter normalen Bedingungen das Zwischenhirnhöhlengrau — der Hypothalamus — übergeordnet ist, das jedoch bei krankhaften Prozessen — z. B. den Craniopharyngeomen, die mit völliger Zerstörung des Hypothalamus einhergehen — die Funktion des Hypothalamus übernehmen kann (Spatz und Wittermann, Tönnis). Bailey und Davis zweifeln auf Grund ihrer an Katzen und Affen durchgeführten Versuche mit umschriebenen Läsionen dieses Gebietes, daß ihm wesentliche Bedeutung für die normale Tätigkeit des Organismus zukommt. Nur unmittelbar nach der Stromzufuhr bestand eine flüchtige Atemvertiefung und -beschleunigung. Alle Tiere gingen jedoch spontan in stuporösem Zustand zugrunde.

Es besteht aber kein Zweifel, daß bei den Läsionen des Mittelhirns zentrale vegetative Funktionsstörungen auftreten. Ob diese Folge einer Beeinträchtigung des zentralen Höhlengraus oder des übergeordneten Hypothalamus sind, läßt sich nur selten klären.

Aus diesem Grunde erscheint es notwendig, einige Bemerkungen über die zentrale Repräsentation dieser Funktionen zu machen. Wichtig ist die Erkenntnis, daß ihre Regulation im Sinne einer Integration nicht an ein umschriebenes Areal, sondern an bestimmte Teile des gesamten Hirnstamms, bis hinab zur Medulla oblongata, für die Thermoregulation sogar einschließlich des Halsmarks, gebunden ist, wenn auch der Hypothalamus und die Medulla oblongata und andere für die Kreislauf- und Atemfunktion Zentralstellen sind.

Von grundlegender Bedeutung wurden die Reizversuche von W. R. Hess, durch die im Hypothalamus zwei Funktionsgebiete isoliert werden konnten. Während Reizung des hinteren medialen Hypothalamus und der meso-diencephalen Übergangsregion sympathische Effekte hervorruft, bewirkt Reizung der vorderen Hypothalamusabschnitte (Area praeoptica, lat. Hypothalamus, Teile des baso-medialen Hypothalamus, Septum) parasympathische. Hess spricht vom *ergotropen bzw. trophotropen-endophylaktischen System.*

Vom rostralen Mittelhirn aus werden ergotrope und trophotrope Reaktionen erzielt, die daran denken lassen, daß sie Reizwirkungen der von den beiden

Koordinationsarealen absteigenden Bahnen, vielleicht auch aufsteigender, darstellen. Andererseits liegt im Mittelhirn eines der wichtigsten ergotropen Gebiete vor, so daß vermutlich auch in dieser Ebene ein echtes Integrationszentrum besteht.

Kreislauf

Reizung der ergotropen, dynamogenen Zone hat auf den Kreislauf einen pressorischen Effekt, bewirkt eine Kreislaufaktivierung. Blutdruck und Pulsfrequenz steigen an. Umgekehrt hat Reizung der trophotropen Zone einen depressorischen Kreislaufeffekt zur Folge, Blutdruck und Pulsfrequenz sinken ab. Neben der Lokalisation spielt die Reizstärke eine Rolle, da im Tierversuch schwache Reize eine depressorische und starke eine pressorische Wirkung zur Folge haben. Bei gleichzeitiger Reizung beider Systeme treten Interferenzerscheinungen auf, die infolge der längeren Nachschwankung der trophotropen Reaktion durch eine kurze pressorische mit nachfolgender depressorischer Reaktion charakterisiert sind.

Wärmeregulation

Die Wärmeregulation ist unter normalen Bedingungen in gleicher Weise an die Tätigkeit des Hypothalamus gebunden. Auch für sie ließ sich ein trophotrop, parasympathisch gesteuerter Mechanismus für die *Wärmeabgabe* im vorderen Hypothalamus von einem ergotrop, sympathisch gesteuerten Mechanismus der *Wärmeproduktion* und *-erhaltung* im hinteren Hypothalamus abgrenzen (Keller und Hare, Ranson und Mitarbeiter u. v. a.). Entsprechend kommt es zum Absinken bzw. Ansteigen der Temperatur, in pathologischen Fällen zu konstanter Hypothermie bzw. Hyperthermie mit Verlust der normalen Regulationsfähigkeit. Gegen die Hegemonie des Hypothalamus für die Wärmeregulation wandte sich vor allem Thauer und stellte damit wie bei seinen Versuchen über die Enthirnungsstarre das für alle zentralnervösen und darüber hinaus Organfunktionen gültige Prinzip der Kompensationsfähigkeit, der *Plastizität des Nervensystems* (Bethe) in den Vordergrund. An Hand von chronischen Versuchen konnte er für die Wärmeregulation nachweisen, daß sich bei Durchschneidung des Hypothalamus und des Halsmarkes nach anfänglichen Regulationsstörungen bei ausreichender Überlebenszeit eine normale Thermoregulation wieder einspielte. Fälle aus der menschlichen Pathologie, die Hypothalamusgeschwülste, Craniopharyngeome usw. bestätigen diese Tatsache für den Menschen.

Atmung

Die Atmung erfährt in gleicher Weise eine Aktivierung durch Reizung der ergotropen Zone und eine Hemmung durch Reizung der trophotropen. Der ergotrope Effekt besteht in einer Beschleunigung und Vertiefung der Atemfrequenz. Beim anästhesierten Tier wurde daneben in einem ventraler liegenden Gebiet konstant eine paroxysmale Tachypnoe erzielt. Demgegenüber ist die trophotrope Reaktion gekennzeichnet durch Verlangsamung und Verringerung der Atemtiefe bis hin zum Atemstillstand. Bei Reizung des unteren Teiles der Massa intermedia kam es zur Dyspnoe, wobei weitere Untersuchungen zur Annahme eines primären Bronchospasmus und damit eines zentral ausgelösten Bronchialasthma führten. Trotz der daneben bestehenden kortikalen Einwirkung (siehe Zusammenfassung bei Turner) kommt den atmungsaktiven Feldern, „dem Atmungszentrum", in der Formatio reticularis der Medulla oblongata die größte Bedeutung zu. In ihm ließen sich Unterzentren, so ein Inspirationsgebiet und ein Exspirationsgebiet (Pitts, Magoun und Ranson), nach Lumsden auf pharmakologischem Wege sogar vier abgrenzen.

Die hier besprochenen vegetativen Erscheinungen stellen nur einen Teil der bei Reizung erzielten Wirkungen dar. Es treten weitere spezifisch vegetative Phänomene je nach ihrer Zuordnung zum sympathischen und parasympathischen System hinzu. Bei Reizung des ergotropen Systems erweitert sich die Pupille, die Piloerektoren treten in Tätigkeit, die motorische und allgemeine Erregbarkeit ist erhöht bis hin zur Wutreaktion, das Tier befindet sich in Abwehr- und Kampfstellung. Umgekehrt löst Reizung im trophotropen System weitere Phänomene aus: Verengerung der Pupille, Speichelfluß, Erbrechen, Entleerung von Blase und Mastdarm, Fressen und vor allem Schlaf. Die trophotropen Phänomene dienen der Erhaltung, dem Aufbau. Entsprechend verhalten sich die Stoffwechselvorgänge.

In beiden Systemen finden wir im Gegensatz zum Cortex keine topographische Repräsentation bestimmter Einzelfunktionen, sondern eine kollektive Repräsentation von synergischen Funktionen, wobei bestimmte Einzelfunktionen zu einem spezifischen somato-autonomen Effekt integriert werden. Dabei wird seine Aktivität durch äußere und innere Bedingungen bestimmt, die ihn erreichen über extero-interozeptive und kortikale Efferenzen. Von den interozeptiven scheinen O_2- und CO_2-Gehalt des Blutes eine wichtige Rolle zu spielen.

Die Eigenregulation bestimmter peripherer Organe und auch zentraler Gebiete wird nicht beeinträchtigt; es erfolgt von Stufe zu Stufe eine Integration zu höher repräsentierten Funktionseinheiten, die in ihrer Gesamtheit im Hypothalamus kollektiv zusammengefaßt sind und integriert werden.

Diese Erkenntnisse geben uns eine Ahnung von dem komplizierten Bau des Systems. Sie zeigen uns einerseits seine Sonderstellung, andererseits aber auch seine Abhängigkeit und Gebundenheit an das Ganze.

Die zentralen vegetativen Störungen

Aus den physiologischen Befunden ersieht man die Schwierigkeiten, denen man bei dem Bemühen um topische Zuordnung bestimmter zentraler Kreislaufstörungen gegenübersteht. Wir müssen zunächst auf Veränderungen in akuten Zuständen bei isolierter Mittelhirn- und bulbärer Einklemmung eingehen.

Tönnis und später Gänshirt haben die Verhältnisse klinisch eingehend untersucht, so daß wir uns im wesentlichen darauf beziehen können. *Blutdruck* und *Pulsfrequenz* können sich an beiden Hirnstammabschnitten gleich verhalten. Der Blutdruckanstieg und die Pulsfrequenzverlangsamung — Cushing-Syndrom — sind bei akuter Mittelhirn- wie bei akuter bulbärer Einklemmung zu beobachten, am Mittelhirn insgesamt seltener, immer aber bei akuter Nachblutung, überhaupt allen akuten komprimierenden Blutungen, nur selten bei Tumoren, auch den schnell wachsenden. Die Pulsfrequenz kann im Gegensatz zu Gänshirt sekundär ansteigen, ohne daß der Blutdruck absinkt; dieser Verlauf ist beiden Formen gemeinsam, anscheinend aber bei Mittelhirneinklemmung häufiger, was mit Gänshirt als aktivierender Kreislaufeffekt im Sinne von Hess zu werten ist. Ob es sich dabei um eine Schädigung des Mittelhirns oder des Hypothalamus handelt, mag dahingestellt sein; beide Vorstellungen können angeführt werden.

Eine sichere Abgrenzung der Kreislaufsyndrome für beide Gebiete erlaubt nur das Verhalten der *Atmung* und der *Temperatur*. Für die bulbäre

Einklemmung ist der akute Atemstillstand kennzeichnend, für die Mittelhirnebene die Beschleunigung ihrer Frequenz. In Mischfällen kommen Übergänge vor.

So sahen wir bei einer Epiduralblutung zunächst ein Cushing - Syndrom, die Atmung war flach, später wurde sie mit Anstieg der Pulsfrequenz beschleunigt, um kurze Zeit später akut zum Stillstand zu kommen. Befallen waren beide Gebiete, in einem weiteren Fall bei ähnlichem Verlauf das Mittelhirn allein.

Während die *Temperatur* bei bulbärer Einklemmung sich nicht ändert, entwickelt sich bei der Mittelhirneinklemmung regelmäßig sekundär, meist nach einigen Stunden, eine zentrale, nur selten beeinflußbare Hyperthermie (Erickson, Griesel, Kautzky, Kroll u. v. a.), die in schweren Fällen als Kontinua besteht und von Tachypnoe, Tachycardie und Blutdruckabsinken begleitet ist. Ein Lungenödem ist die Regel. Eine zentrale Hypothermie haben wir nicht beobachtet (siehe Kaplan, Hart und Browder).

Mit diesen Kennzeichen ist in akuten Fällen eine Abgrenzung beider Gebiete allein vom Verhalten der vegetativen Funktionen möglich. Bei der Enthirnungsstarre befindet sich der Organismus im Zustand stärkster ergotroper Reizung. Die durch die Reedsche Formel errechneten Grundumsatzwerte ergeben eine Steigerung von 60 bis 80%. In chronischen Fällen sind in Übereinstimmung mit den Befunden von Thauer und Peters neben normaler Thermoregulation die übrigen Funktionen intakt. Außer in diesen akuten Fällen sind keine kennzeichnenden zentralen Kreislaufbefunde auf eine isolierte Schädigung eines oder des anderen Hirnabschnittes zu beziehen.

f) Störungen des Muskeltonus und der Körperstellung

Physiologischer Überblick

Die Mittelhirnhaube hat unter normalen Bedingungen eine besondere Bedeutung für die Erhaltung und Koordinierung des Muskeltonus und der Körperstellung.

Durch die *Haltungs- und Stellreflexe*, deren Integration im Hirnstamm erfolgt, wird die normale Tonusverteilung vermittelt, Stehen und Gehen ermöglicht. Während die tonischen Halsreflexe, die Labyrinthreflexe in der Medulla oblongata geschlossen werden, sind die Stellreflexe an das Intaktsein des Mittelhirns gebunden. Über ihre Lokalisation besteht bis heute keine Klarheit. Die Zuordnung zum großzelligen Anteil des roten Kernes (Rademaker) konnte nicht bestätigt werden (Ingram und Ranson). Es dürfte aber als sicher gelten, daß die Stellreflexe in der Ebene des roten Kernes, möglicherweise in der Umgebung der Formatio reticularis, vielleicht aber in einem noch größeren Gebiet (Globus pallidus, N. ruber, N. tegmenti motorius und untere Olive [Spatz]) ihre Repräsentation haben. Für ein umschriebenes *tonogenes Zentrum* ergibt sich nach allem kein Anhaltspunkt (Spatz).

Von grundlegender Bedeutung für die Aufklärung der statischen Funktionen wurden die Untersuchungen von Sherrington (1896), der bei präpontiner Querdurchschneidung an der Katze einen Zustand übertriebener und anhaltender Streckhaltung erzielte und als *Enthirnungsstarre* beschrieb. Bei halbseitiger Durchschneidung des Hirnstamms war die Starre nur in den homolateralen Gliedmaßen ausgeprägt. Spätere Untersuchungen führten zu einer weiteren Differenzierung

(M a g n u s und D e K l e y n, F u l t o n, R a d e m a k e r, R a n s o n u. v. a.). Die Starre tritt auf bei einem Schnitt in der Mittelhirnebene, der die roten Kerne zum größten Teil ausschließt und bleibt bestehen bis zu einem Schnitt unmittelbar oberhalb der Vestibulariskerne, woraus man auf eine Enthemmung der Vestibulariskerne von höherer extrapyramidaler Steuerung schloß und sie für das Zustandekommen der Enthirnungsstarre verantwortlich machte (M a g n u s, B a z e t t und P e n f i e l d). W e e d, K e l l e r und H a r e konnten aber nachweisen, daß die bei kaudaler Durchschneidung auftretende Starre nur kurze Zeit anhält und in eine schlaffe Beugehaltung übergeht, während die klassische Enthirnungsstarre unbestimmt fortdauert. (B a z e t t und P e n f i e l d). Andererseits dürften die Vestibulariskerne, nicht das Labyrinth, bei Aufrechterhaltung der Starre eine wichtige Rolle spielen, da ihre Zerstörung sie sofort beseitigt (F u l t o n, L i d e l l und R i d d o c h). Die Bedeutung der roten Kerne (R a d e m a k e r) konnte durch I n g r a m und R a n s o n, K e l l e r und H a r e widerlegt werden. Eine Modifizierung der Starre erfolgt vom Vorderlappen des Kleinhirns, seine Reizung bewirkt eine Hemmung (S h e r r i n g t o n, B r e m e r), seine Abtragung eine wesentliche Verstärkung (B r e m e r und L e v y). Eine Hemmung läßt sich weiterhin auslösen durch Reizung der Hinterstränge, der Hirnschenkel, der Pyramidenbahnen (F r ö h l i c h und S h e r r i n g t o n) und von peripheren Nerven, wobei die Hemmung im gegenseitigen Antagonisten stattfindet. Ein weiteres Kennzeichen der Enthirnungsstarre ist das Vorhandensein der in der Medulla oblongata integrierten *tonischen Halsreflexe* (M a g n u s und D e K l e y n) bei Fehlen der Stellreflexe. Bei Drehen des Kopfes nach einer Seite erfolgt eine Streckung des gleichseitigen Beines (Kieferbein) und eine Erschlaffung des gegenseitigen (Schädelbein), bei Dorsalbeugung eine Streckung der Vorderbeine und eine Beugung der Hinterbeine und bei Ventralbeugung des Kopfes umgekehrt.

Bei den *Primaten* bestehen einige Besonderheiten. Durchschneidung in der mittleren Collicularebene von S h e r r i n g t o n ruft bei ihnen eine allgemeine Streckstarre hervor, jedoch sind die tonischen Halsreflexe nicht auszulösen, vermutlich wegen der erheblichen Starre (P e n f i e l d und E r i c k s o n). Dieser *tiefen Decerebration* ist die *hohe Decerebration,* d. h. mit Beteiligung der roten Kerne und des Hypothalamus gegenüberzustellen, die als *Entrindungsstarre* bezeichnet wird, da sie bereits bei Abtragung beider Hemisphären auftritt; sie ist gekennzeichnet durch halbgebeugte hemiplegische Haltung der oberen und Streckung der unteren Gliedmaßen. Die M a g n u s - D e K l e y n schen Reflexe sind immer nachweisbar, in den gebeugten Gliedmaßen dazu der Greifreflex.

Die dargestellten Befunde der Tierversuche treten offensichtlich nur nach akuter Schädigung auf, während sie bei protrahierter Durchschneidung fehlen können (T h a u e r und P e t e r s). Ein 30 Tage überlebendes Kaninchen aus der Versuchsreihe von T h a u e r und P e t e r s zeigte bei völliger Durchschneidung mit Zerstörung der roten Kerne und Degeneration der rubrospinalen und kortikospinalen Bahnen keine Enthirnungsstarre und normale Körperreflexe. Ein umschriebenes „Zentrum" ist somit abzulehnen.

Ihrem Wesen nach scheint die Enthirnungsstarre eine Übertreibung der normalen Haltung darzustellen (R i c h t e r und B a r t e m e i e r). Das trifft beim Menschen für die hohe Decerebration zu, während man die Erscheinungen der tiefen Decerebration mit einer Rückkehr zum Status des Vierfüßlers erklären möchte (R u s s e l B r a i n).

Zur Differentialdiagnose dieser Zustände müssen wir noch einige Bemerkungen zur Physiologie des *Kleinhirnvorderlappens* machen. Auf die Hemmung der Enthirnungsstarre bei seiner Reizung und die Verstärkung bei seiner Abtragung wiesen wir bereits hin. Wichtiger sind in diesem Zusammenhang die Ergebnisse bei isolierten Maßnahmen. Bei Abtragung des Vorderlappens kommt es zu einem Zustand von extremem Opisthotonus. Positive Stützreflexe sind nachzuweisen (Connor). Nach 2 Monaten kann das Tier ohne Gleichgewichtsstörungen mit überstreckten Beinen wieder gehen. Snider und Stowell, Adrian, Chang, Soriano und Fulton, Nulsen konnten nachweisen, daß sich innerhalb des Vorderlappens eine genaue funktionelle Lokalisation findet, wobei die fördernden und hemmenden Wirkungen für jede Lokalisation in der Formatio reticularis des Hirnstamms ausgelöst werden (Magoun und Rhines). Auf isolierte Untersuchungen am Nucleus ruber und der Substantia nigra wollen wir hier nicht eingehen.

Enthirnungsstarre beim Menschen

Jackson beobachtete 1870 bei einem Tumor des Kleinhirnmittellappens einen anfallsweise auftretenden Zustand von Streckstarre der Beine bei Beugung der Arme und ausgeprägtem Opisthotonus, den er als „cerebellar fits" bezeichnete. Einen ähnlichen Befund teilte Cushing (1905) mit. Erst nach den Untersuchungen von Magnus-De Kleyn konnten diese Zustände beim Menschen näher geklärt werden. Davis, Walshe, Wilson, Zand u. a. beschrieben unter diesen Gesichtspunkten die ersten Fälle bei Craniopharyngeomen, Jefferson bei zwei epiduralen Hämatomen. Dabei handelte es sich entgegen den Mitteilungen um Zustände von Entrindungsstarre: die Arme waren gebeugt, die Beine gestreckt, die tonischen Halsreflexe auszulösen. Zwei Verlaufsformen ließen sich unterscheiden: die eine gekennzeichnet durch *tonische Anfälle,* die zweite durch eine *Dauerstarre.*

Seitdem liegen zahlreiche Veröffentlichungen vor, aus denen hervorgeht, daß die Zeichen der Enthirnungsstarre bei allen raumfordernden Prozessen, fast ausschließlich des Großhirns und nur selten bei Kleinhirntumoren, vorkommen. Es ließ sich weiterhin zeigen, daß die Zustände Folge einer Hirnstammläsion in Höhe des Mittelhirns durch Zisternenhernien sind. Sie konnten experimentell durch supratentorielle Druckerhöhung erzeugt werden (Reid, Sorgo) — auch bei den eigenen Versuchen — und verschwanden nach Beseitigung des Druckes sofort (Reid). Zisternenhernien waren nachzuweisen. Eigene klinische Beobachtungen und entsprechende von Munro und Sisson nach therapeutischen Maßnahmen (siehe dort) bestätigen den Zusammenhang zwischen Mittelhirneinklemmung und Auftreten der Enthirnungsstarre. Gegenüber dem ausgeprägten klinischen Bild kann der Befund am Hirnstamm gering sein (Jefferson, Freedman, Pia u. a.), Blutungen sind nicht die Regel. Er spricht für eine akute Unterbrechung der Sauerstoffzufuhr. So bezeichnet man zweckmäßigerweise mit Jefferson den Zustand als *funktionelle Decerebrierung.*

Durch diese Untersuchungen ergibt sich die Frage, ob es überhaupt echte *„cerebellar fits"* gibt, ob diese nicht vielmehr eine funktionelle Decerebration darstellen (Fulton), was für den Fall von Jackson zutreffen dürfte. Fulton denkt an eine Unterbrechung der Verbindungen zwischen Pons und Medulla oblongata. Viele Autoren lokalisieren die bei Kleinhirntumoren auftretenden Decerebrationszustände in den oralen Hirnstamm, wobei dessen Schädigung durch Vordringen von Kleinhirnteilen in die Cist. Galeni zustande kommt (Ecker, Jefferson, Riessner und Zülch u. v. a.).

Bailey und Cairns halten an dem Bestehen von Kleinhirnanfällen fest, wobei sie den Opisthotonus und das Auftreten von Unregelmäßigkeiten der Atem- und Herztätigkeit durch bulbäre Asphyxie (Walshe) betonen.

Die eigenen Untersuchungen stützen sich auf 60 Tumorfälle mit Zuständen von Enthirnungsstarre. Wir wollen zunächst bisher nicht untersuchten Zusammenhängen zwischen Lebensalter und Sitz des raumfordernden Prozesses nachgehen.

Die *Alterskurve* (Abb. 71) zeigt ihren Gipfel im ersten Dezennium, fällt schnell ab bis zum dritten und bleibt in den folgenden Jahrzehnten bei weiterem Absinken relativ konstant. In die Zeit *bis zum zehnten Lebensjahr fallen 43,4% aller Fälle von Enthirnungsstarre,* auf die *ersten beiden Jahrzehnte 63,4%.* Zur weiteren Abrundung folgt die Zusammenstellung über Enthirnungsstarre und Tumorsitz.

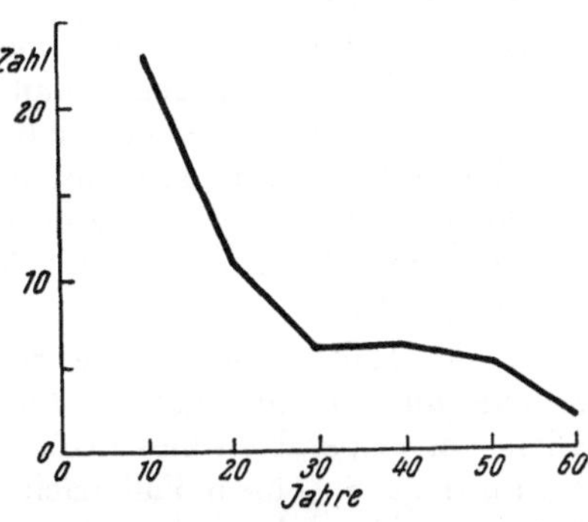

Abb. 71.
Altersverteilung bei Enthirnungsstarre.

Wie bei den schon besprochenen Symptomen sind die Geschwülste des Hirnstammes am stärksten betroffen, allen voran die Mittelhirngeschwülste mit 14%, während die Zahlen für die Geschwülste des oralen und kaudalen Hirnstamms zwar höher als die üblichen, aber doch deutlich geringer sind. Auffallend groß ist das Auftreten der Enthirnungsstarre bei den Kleinhirngeschwülsten. Die supratentoriellen Tumoren, überraschenderweise auch die des Brückenwinkels, sind am seltensten befallen, wobei die temporalen und okzipitalen mit etwa 2,5% die übrigen deutlich überragen.

Die Zusammenstellung läßt die Bedeutung des *örtlichen Faktors* erkennen. Als Ort der Schädigung ist auch klinisch das Mittelhirn anzunehmen. Sie schränkt andererseits den Wert der Alterskurve ein insofern,

Tabelle 14. *Enthirnungsstarre und Tumorsitz*

Tumorsitz	Enthirnungsstarre		Gestorben	
	Zahl	%	Zahl	%
frontal	5	1,5	2	40
parietal	2	1,0	2	100
okzipital	3	2,6	3	100
temporal	7	2,4	7	100
Sella	2	0,5	2	100
Hirnstamm oral	4	4,4	4	100
Mittelhirn	9	14,0	9	100
Hirnstamm kaudal	4	3,4	2	50
Kleinhirn	20	5,3	13	65
Kleinhirnbrückenwinkel	4	1,8	4	100

als die Geschwülste des Hirnstamms und auch des Kleinhirns bevorzugt in den ersten beiden Lebensjahrzehnten auftreten. Trotzdem scheint das *Lebensalter* einen Einfluß zu haben, da die mittleren und älteren Jahrgänge ganz allgemein weniger befallen sind, am ausgeprägtesten bei den

Hirnstammgeschwülsten. Unsere Beobachtungen bei frischen Hirnverletzungen sprechen im gleichen Sinne. Eine *Spontanentstehung* der Enthirnungsstarre findet in allen Altersklassen statt, jedoch nach unsern, allerdings kleinen Zahlen mit zunehmendem Alter weniger. *Die leichte Schwellungs- und Ödembereitschaft des wachsenden Gehirns, hauptsächlich in den ersten Lebensjahren, dürfte neben dem örtlichen einen zusätzlichen Faktor darstellen.*

Die *Tumorart* scheint keine nennenswerte Beeinflussung auszuüben; im Gegensatz zu den übrigen Symptomen überwiegen die der langsam wachsenden Prozesse mit 36 gegenüber 24 Fällen. Immerhin fallen bestimmte Geschwulstarten fast ganz aus, nur je ein Astrozytom des Großhirns und ein Meningeom stehen den größeren Gruppen der Glioblastome (8), Oligodendrogliome (6), Pinealome (5), Medulloblastome (7) und Spongioblastome (13) gegenüber.

In der Hälfte der Fälle wurde das Krankheitsbild erst durch *diagnostische und therapeutische Maßnahmen* ausgelöst. Die *Operation*, vor allem bei inoperablen Geschwülsten, führte in 14 Fällen zur Enthirnungsstarre, dabei in einem Fall nach Verblutung. Weiterhin mußten die *Ventrikulographie* in 12 Fällen, je einmal die *Encephalographie, Arteriographie* und eine ausgiebige *Lumbalpunktion* für ihre Entstehung verantwortlich gemacht werden. 3 Fälle verdienen eine besondere Erwähnung:

1. Bei einem Teratom der Vierhügelplatte traten nach der Ventrikulographie Streckkrämpfe auf, die zunächst durch Ventrikelpunktionen bei erhöhtem Liquordruck jedes Mal zu beheben waren, später bei Liquorunterdruck im Ventrikel konstant blieben und zum Tode führten.

2. Bei einem Spongioblastom des Kleinhirnoberwurms entwickelte sich eine Liquorfistel, bei der wiederholte lumbale Liquorausblasungen erforderlich waren. Nach einigen Tagen entwickelten sich bei Liquorunterdruck Streckkrämpfe, die anfangs nach lumbalen Liquorauffüllungen sofort verschwanden.

3. Eine Kranke mit einem Astrocytom der Stammganglien wurde wegen stärkster Hirndruckerscheinungen fortlaufend entwässert, ohne daß sich die Bewußtseinstrübung nennenswert änderte. Zeichen für eine Mittelhirnbeteiligung waren nachweisbar. Wegen stärkerer Austrocknungserscheinungen erhielt sie 2 Liter Flüssigkeit im Laufe eines Tages, worunter die Benommenheit zunahm. Am folgenden Tage traten akut mit Aufsetzen der Kranken zur Operationsvorbereitung Streckkrämpfe auf, die nach Flachlagerung und Coramingaben schnell zurückgingen und nicht wieder auftraten.

Aus den Beobachtungen ersieht man die pathogenetische Bedeutung plötzlicher stärkerer Änderungen des Liquordrucks, des Überdrucks wie des Unterdrucks, die durch sofortige Behebung der pathologischen Druckänderung, zumindest vorübergehend, zum Abklingen gebracht werden können.

Es ist zu erwarten, daß sich dabei die Vorgänge an den Zisternen akut verstärken und die Dekompensation über eine Beeinträchtigung der Sauerstoffversorgung erfolgt.

Bei *24 Sektionsbefunden,* davon relativ wenige von Prozessen der hinteren Schädelgrube, fehlte eine innere oder äußere Mittelhirneinklemmung in 7 Fällen. 7 Kranke hatten einen Hämatocephalus, 9 eine Mittelhirnblutung, 4 gleichzeitig eine blutige Erweichung des Gyrus hippocampus, einer dazu des Okzipitallappens.

Die Befunde belegen die Abhängigkeit der Enthirnungsstarre von plötzlichen schweren Durchblutungsstörungen im Bereich des Mittelhirns.

Aufschlußreich ist der Befund bei dem oben erwähnten Fall eines Teratoms der Vierhügelplatte.

Der Tumor füllte einen Teil der Cisterna Galeni aus, dehnte sich in den III. Ventrikel und Aquädukt, seitlich in beide Schenkel der Cisterna ambiens aus. Bei fehlendem Tonsillendruck war der Kleinhirnoberwurm in die Cisterna Galeni eingedrungen.

Diese bisher nicht beschriebene Form einer Zisternenhernie ist pathogenetisch bedeutsam, da sie die Abhängigkeit der Zisternenverquellung von den Druckverhältnissen eindrucksvoll belegt. Sie muß bei fehlender Druckerhöhung in der hinteren Schädelgrube als Folge einer durch den Unterdruck entstandenen Sogwirkung aufgefaßt werden.

Bei den *schweren Schädelhirnverletzungen* beobachteten wir im Gegensatz zu Munro und Sisson neben seltenen direkten Gefäßverletzungen (Krauland, Lindenberg und Freytag, Spatz u. v. a.) unter 20 Fällen mit Enthirnungsstarre in keinem Falle eine nennenswerte Zisternenhernie, wie überhaupt die Befunde im Gegensatz zu dem schweren klinischen Bild standen. Eine große Blutung bestand einmal, kleinere Blutungen und hypoxämische Ganglienzellschädigungen verschiedener Grade waren die häufigsten Befunde. Ausgeprägter waren sie bei den Fällen mit *cerebraler Fettembolie.* Bemerkenswert sind noch zwei Beobachtungen, bei denen sich nach einer *Arteriographie* nach operativer Behandlung von subduralen Hämatomen eine Decerebration entwickelte, und ein Fall von *Blitzschlag.*

Für eine Desintegration in Höhe des Mittelhirns sprechen nicht nur die angeführten Beobachtungen, sondern in gleicher Weise die *Klinik der Enthirnungsstarre.*

Ihr Hauptkennzeichen ist die extreme und nicht zu überwindende plastische *Streckstarre* der Gliedmaßen, die nur in seltensten Fällen in Form einer tonischen *Dauerstarre,* am häufigsten von *tonischen Anfällen* vorlag. Diese können oft durch äußere Reize, vor allem Schmerzreize, aber auch durch akustische und optische ausgelöst werden. Meist handelt es sich um generalisierte Erscheinungen, gelegentlich homolaterale, seltener um kontralaterale oder kontralateral betonte Streckkrämpfe. In einigen Fällen waren Arme oder Beine isoliert betroffen. Einen ausgeprägten *Opisthotonus* beobachteten wir gleichzeitig nur bei 5 Kleinhirn- bzw. Brückengeschwülsten. Gegenüber dieser *Enthirnungsstarre* ist eine echte *Entrindungsstarre* nur in 3 Fällen aufgeführt. Die Halsreflexe (Magnus-De Kleyn) ließen sich auch in einem Fall von Enthirnungsstarre auslösen.

Wichtiger als diese bekannten Phänomene sind für unsere Fragestellung die *Vorboten und Begleiterscheinungen.*

Wie schon die Form der Starre nicht für eine pyramidale, sondern eine *extrapyramidal-motorische Störung* spricht, waren häufig zu Beginn oder mit Abklingen des Streckkrampfes Zeichen einer schweren Beeinträchtigung des extrapyramidalen Systems nachweisbar. Diese äußerten sich in stereotypen athetoiden, choreatischen, einmal in ballistischen Bewegungen, mehrere Male von kurzdauerndem Rigor unterbrochen. In einigen Fällen waren diese Erscheinungen konstanter und imponierten als Parkinsonismus oder als Niger-Syndrom mit Akinese und Rigor. In einem Fall begann jeder Anfall mit einem thalamischen Schmerzzustand im homolateralen Bein. Extrapyramidale Störungen fanden sich auch weiterhin ohne Enthirnungsstarre beim Mittelhirnsyndrom, waren aber viel seltener als die schon erwähnten Zeichen. Klassische Syndrome, wie sie von den Gefäßverschlüssen bekannt sind, etwa das *obere oder untere Rubersyndrom*, waren, wie bei der Art der Schädigung zu erwarten, nicht zu erkennen.

Am konstantesten waren Pupillen- und Augenmuskelstörungen, sowie eine Beeinträchtigung ihrer Koordinierung, *Oculomotorius- und Vierhügelsyndrome.* In Übereinstimmung mit Freedman waren die Pupillen in einem Drittel weit und starr, in etwa 10% eng und starr, etwas häufiger die homolaterale Pupille erweitert. In einem Fall liefen die bei den Pupillenstörungen geschilderten Veränderungen nacheinander erst am gleichseitigen, dann am gegenseitigen Auge während des Anfalls ab, so daß schließlich eine doppelseitige komplette Ophthalmoplegie bestand. Nur in 3 Fällen lagen sicher keine Pupillenstörungen vor. Die *äußeren Augenmuskeln* waren weniger häufig betroffen, etwa 10%, meist in Form von doppelseitiger Ptose, sonst kompletter Oculomotoriuslähmung. Störung der *Koordinierung der Augenmuskeln* hatte fast die Hälfte der Kranken. Vorherrschend waren *Blickkrämpfe*, meist nach oben, nur dreimal isoliert oder zusätzlich zur Seite, oder die Bulbi standen in konstanter Divergenz- oder Convergenzstellung, häufig verbunden mit schwimmenden Bewegungen bis zu ausgeprägtem Nystagmus mit und ohne rotatorischer Komponente, vor allem zur Tumorseite gerichtet. In 3 Fällen war der Nystagmus oder ein seitlicher Blickkrampf verbunden mit einer gleichsinnigen Kopfdrehung, Befunde, auf die wir bei den experimentellen Untersuchungen im physiologischen Teil hingewiesen haben. 4 Kranke zeigten zu Beginn oder nach Abklingen des Krampfzustandes eine *akute flüchtige Ertaubung.* Zeichen einer *Läsion der Pyramidenbahnen* wurden in Form eines doppelseitigen Spontanbabinski oder entsprechender Zeichen nur ausnahmsweise vermißt.

Das konstanteste Symptom war die *Bewußtseinsstörung,* fast ausschließlich in Form des tiefen Coma, es fehlte lediglich in 2 Fällen bei Kleinhirngeschwülsten. Das Coma blieb im allgemeinen bis zum Tode bestehen, in den günstig ausgehenden Fällen und einigen anderen ging es in einen stuporösen, parasomnischen Zustand über. Die Bewußtseinsstörungen überdauerten immer die Streckphänomene, auch bei günstigem Verlauf blieben sie länger, bis zu Tagen und Wochen bestehen. Auf die Fälle, die mehrere Jahre im Zustand der Decerebration lebten, haben wir früher hingewiesen.

Die Decerebration ist immer von weiteren *vegetativen Erscheinungen* begleitet. In gut beobachteten Fällen begann der Anfall häufig mit Schweißausbruch, Blässe, meist nachfolgender Röte, selten spontanem Stuhl- und Urinabgang. Im Anfall sind Pulsfrequenz und Blutdruck stark erhöht, die Atmung ist keuchend und beschleunigt — 50 bis 70 Züge in der Minute sind die Regel —, zu Beginn und nach Abschluß vom Cheyne-Stoke-Typ oder in Form der Schnappatmung. In einigen wenigen Fällen erfolgte der Tod an akuter Atemlähmung. In den Pausen sinkt der Blutdruck, meist bei Verkleinerung der Amplitude, ab, die Pulsfrequenz bleibt erhöht. Bei länger bestehenden Zuständen entwickelt sich regelmäßig eine zentrale Hyperthermie. Das Kreislaufverhalten vor dem Anfall ist wechselnd und hängt vom Hirndruck und dem allgemeinen Herz- und Kreislaufzustand ab. Bei einem der fortlaufend untersuchten Fälle kündigten sich jede akute Bewußtseinstrübung und später jeder Anfall durch einen plötzlichen Anstieg des diastolischen Druckes an, der anschließend sich wieder normalisierte.

Wenn das geschilderte Syndrom als Desintegration der neuronalen Funktion in der Mittelhirnebene aufzufassen ist, sprachen weitere Befunde für eine gleichzeitige oder isolierte Schädigung des *kaudalen Hirnstamms.* Bei Vorliegen eines *Opisthotonus* gingen nicht selten *Nackenschmerzen* und *Nackensteife,* teilweise *Parästhesien* in den Gliedmaßen voraus. Hinzu trat einige Male eine *Accessoriuslähmung,* zweimal bestanden nach dem Krampf *bulbäre Symptome.* Die Fälle ohne Bewußtseinsstörungen fallen in diese Gruppe, wie überhaupt diese nicht so ausgeprägt schienen. In einigen Fällen ist eine akute *Atemlähmung* aufgeführt. Der Streckkrampf selbst zeigte keine Abweichungen. Die Prognose war in dieser Gruppe viel günstiger.

Atonische Anfälle

Daneben sahen wir *Anfälle mit akutem Tonusverlust.* Der Anfall beginnt immer mit bulbären Zeichen. Unmittelbar danach erschlafft die Muskulatur, der Kranke sackt in sich zusammen. Es besteht ausgeprägte Hypotonie mit Areflexie und Ataxie. In einem Fall waren nur die Hals- und Nackenmuskulatur betroffen, so daß der Kopf haltlos nach vorn gebeugt hin- und herpendelte. Bei einem weiteren Kranken entwickelte sich im Anfall eine Ertaubung, die mit Abklingen schnell zurückging. Eine leichte Bewußtseinsstörung lag nur einmal vor, in diesem Fall erweiterte sich die homolaterale Pupille, in den übrigen Fällen blieb das Bewußtsein ungestört. Bei zwei gut beobachteten Kranken war die Pulsfrequenz verlangsamt und die Atmung flacher.

In einer zweiten Gruppe bestanden diese atonischen Anfälle immer als Frühzeichen Wochen oder Monate vor der Aufnahme, bis dann spontan oder sekundär echte Streckkrämpfe mit und ohne Opisthotonus, fast regelmäßig mit weiteren Mittelhirnzeichen auftraten. Wir sahen sie in beiden Formen je achtmal, Geschwülste des Stirnhirns, der Stammganglien und der hinteren Schädelgrube stellten die weitaus meisten.

Wir dürfen annehmen, daß es sich bei diesen atonischen Anfällen um ein Syndrom der hinteren Schädelgrube handelt. Es ist naheliegend, dafür ein plötzliches Eintreten der Kleinhirntonsillen in das Hinterhauptsloch verantwortlich zu machen.

In 2 Fällen wurde in der Annahme eines Kleinhirntumors die hintere Schädelgrube freigelegt und eine Ausziehung der Tonsillen gefunden. Beide starben unter den Zeichen der Mittelhirneinklemmung. Der akute Tonusverlust kann entweder als plötzliche, vermutlich durch O_2-Mangel bedingte Schädigung des Kleinhirns, nach unserer Auffassung aber wahrscheinlicher als *akutes spinales Schocksymptom* gewertet werden.

Zusammenfassend können wir somit zwei große Gruppen von Anfällen mit Tonusveränderungen unterscheiden.

Die Enthirnungsstarre, seltener auch die Entrindungsstarre, sind durch ihre Kombination mit ausgeprägten Mittelhirnsymptomen, einschließlich der Bewußtseinsstörung und der vegetativen Erscheinungen, als akute funktionelle Decerebrierung in der Mittelhirnebene anzusehen. Sie kommen bei Geschwülsten jeder Lokalisation über eine Zisternenverquellung durch plötzliche Sauerstoffunterbrechung zustande, wobei Änderungen im Liquordruck sich besonders verhängnisvoll auszuwirken scheinen. Die Decerebrierung tritt am häufigsten bei direkter Schädigung, d. h. den Mittelhirngeschwülsten auf. Das Kindesalter ist, offensichtlich durch seine leichte Ödembereitschaft, bevorzugt befallen.

In einigen Fällen kann man auf Grund von bulbären Begleiterscheinungen, Opisthotonus u. a., eine isolierte und gleichzeitige Schädigung des kaudalen Hirnstammes vermuten. Ob dabei eventuell die Störung im Kleinhirnvorderlappen zu lokalisieren ist, kann bis jetzt nicht sicher entschieden werden.

Die atonischen Anfälle sind auf Grund ihrer Begleiterscheinungen, wobei vor allem die Nackensteife, die Beteiligung des Akzessorius und des Vagus zu erwähnen sind, als akute Schädigung in der Ebene der Medulla oblongata, vermutlich noch etwas tiefer, anzusehen und dürften durch Tonsilleneinpressung in das Hinterhauptsloch ausgelöst werden. In Übereinstimmung damit stellen Geschwülste des Kleinhirns, des Stirnhirns und der Stammganglien den größten Teil.

g) Differentialdiagnose: Mittelhirneinklemmung — bulbäre Einklemmung

Die durch die Massenverschiebungen und Zisternenhernien hervorgerufene Schädigung der beiden Gefahrenpunkte — das Mittelhirn und das verlängerte Mark — zu einem möglichst frühen Zeitpunkt zu erkennen und anzugehen, ist für den Kranken lebensentscheidend. Darum müssen die Syndrome der Mittelhirneinklemmung und der bulbären Einklemmung sicher gegeneinander abgegrenzt werden. Im älteren Schrifttum hat man unter anderem als wichtiges Symptom der Mittelhirneinklemmung Nackenschmerzen und -steife und den Opisthotonus angesehen. Wir haben neben ihnen Paresen des Abducens und Akzessorius in ihrer Abhängigkeit vom Tumorsitz untersucht (Tab. 15).

Danach besteht kein Zweifel, daß diese Symptome vor allem ein Kennzeichen der Geschwülste der hinteren Schädelgrube mit Ausnahme des kaudalen Hirnstammes sind. Sehr hoch ist weiterhin der Prozentsatz bei den Geschwülsten des Mittelhirns und des oralen Hirnstammes, während er bei den Großhirngeschwülsten weniger ins Gewicht fällt. Immerhin fanden sich bei ihnen Nackenmuskelsymptome in 17 bis 27%, relativ oft war noch der Abducens befallen. Die geringe diagnostische Bedeutung der Abducensparese beim Hirndruck ist seit Cushings Nachweis seiner Kompression durch die mittleren Kleinhirnarterien bekannt. Abgesehen von direkten Läsionen seines Kerngebietes oder in seinem Verlauf, z. B. den sellären Prozessen im Sinus cavernosus, spricht seine Schädigung für eine Druckerhöhung in der hinteren Schädelgrube. Bedeutsamer ist die Akzessoriusbeteiligung. Da dieser Nerv als einziger Hirnnerv durch das Foramen magnum zieht, darf seine Schädigung als ein wichtiges Zeichen der Tonsilleneinklemmung an-

Tabelle 15. *Nackenmuskelerscheinungen, Abduzens- und Akzessoriusschädigung und Geschwulstsitz (in Prozent)*

Tumorsitz	Zahl	Nackenschmerz und -steife	Abd.	Acc.
frontal	328	17	4	1,5
parietal	205	20	6,9	3
okzipital	115	27	6	0,9
temporal	290	26	8,3	2,4
Hirnstamm oral	90	38	11	9
Sella	380	6,6	10,5	0,3
Mittelhirn	64	51	15,6	7,8
Hirnstamm kaudal	117	15,3	6	5
Kleinhirn	375	64,2	34,6	14,1
Kleinhirnbrückenwinkel	219	35	23,3	9

gesehen werden. In gleicher Weise sind die Nackenmuskelsymptome am naheliegendsten mit einer Reizung der oberen Spinalwurzeln, etwa über eine Reizung der Häute, durch Eintreten der Tonsillen in den Spinalkanal zu erklären. Somit müssen diese Symptome damit in Zusammenhang gebracht werden und sind kein Kennzeichen der Mittelhirneinklemmung. Die Mischbilder finden ihre Deutung im gleichzeitigen Befall beider Gebiete.

Bestehen die geschilderten Symptome als einziges Zeichen, so sind sie beweisend für eine Einklemmung im Hinterhauptsloch. Häufiger noch, vor allem in akuten, anfallsartigen Zuständen, sind sie von weiteren Symptomen begleitet. *Dieses akute „bulbäre Einklemmungssyndrom"* ist gekennzeichnet durch *Nackenschmerzen, Opisthotonus, Parästhesien in den Gliedmaßen, Akzessoriusbeteiligung, Erbrechen, Singultus, Schwindel, Bradycardie, Blutdruckhypertonie, Cyanose, Verlangsamung der Atmung, vor allem Atemstillstand, eventuell weitere bulbäre Symptome, Schluckstörungen, Dysarthrie, nicht so selten Magen-Darmbeschwerden bis zur Blutung, atonische Anfälle mit Areflexie. Störungen des Bewußtseins fehlen nicht selten oder treten sekundär auf.*

Demgegenüber ist das „akute Mittelhirnsyndrom" charakterisiert durch die verschiedenen Grade der peripheren Okulomotoriusschädigung, vor allem Pupillenstörungen, supranukleäre Augenmuskelläsionen, homolaterale und doppelseitige Pyramidenbahnzeichen, eventuell akuten Gehörverlust,

Bewußtseinstrübungen bis zum Coma, Zeichen der Enthirnungsstarre, zentrale Hyperthermie, Tachypnoe, Lungenödem, eventuell Blutdruckhypertonie und Tachycardie.

Mit diesen Kennzeichen des akuten Syndroms haben wir für jede Lokalisation sichere Symptome, die auch in subakuten oder chronischen Fällen eine Abgrenzung ermöglichen. Damit läßt sich ebenfalls bei Mischformen der Hauptschädigungsort feststellen. Nicht selten kann man im klinischen Bild den Übergang von einem Syndrom zum anderen ablesen:

Bei einem frontalen Glioblastom entwickeln sich plötzlich Kopf- und Nackenschmerzen, Erbrechen, Akzessoriusparese, anschließend Hypotonie und Areflexie. Der Zustand verschwindet. Kurze Zeit später wird der Kranke comatös, wobei die homolaterale Pupille sich verengt, danach weit und starr wird. Doppelseitige Pyramidenzeichen sind auszulösen. Ventrikelpunktion und weitere Maßnahmen ändern den Zustand nicht. Er stirbt in tiefem Coma. Es findet sich neben einer mittelgradigen Tonsillenausziehung eine ausgeprägte Hernienbildung der Cisterna basalis und ambiens auf der Tumorseite.

Ein derartiger Symptomwechsel muß unter allen Umständen erkannt werden, um nicht eventuell durch falsche Maßnahmen die Katastrophe zu beschleunigen oder auszulösen.

Das wichtigste Problem ist die Diagnose der beginnenden Einklemmung, die zwar klinisch in nahezu allen Fällen möglich ist, deren „geringe Symptome" aber immer wieder falsch gedeutet werden. Es sei nur an die bei Kleinhirntumoren so oft durchgeführte Appendektomie und an die verhängnisvolle Deutung der Einklemmungserscheinungen als cervikale Osteochondrose erinnert (Zülch, Pia).

h) Mittelhirneinklemmung und morphologischer Befund

Am Schluß des klinischen Teiles ist zu untersuchen, ob und in welcher Weise Übereinstimmung zwischen klinischem und anatomischem Befund besteht.

Die isolierten Hernien der Cisterna basalis sind meistens ohne klinische Erscheinungen, selbst eine Schädigung des in ihr verlaufenden Okulomotorius fehlt im allgemeinen.

Die Hernien im paarigen Teil der Cisterna ambiens, der Cisterna Bichat, machen in der Regel ausgeprägte Erscheinungen. Im Vordergrund stehen Pupillen- und Augenmuskelstörungen und Läsionen der gleich- und der gegenseitigen Pyramidenbahn.

Bei *Hernien der Cisterna* Galeni liegt das Hauptgewicht auf Störungen der Vierhügelplatte, im wesentlichen auf konjugierten Blickparesen; Trochlearisparesen konnten wir im Gegensatz zu Carillo nicht überzeugend nachweisen. Da bei den Hernien dieser Zisterne der venöse Abfluß in besonderem Maße gestört sein kann, sind neben mehr „umschriebenen" Läsionen allgemeine zu erwarten, Bewußtseinstrübungen bis hin zur Decerebration. Zu erwähnen sind auch Hemianopsien, Photome und weitere Reizerscheinungen der Sehrinde.

Schwere vaskuläre Schäden, vor allem Blutungen, die bei den Hernien der beiden letzten Zisternenabschnitte auftreten, zeigen immer das Bild ausgedehnter Funktionsstörungen. Tiefes Coma ist die Regel, die Decerebration häufige Begleiterscheinung.

Ausdehnung und Ausmaß der Zisternenhernien stellen ohne Zweifel einen wichtigen Faktor dar, klinische Bedeutung gewinnen sie aber erst, wenn sie sich akut im Gefolge stärkster Hirndrucksteigerung entwickeln. So rückt der zeitliche Faktor in den Mittelpunkt. Von ihm hängt es ab, ob die beeinträchtigte Zirkulation über die an sich zahlreichen Collateralen normalisiert werden kann. Ist eine Kompensation möglich — und das geht nur bei langsamer Entstehung —, bleiben selbst ausgedehnte Hernien und Deformierungen des Mittelhirns bei der Tamponade (siehe Abb. 34, 35 und 40) ohne klinische Erscheinungen. Ein solches Mittelhirn befindet sich in einem außerordentlich labilen Zustand; kleinste, normalerweise unwichtige Belastungen können zum funktionellen Zusammenbruch führen. Je akuter die Schädigung erfolgt, um so leichter und ausgedehnter treten Ausfälle auf, wobei so oft die Inkongruenz zwischen morphologischem Befund und klinischem Bild ins Auge springt.

Die klinischen Symptome laufen dem Grad der akuten Schädigung parallel und lassen mit Einschränkung Rückschlüsse auf den morphologischen Befund zu. Sie bleiben stumm in vielen Fällen chronischer Entwicklung. Nur ein Symptom ist kennzeichnend: die isolierten homolateralen Pyramidenbahnzeichen.

Damit spiegelt auch die Klinik die bedeutsamen Unterschiede zwischen akuter und chronischer Hirndrucksteigerung, zwischen Zisternenhernien und Zisternentamponade wider.

2. Röntgenbefunde bei den Zisternenhernien

a) Verlagerung der Zirbeldrüse

Im morphologischen Teil wurde auf die Bedeutung der Pinealisverschiebung hingewiesen. Entsprechend haben wir einer verkalkten Zirbeldrüse auf dem Röntgenbild besondere Beachtung zu schenken.

Seit der ersten Beobachtung von Schüller 1906 liegen große Zusammenstellungen über das Vorkommen der Pinealisverkalkungen vor. Sie sind bis zum zehnten Lebensjahr sehr selten (Dyke bei 2724 Fällen in 5,1%), werden häufiger bis zum 20. Lebensjahr (Naffziger bei 215 Fällen in 15,5%). Danach steigen die Zahlen zunehmend bis zum 50. Jahr an, um dann etwa gleich zu bleiben (Lorenz). Die Angaben über das Gesamtvorkommen schwanken beträchtlich. So fand Bronner (127) Pinealisverkalkungen in 30%, Naffziger (215) in 45%, Vastine und Kinney (616) in 47,9%, Dyke (2724) in 51% und schließlich Boening (3300) in 70%.

Diese Unterschiede erklären sich offensichtlich aus einer ungleichen Alterszusammensetzung der einzelnen Beobachtungen (Lorenz). Man darf annehmen, daß über dem 20. Lebensjahr Pinealisverkalkungen in der Hälfte bis zu zwei Dritteln vorkommen.

Auf die einzelnen *Meßmethoden* kann nicht eingegangen werden.

Die einfachste, schnell durchzuführende und dabei sichere Methode ist die von Lorenz. Auf dem Sagittalbild liegt die Pinealis in normalen Fällen immer, auch bei verdrehtem Schädel, auf der über der Verbindungslinie zwischen beiden Warzenfortsatzspitzen gebildeten Mittelsenkrechten.

Auf dem *Seitenbild* verbindet man den oralsten Punkt der vorderen Schädelgrube mit der obersten Kante des Felsenbeins und zieht eine zweite Linie vom ersten Punkt zur Pinealis. Der Winkel beträgt bei normaler Lage 15 Grad ± 2 Grad. Abweichungen sind als pathologisch anzusehen, wenn nicht ausgeprägte Schädelanomalien vorliegen. Schlägt man weiterhin einen Kreisbogen, der durch den Porus acusticus externus geht, so trifft dieser die Pinealis bei normaler Lage.

Wenn auch die Verschiebungen nach unten und hinten am häufigsten gefunden werden, so hat doch für die Frage einer Mittelhirnläsion die Lateralverschiebung die größte Bedeutung, die darüber hinaus auch die Seite des raumfordernden Prozesses sichert. Im eigenen Material fanden wir sie unter Bezug auf die Gesamtzahl bei den frontalen Geschwülsten in 2,7%, den temporalen in 4,5%, den parietalen in 9,7% und den okzipitalen in 5,2%.

Wir können zusammenfassen, daß Verlagerungen der verkalkten Pinealis auf dem Röntgenbild sicher bestimmt werden können, sie sind Ausdruck der bei Hirndrucksteigerung ablaufenden Massenverschiebungen und lassen aus ihrer Form auf die Richtung dieses Kompensationsvorganges schließen.

b) Die angiographische Diagnostik

Bei Besprechung der morphologischen Befunde haben wir zeigen können, daß bei den Hernien der Basiszisternen für jeden Zisternenabschnitt charakteristische Verlagerungsformen vorkommen.

Nachdem Tönnis und Pia auf Grund der Mitteilung von Zülch über die Basalverdrängung der A. cerebri post. berichteten, konnte später Pia an Hand angiographischer und autoptischer Untersuchungen nachweisen, daß bei der Mittelhirnverschiebung das Gefäß immer nach medial, gelegentlich auch nach basal gedrängt, dadurch gleichzeitig angespannt und gestreckt wird (siehe auch Kautzky und Zülch). Decker wies auf eine allgemeine Senkung des Gefäßes entsprechend einer Basalverschiebung des Tentoriums bei supratentorieller Drucksteigerung der hinteren Schädelgrube hin. Die eigenen Befunde werden von Johanson bestätigt, der sich im wesentlichen mit den Veränderungen an den zentralen Venen beschäftigt.

Auf den Gefäßbildern lassen sich die für unsere Fragestellung wichtigen Gefäße immer leicht erkennen (Abb. 72 a bis d). Die A. communicans post. zieht von der A. carotis int. in einem Bogen nach basal und lateral und vereinigt sich mit dem Vertebralisgebiet. Die sich anschließende A. cerebri post. verläuft am seitlichen Rand des Mittelhirns und bildet mit dem Gefäß der Gegenseite die stets symmetrische *pedunkuläre Gabel* (Radner). Etwa in Höhe des äußeren Gehörganges teilt sie sich in die Hauptäste, die basale, nach lateral verlaufende A. temporo-occipitalis und die oberhalb und medial von ihr gelegene A. occipitalis interna mit den Aa. parieto-occipitalis und calcarina.

Auf dem Venenbild (Abb. 72 c und d) erkennen wir die V. magna Galeni an ihrem nach kranial offenen Bogen um das Balkenende herum und der Einmündung in den Sinus rectus. Nach vorn zu schließt sich die V. cerebri int. an, von basal her mündet in sie die V. basalis, nachdem sie von hinten die V. occipitalis int. aufgenommen hat.

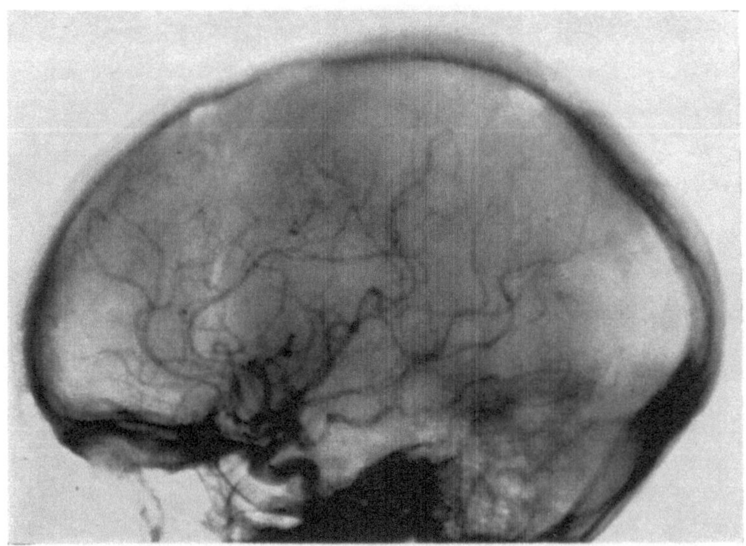

Abb. 72 a.

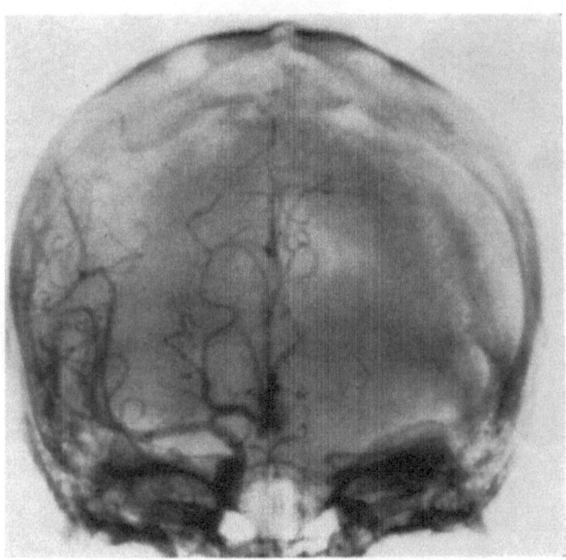

Abb. 72 b.

Die Abbildungen a und b zeigen ein normales Arteriogramm. Die Aa. communicans post. und cerebri post. haben sich von der A. carotis int. aus dargestellt.

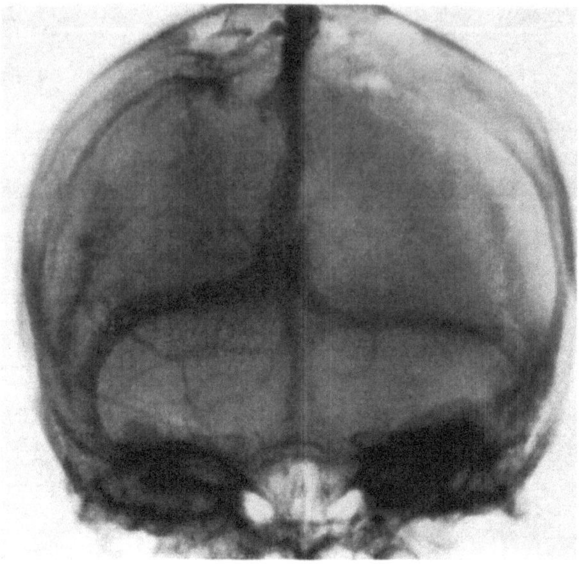

Abb. 72 c.

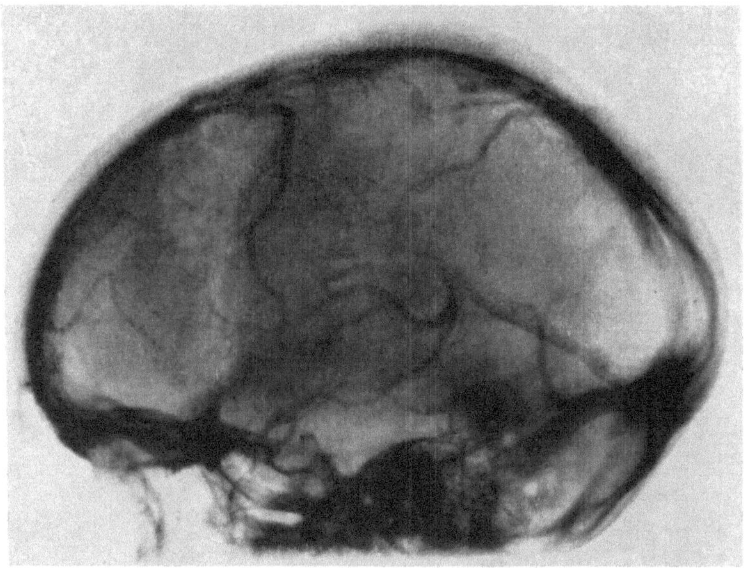

Abb. 72 d.

Die beiden Abbildungen c und d zeigen ein normales Phlebogramm. Auf dem ap.-Bild c der Längssinus, der Confluens und die beiden Quersinus. Unmittelbar neben dem Confluens die orthograd getroffene V. magna G a l e n i.

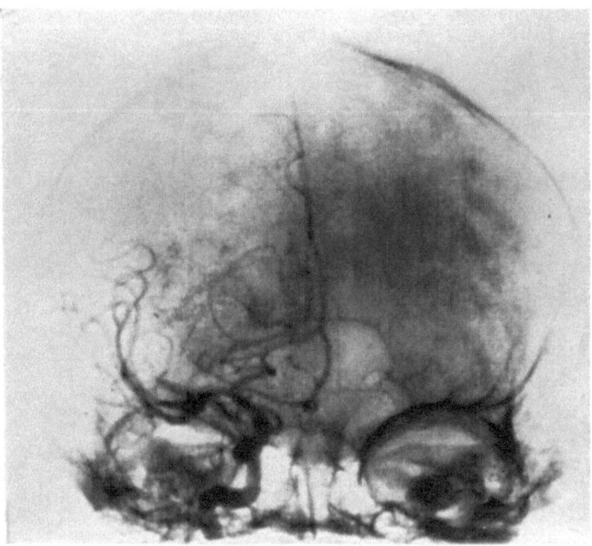

Abb. 73 (siehe Abb. 41). Die A. communicans post. und der hintere Teil der A. cerebri post. sind nach medial gedrängt. Okzipitales Glioblastom mit Hernien der Cisterna basalis und Galeni.

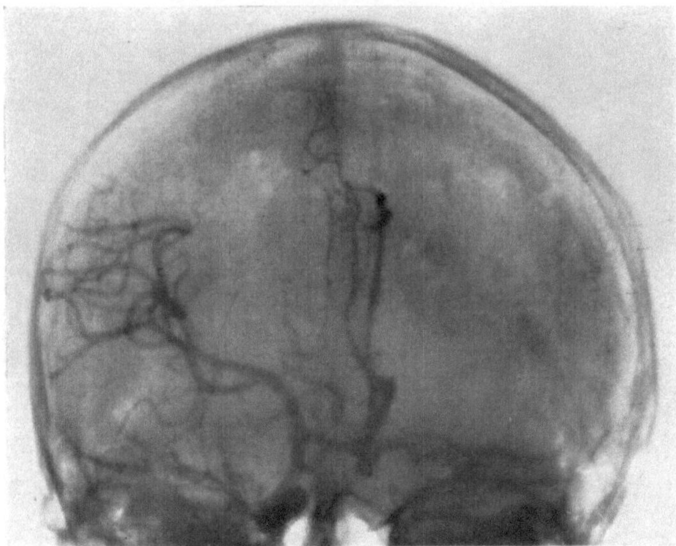

Abb. 74. Ap.-Bild eines temporalen Glioblastom mit Anhebung der Mediagefäße und Parallelverschiebung der Anterior über die Mittellinie. Zwischen beiden die schwächer gefüllte A. cerebri post. Starke Medialverdrängung mit scharfer Knickbildung unmittelbar vor Aufteilung in die beiden Hauptäste (freier Tentoriumrand.)

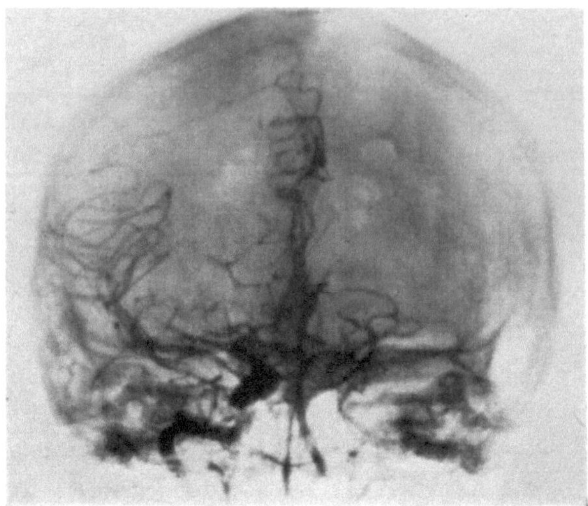

Abb. 75. Ap.-Bild eines temporo-medialen Tumors. Neben dem Carotisgebiet das der Vertebralis dargestellt. Links normale Lage der Posterior, rechts stark nach medial verlagert, desgleichen die Endäste, die scharf abgeknickt sind.

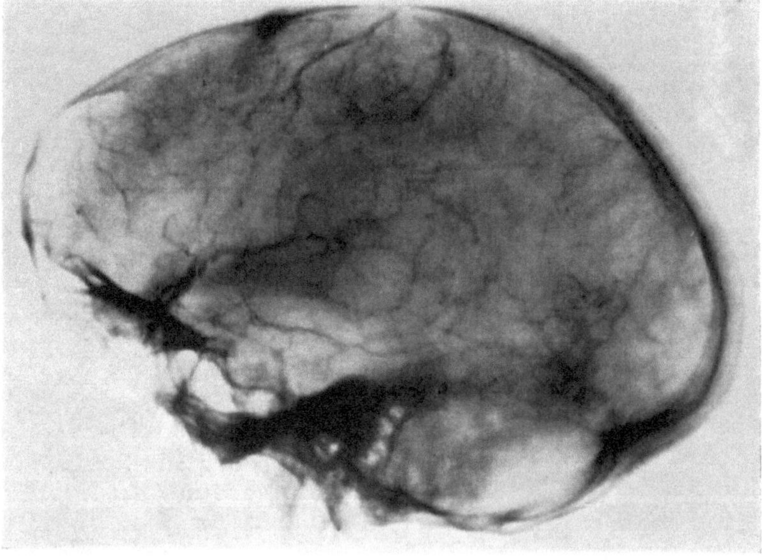

Abb. 76 (siehe Abb. 75). Schwache Füllung der inneren Venen. V. basalis, oberhalb der erweiterten Sella beginnend, unter vermehrter Streckung nach basal verschoben.

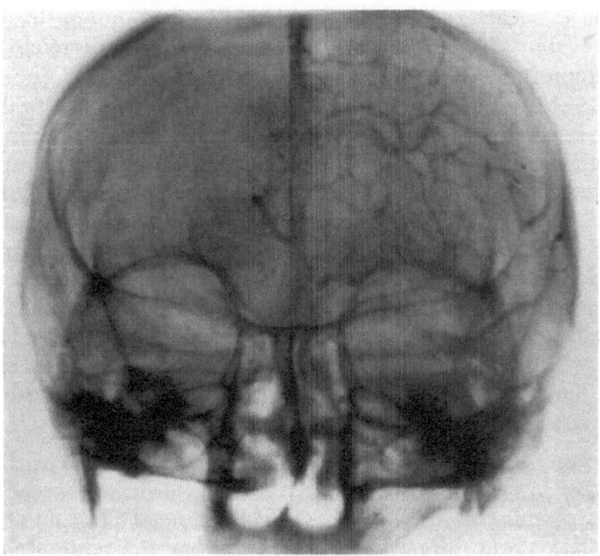

Abb. 77 a. Phlebogramm bei einem okzipitalen Glioblastom. V. magna Galeni zusammen mit Vv. cerebri int. über die Mittellinie gedrängt, Knickung. Die zweite an der Einmündung in den fixierten Sinus rectus.

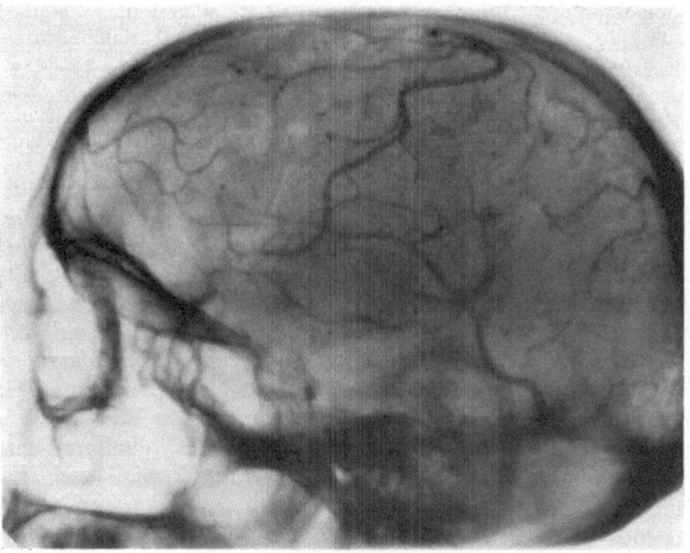

Abb. 77 b. Gute Darstellung der inneren Venen einschließlich V. magna Galeni. Sinus rectus nur angedeutet gefüllt.

Im Bereich der Cisterna basalis werden die A. communicans post. und oft der Anfangsteil der A. cerebri post. im vorderen Bereich der Hirnschenkel bogenförmig nach medial gedrängt (Abb. 73) und erreichen manchmal die Mittellinie. Ist die Cisterna Bichat in größerer Ausdehnung befallen, so werden gleichzeitig die hinteren Abschnitte bis zur Gabelung nach medial gedrängt. Eine erhebliche Anspannung mit und ohne Basalverlagerung gehört immer dazu (siehe Abb. 68 a bis e). Die einseitigen Hernien der Cisterna Galeni erkennt man daran, daß die beiden Hauptäste gestreckt sind und eine scharfe Abknickung an der Stelle aufweisen, wo sie den freien Tentoriumrand kreuzen, und gleichfalls nach medial gedrängt werden (Abb. 74). Die Verlagerungen der Gefäße und Deformierung der pedunkulären Gabel sieht man am besten bei doppelseitiger Darstellung der Posterior (Abb. 75). Die V. basalis verhält sich bei den Hernien der Cisterna Bichat wie die A. cerebri post. Sie ist gestreckt und nach basal, gleichzeitig nach medial verschoben (Abb. 76).

Bei hochgradiger Verquellung der Cisterna Galeni wird — oftmals stärker als die A. pericallosa oder sogar isoliert — die V. cerebri int. über die Mittellinie verlagert und mit ihr die V. magna Galeni. Kennzeichnend ist für diese Form die *doppelte Knickbildung*, die laterale an der Einmündungsstelle der V. cerebri int. und die mediale bei Mündung in den durch das Tentorium fixierten Sinus rectus. Fast regelmäßig ist der Sinus rectus in diesen Fällen nur geringgradig gefüllt oder stellt sich gar nicht dar, während die V. magna Galeni und V. cerebri int. gestaut erscheinen (Abb. 77 a und b). Verlagerungen nach oben und unten sind in ausgeprägten Fällen sicher zu erkennen.

Die angiographischen Befunde sind in nahezu allen Fällen bei der Carotisangiographie zu erheben, da sich die Posterior in einem großen Prozentsatz bei der Zisternenverquellung von der Carotis int. darstellt (Fischer-Brügge, Tönnis und Pia) und bei fehlender Darstellung die Venen eine Diagnose gestatten. Aus dem Grad der Verlagerung läßt sich im allgemeinen eine Unterscheidung zwischen den Zisternenhernien und der Zisternentamponade treffen.

Wir haben somit für jeden der drei Abschnitte der Basiszisternen ein angiographisches Verlagerungssyndrom gefunden. Es ist gekennzeichnet für die Cisterna basalis durch eine Medialverlagerung der A. communicans post., für die Cisterna Bichat durch eine Medialverlagerung, Streckung und gelegentliche Basalverschiebung der A. cerebri post. und der V. basalis mit einseitiger Verformung der pedunculären Gabel, und für die Cisterna Galeni durch eine Streckung und scharfe Abknickung der Endäste der A. cerebri post., Medialverdrängung der A. occipitalis int. und in ausgeprägter Form durch Lateralverlagerung der V. cerebri int. und V. magna Galeni mit scharfer Abknickung an der Stelle ihrer Vereinigung und der Einmündung in den Sinus rectus. Eine Kranial- und Kaudalverschiebung der beiden Venen findet sich bei entsprechender Druckrichtung der Massenverschiebungen.

Diese Verlagerungssyndrome stellen ein getreues Abbild der Formveränderungen im Bereich der Zisternen, besonders des Mittelhirns und der oberen Brücke dar und gestatten somit bereits präoperativ eine sichere Feststellung über Ort, Ausmaß und Art der Verformung und Verlagerung der oralen Hirnstammabschnitte.

Somit hat nach unserer Auffassung die Angiographie bei den raumfordernden Prozessen neben ihrem Wert für die Tumordiagnostik und die früher besprochenen Zirkulationsverhältnisse eine entscheidende Bedeutung für die Diagnose der oralen Hirnstammveränderungen gewonnen.

c) Ventrikelbefunde

Verlagerungen des Ventrikelsystems haben bisher keine Bedeutung in der Diagnostik der Zisternenhernien erlangt. Die Veränderungen am Boden des III. Ventrikels, seine fast senkrechte Aufrichtung, eine leichte Anhebung und Seitwärtsverlagerung des Hinterhorns (Le Beau), manchmal auch sein Verschluß (Gardner und Nosik) sind zu unsichere Befunde, um eine Diagnose zu erlauben. Sie sind kennzeichnender für Geschwülste der Brücke (Lysholm). Wilson und Lutz benutzen zur Höhenlokalisation des Tentoriums einen Winkel, gebildet aus der Verbindung vordere Schädelgrube zum Proc. clinoideus ant. und zum Recessus suprapinealis, der normalerweise 140 Grad beträgt. Bei supratentoriellen Geschwülsten wird er infolge Senkung des Tentoriums größer, bei den infratentoriellen kleiner, so daß hieraus auf eine Verlagerung des Hirnstamms nach unten bzw. oben zu schließen ist, worauf auch German und Wilson hinweisen. Bei Eindringen von Kleinhirnteilen in die Cisterna Galeni fanden sie eine Eindellung des III. Ventrikels von hinten her wie beim Vierhügeltumor.

Über die Bedeutung der *Zisternographie* läßt sich noch nichts Sicheres aussagen, wenn man auch mit dieser Methode kennzeichnende Befunde erwarten könnte. Wir verfügen über keine eigenen Erfahrungen, da wir ihre Durchführung wegen der großen Gefährdungsmöglichkeit ablehnen.

F. Prognose der Mittelhirneinklemmung

Die Prognose der Einklemmungserscheinungen läßt uns die Bedeutung dieser Veränderungen für das Schicksal des Kranken in ihrer ganzen Tragweite erkennen.

Schon die ersten Untersucher (Vincent und Mitabeiter, Van Gehuchten, Jefferson, Tönnis, Riessner und Zülch) wiesen auf die außerordentlich ungünstige Prognose hin und gaben therapeutische Maßnahmen zur Behebung der Schädigung und Entlastung des Hirnstamms an.

Es konnte bei den Schläfenlappengeschwülsten gezeigt werden, daß die Mortalität bei manifester Mittelhirneinklemmung in Abhängigkeit vom klinischen Bild 60 bis 100% betrug (Pia). Die Untersuchungen am gesamten Krankengut sind in Tab. 16 aufgeführt.

Die Mortalität bei den Zisternenhernien liegt für alle Tumoren zwischen 50 und 90%. Eine Ausnahme machen die homolateralen Pyramidenbahnzeichen, da sie kennzeichnend für eine langsame Entwicklung sind. Entsprechend liegen die Zahlen bei den benignen Geschwülsten deutlich niedriger als bei den malignen. Das gilt nicht für alle Symptome. Okulomotoriuslähmungen, Decerebration und schwere Bewußtseinsstörungen haben die gleiche Mortalität von etwa 90%, nur geringe Unterschiede bestehen bei Blickparesen, zentralen Hörstörungen, doppelseitigen Pyramidenbahnzeichen und Pinealisverschiebungen mit einer Mortalität um 70%. Es handelt sich bei ihnen um die prognostisch ungünstigsten Symptome, die in jedem Falle für eine schwere, im allgemeinen irreversible Mittelhirnschädigung sprechen. Bei den restlichen Erscheinungen hängt der Verlauf vorwiegend von der Tumorart, d. h. der Geschwindigkeit, mit der sich die Zisternenhernien entwickeln, und weiterhin bedingt von ihrem Ausmaß und Sitz ab. Abgesehen von den Vierhügelgeschwülsten war eine sichere Abhängigkeit der

Tabelle 16. *Zisternenhernien und Mortalität (in Prozent)*

Symptom		Benigne Tumoren	Maligne Tumoren	Gesamtzahl
Einklemmungszeichen		51	72	60
Nackenschmerzen und -steife		46	70	51,7
Abduzens-Akzessoriusparese		43,8	68	47,6
Pupille homol. <		41	70	56,6
Pupille homol. >		52	70	60
Ptose		48	73	60
Komplette Oculomotoriusparese		92	90	91
Blickparese		65	78	57,6
zentr. Gehörstörungen		65	75	68
homol. Pyramidenzeichen		34,4	52	38
homol. Paresen		28	33	36,6
doppelseitige Pyramidenzeichen		66,4	76	70
Pinealisverschiebungen		65	75	68
Decerebration		83	79	86
Bewußtseinsstörung	leicht	32	65	43
	mittelgradig	57	87	66
	schwer	90	84	72

Symptome vom Sitz der Geschwulst nicht zu erkennen. Lediglich bei der *Decerebration* unterschieden sich die Geschwülste des Stirnhirns, des kaudalen Hirnstamms und des Kleinhirns mit einer Mortalität von 40, 50 bzw. 65% von allen anderen Lokalisationen mit 100%. Allein mit einer Bevorzugung des Kindesalters ist diese Abweichung nicht zu erklären, wenn sie auch bei ihnen mit 72% relativ gering war. Der Grad der Zisternenverquellung am Mittelhirn könnte eine Rolle spielen, da bei den drei Geschwulstsitzen diese Zisternen im Gegensatz zur Cisterna magna sehr viel seltener befallen sind. Die Schädigung könnte so unterhalb der Mittelhirnebene liegen. In diesem Zusammenhang ist auf die *atonischen Anfälle* hinzuweisen, die nahezu ohne Mortalität waren.

Aus dem Schrifttum ergeben sich keine Anhaltspunkte, da diese Zusammenhänge nicht untersucht wurden. Es muß betont werden, daß die Prognose der Decerebration nicht in jedem Falle infaust ist. Freedman berichtet sogar über ein Überleben in 13 Fällen von 19, fast ausschließlich bei Hämatomen, von denen allerdings 6 schwerstens geschädigt blieben und Anstaltspflege bedurften. Galagher und Browder sahen unter 100 epiduralen Hämatomen 38 Decerebrationen. Es wurden 19 mit doppelseitigen und 6 mit einseitigen Zeichen operiert, 4 bzw. 6 überlebten. Aus dem eigenen Material und dem von Freedman geht die bessere Prognose bei einseitigem Befall nicht überzeugend hervor.

Trotz der eindrucksvollen Gegenüberstellung hat die Tabelle nur bedingte Gültigkeit insofern, als die Bedeutung der „prognostisch günstigeren" Symptome überbewertet ist. Ein Tumorkranker, der als einziges Symptom etwa eine homolaterale Miosis, doppelseitige Pyramidenveränderungen oder ein Zeichen des bulbären Syndroms aufweist, ist zwar gefährdeter als ein Kranker ohne diesen Befund, aber keineswegs in einem solchen Ausmaß, wie es die Gegenüberstellung wiedergibt. Sie können nur relativ und in Verbindung mit weiteren Symptomen gewertet werden. Unter ihnen ist als das wichtigste die *Bewußtseinsstörung* anzusehen. Aus ihrem Grad ist die Prognose am untrüglichsten abzulesen. Sie ist gleichzeitig das konstanteste Symptom und fehlt bei akuter Schädigung nur in Ausnahmefällen. Sie erlaubt die Abgrenzung eines *akuten, subakuten und chronischen Einklemmungssyndroms.* In chronischen Fällen fehlt normalerweise eine Bewußtseinsstörung, die Prognose ist immer günstiger zu beurteilen als bei akuter und subakuter Einklemmung.

Bei einem fast faustgroßen Meningeom der Fissura Sylvii, das bei chronischem Verlauf zur Erblindung geführt hatte, bestanden doppelseitige Pyramidenzeichen, eine fast komplette homolaterale Parese, eine Blickparese nach oben und eine doppelseitige Abduzensschwäche. Das Bewußtsein war vielleicht gering eingeengt. Die Operation verlief glatt, die Mittelhirnzeichen bildeten sich langsam zurück, zuletzt die Parese.

Es wäre falsch, einen derartigen Befund zu unterschätzen; ganz besondere Vorsicht ist geboten, da es sich um einen außerordentlich labilen Zustand handelt, der durch diagnostische und therapeutische Maßnahmen leicht in die Dekompensation, den funktionellen Zusammenbruch, übergehen kann, worauf wir oben näher eingegangen sind.

Neben der Bewußtseinsstörung erlaubt der Zustand des *Kreislaufs* wichtige prognostische Rückschlüsse. Besonders ungünstig ist ein niedriger Blutdruck mit enger Amplitude, meist verbunden mit Pulslabilität. In diesen Fällen liegt bereits eine Dekompensation vor, während beim Cushing-Syndrom als Reizsyndrom das Kreislaufsystem noch zentral reguliert wird und somit sich in labiler Kompensation befindet. Die manifeste und konstante zentrale *Hyperthermie* ist als letales Zeichen zu werten. In diesen Fällen, die vom Coma, meist Pupillenstarre, oft Decerebration begleitet sind, sollte man diagnostische und operative Maßnahmen nicht vornehmen, da sie den völligen Zusammenbruch zur Folge haben. Das gilt nicht nur für die raumfordernden Prozesse, sondern in gleicher Weise für die schweren Schädel-Hirnverletzungen (Pia).

Das Schicksal des Kranken wird bestimmt durch den Zustand der Hirnstammfunktionen. Er stirbt nicht an seinen Hirnkrankheiten, und mögen sie noch so ausgedehnt sein, sondern am funktionellen Zusammenbruch des oralen Hirnstamms, wobei der Mittelhirnebene die Hauptbedeutung zukommt. Ebenso wichtig, wenn auch bei den Geschwülsten zahlenmäßig sehr viel geringer, ist die Dekompensation in der Ebene des verlängerten Markes, deren hervorstechendes Merkmal die Atemlähmung, gefolgt vom Coma, ist. In beiden Gebieten ist das pathophysiologische Substrat des „zentralen Todes" zu suchen.

Diese Funktionsstörung rechtzeitig zu erkennen und anzugehen, ist die zwingende Folgerung, der gegenüber die Behandlung des primären Leidens oft erst sekundäre Bedeutung hat.

G. Therapie der Zisternenhernien

Die Therapie hat sich gegen die zwei Kardinalsymptome: 1. die *Hirndrucksteigerung* und 2. *die Beeinträchtigung der Hirndurchblutung* und damit der *Sauerstoffversorgung* zu richten.

Operative Maßnahmen

Die operativen Maßnahmen zielen auf eine Beseitigung der mechanischen Beengung des Mittelhirns ab. Vincent und David haben als erste die *Beseitigung des temporalen Druckkonus* durch Aussaugen der vorgetretenen Schläfenwindungen durchgeführt und damit mehrfach in akuten Fällen Heilungen erzielt. Guleke, Jefferson, Le Beau und Tönnis haben teilweise wegen der Gefahr einer Posteriorschädigung die *Spaltung des Tentoriumschlitzes* vorgeschlagen, wobei Guleke statt des üblichen temporalen einen okzipitalen Zugang wählte. Es kam ihm dabei auf die Entlastung der V. magna Galeni an, nachdem Payr in der gleichen Absicht die *Falcitomie* durchführte.

Schönbauer dürfte wohl als erster (1933) eine Eröffnung des Tentoriumschlitzes vorgenommen haben. Er führte diesen Eingriff bei einem durch Ependymitis des III. und IV. Ventrikels entstandenen Hydrocephalus zur Entlastung des Aquäduktes von der hinteren Schädelgrube aus durch.

In letzter Zeit empfahlen Guiot und Janny, Poppen, Kendrick und Hicks die isolierte Eröffnung des Tentoriumschlitzes, die letzteren daneben eine *fortlaufende (24 bis 72 Stunden) Ventrikeldrainage* bei gleichzeitiger Drainage der Resektionshöhle als Routinemaßnahmen. Auf diese Weise soll neben dem örtlichen auch der allgemeine Druck gesenkt werden. Munro und Sisson wählten in ihren Fällen schwerer Hirnverletzungen einen okzipitalen Zugang. Vor Eröffnung des Tentoriumschlitzes wurde durch *Tentoriumpunktion* (Le Beau) der in diesen Fällen angeblich in den Basiszisternen immer unter erhöhtem Druck stehende Liquor abgelassen.

Von ihren 67 operierten Kranken starben 42 = 63%. Nur in 24 Fällen war eine Hernienbildung nachweisbar, mit letalem Ausgang in 18 Fällen = 75%, von den 43 ohne in 24 = 56%. Diese Zahlen entsprechen nach unserer Erfahrung der bei den schweren Hirnverletzungen üblichen Größenordnung und sind kein Beweis für den Erfolg der Maßnahmen. Außerdem steht hier im Vordergrund die durch das Trauma direkt ausgelöste Mittelhirnläsion, die nur in den seltensten Fällen durch Zisternenhernien zustande kommt. Bei dieser sind die Basiszisternen aber „trocken".

Die von ihnen vorgeschlagene lumbale *Liquordruckmessung und -entnahme* zur „Diagnose“ der Mittelhirneinklemmung halten wir in Übereinstimmung mit allen Autoren für bedenklich. Wir selbst führen nach dem jetzigen Vorgehen von Tönnis zunächst die Spaltung des Tentoriumschlitzes aus und beseitigen anschließend die vorgetretenen Windungen, da bei einfacher Spaltung mehrfach eine Rückbildung der Mittelhirnverschiebung und der Zisternenhernien nicht zustande kam. Bisher wurde der Eingriff nur bei temporalen, okzipitalen und infratentoriellen Geschwülsten, jeweils von dem entsprechenden Zugang aus, durchgeführt. Bei den frontalen und parietalen erscheint der Eingriff gleichzeitig mit der Tumorentfernung zu groß und belastend. Trotz der Einschränkung seiner Anwendungsmöglichkeit kann durch ihn ein Teil der sonst hoffnungslosen Fälle am Leben gehalten werden. Tönnis konnte bei den temporalen Oligodendrogliomen auf diese Weise die Mortalität von 35 auf 12% senken (Pia). Weniger überzeugend liegen bisher die Zahlen bei den Glioblastomen.

Wesentlich günstiger sind die Zahlen bei der *bulbären Einklemmung* bei infratentoriellen Tumoren. Die Resektion des Atlasbogens, eventuell von weiteren Halswirbeln, gehört neben der notwendigen Erweiterung des Hinterhauptsloches als Routinemaßnahme zur Freilegung der hinteren Schädelgrube. Die Gefahr ist bei ihnen meist wesentlich geringer, da man bei dem bestehenden Hydrocephalus durch Ventrikelpunktion, eventuell Drainage, eine wirksame Druckentlastung durchführen kann, während diese Maßnahmen nach unserer Erfahrung bei den meist engen Ventrikeln der Großhirngeschwülste häufiger das Gegenteil bewirken. Bei Großhirntumoren wegen bulbärer Einklemmung eine Entlastung der Medulla vorzunehmen, ist wegen Zunahme der Mittelhirneinklemmung abzulehnen, wie unter der Diagnose eines Kleinhirntumors operierte supratentorielle Geschwülste eindrucksvoll belegen.

Bei starker Verquellung des Gyrus cinguli unter der Falx her zur Gegenseite haben wir jetzt regelmäßig die *Falcitomie* ausgeführt und blutig infarzierte Teile reseziert. Die Prognose scheint damit gebessert werden zu können.

Es braucht nicht betont zu werden, daß diese Maßnahmen ohne gleichzeitige Tumorentfernung oder innere Entlastung wirkungslos sind.

Die *Tracheotomie* hat sich bei allen comatösen Patienten mit zentraler und primär mechanischer Atembehinderung als eine wirkungsvolle Maßnahme erwiesen (Dunsmore, Scoville, Reilly und Withcomb, Ulin und Rosomoff, Robertson und Pollard, Pia, Zander und Graf). Die Atembehinderung führt über eine Rückstauung im kleinen Kreislauf zur venösen Druckerhöhung im Schädelinneren und damit zur Hirndrucksteigerung. Durch die Tracheotomie wird dieser verhängnisvolle Circulus vitiosus in vielen Fällen wirksam unterbrochen; mit Normalisierung der Atmung sinkt der Venendruck, die cerebralen Erscheinungen bilden sich zurück (Pia).

Konservative Maßnahmen

Die Beeinflussung der Hirndrucksteigerung durch *Entwässerung mit hypertonischen Lösungen in Kombination mit Diuretica* wird immer mehr angezweifelt; sie erscheint wegen der nachfolgenden Gegenregulation und der Belastung für den Wasserhaushalt und den Kreislauf problematisch, bei gestörtem Kreislauf sicher bedenklich. Wir haben sie seit zwei Jahren ganz verlassen und keine Nachteile dabei gesehen.

Die *Theophylline*, am besten die wasserlöslichen, senken den Venendruck, wie Heinrich und Weissbecker bei Herz- und Asthmakranken nachwiesen. Ihre Brauchbarkeit bei gesteigertem Hirndruck sollte untersucht werden.

Die *Phenothiazine in Form der Potenzierung oder des künstlichen Winterschlafes* scheinen auf die Hirndurchblutung und den Hirndruck keine sichere Einwirkung zu haben, in einigen Fällen wurde eine Zunahme beobachtet (Frowein und Loew, Loew und Tönnis). Da die Präparate vermutlich an der Formatio reticularis angreifen — die Dosierung muß bei Hirndrucksteigerung sehr niedrig gehalten werden (Frowein und Loew) —, erscheint uns ihre Anwendung in den Fällen mit starker Beeinträchtigung der Hirnstammfunktionen problematisch. Anscheinend bedeutet die *Potenzierung mit Hydergin* an Stelle von Chlorpromazin eine Verbesserung (Kahn, Campan, Huguenard).

Die *Ganglienblocker* führen bei gesteigertem Hirndruck zu einer überzeugenden Verbesserung der Hirndurchblutung, wie Bernsmeier, Sack und Siemons, Gänshirt mit der Fremdgasanalyse nach Kety-Schmidt nachweisen konnten. Klinische Erfahrungen sprechen im gleichen Sinne (Bernsmeier, Bovet, Frowein und Loew, Guiot, Loew und Tönnis, Miletti und Suriani, Obrador, Elio und Anastasio, Sack und Handrick, Tolosa und Reyes u. v. a.). Loew berichtet über eine Senkung der Operationsmortalität bei Acusticusneurinomen von 20 auf 10%. Noch eindrucksvoller ist der Verlauf nach Ventrikulographien bei inoperablen Geschwülsten. Während vor ihrer Anwendung 30% der Kranken starben, waren die letzten 22 Fälle unter Pendiomid ohne Todesfall (Loew). Die eigenen Ergebnisse sind entsprechend, wie wir auch bei den Hirnverletzungen nachweisen konnten (Pia). Bei chronischer Hirndrucksteigerung ist ihr Einfluß umstritten (Obrador, Elio und Anastasio), bei Gefäßinsulten zweifelhaft (Gherarducci und Ricci). Im Gegensatz zur künstlichen Blutdrucksenkung unter der Operation wird bei gesteigertem Hirndruck in der präoperativen Phase mit der Medikation begonnen und diese fortlaufend über die Operation hinaus bis zur Normalisierung durchgeführt. Das Wesentlichste ist die *Dauermedikation*, wobei in dreistündigen Abständen je nach Lage 10 bis 50 mg — wir verwenden Pendiomid-Ciba — subkutan verabfolgt werden. Bei einschleichendem Vorgehen besteht keine Gefahr einer unerwünschten starken Blutdrucksenkung. Der Blutdruck stellt sich auf eine Mittellage ein, der bei akuter Hirndrucksteigerung erhöhte Blutdruck sinkt ab. Am eindruckvollsten ist die Erweiterung der Blutdruckamplitude infolge Abnahme des peripheren Widerstandes. Parallel damit läuft die Rückbildung der Mittelhirnsymptome, am kennzeichnendsten der Bewußtseinsstörung. Der Kranke geht mit besseren Aussichten in die Operation, das Risiko bei diagnostischen Maßnahmen sinkt beträchtlich ab, der postoperative Heilverlauf ist komplikationsloser, Zeichen des postoperativen Ödems fehlen im Gegensatz zu früher sehr häufig, Paresen, Aphasien infolge funktioneller Beeinträchtigung der betreffenden Gebiete sind eine Ausnahme.

Dieses Vorgehen hat sich in jeder Hinsicht bewährt und stellt den zur Zeit besten Weg zur Minderung oder Behebung der Hirndrucksteigerung dar. Seine cerebrale Wirkung scheint auf einer Senkung des Gefäßwiderstandes, d. h. des cerebralen Venendruckes zu beruhen und über eine Blockierung der Reizleitung im sympathischen und parasympathischen System zustande zu kommen. Als unmittelbare Folge sinkt der Hirndruck, die Hirndurchblutung und damit die Sauerstoffversorgung nehmen zu, was sich am eindrucksvollsten in der Rückbildung der funktionellen Mittelhirnschädigung äußert.

Die therapeutischen Ergebnisse sind somit eine weitere Stütze für unsere Vorstellung zur Ätiologie und Pathogenese der Hirndrucksteigerung und der Zisternenhernien.

Ob das *Venostasin* über seine gefäßabdichtende Wirkung eine ähnliche Wirkung auf den gesteigerten Hirndruck hat (Gädeke, Matis, Scheele und Dortemann), erscheint uns noch nicht geklärt. Die eigenen Erfahrungen erlauben bisher keine Beantwortung.

Zur *Anästhesie* bei gesteigertem Hirndruck empfehlen Woringer, Brogly und Dorgler die *Thiopentone,* da sie im Gegensatz zu den anderen Anaestheticis, vor allem den flüchtigen, den Venen- und Liquordruck senken.

Eine wichtige Rolle spielt weiterhin der *Ausgleich des Blutverlustes.* Seitdem wir jeden Blutverlust sofort durch die gleiche Blutmenge ersetzen, ist der postoperative Verlauf komplikationsloser geworden. Der gefährdete Hirnstamm erleidet durch Verlust von O_2-Trägern somit keine zusätzliche Sauerstoffschädigung.

Die intravenöse *Novocaintherapie* wird von Loew bei zentraler Hyperthermie mit primärem Coma empfohlen. In einigen Fällen konnte er mit Gaben von 100 bis 200 ccm einer einprozentigen Lösung eine Restitution erzielen. Bei zentraler Hyperthermie ist der künstliche Winterschlaf empfohlen worden (Bergmann, Mayrhofer und Kühlmayer, Pampus u. v. a.). Auch Pyramidon, am besten intravenös, führt gelegentlich zum Erfolg.

Vor reiner *Sauerstoffbeatmung* ist dringend zu warnen, da sie die Hirndurchblutung drosselt, am zweckmäßigsten ist eine Mischung von 3 bis 5% CO_2, 30% O_2 und dem restlichen Prozentsatz Stickstoff.

Die moderne Therapie der Hirndrucksteigerung beeinflußt durch Verbesserung der Hirndurchblutung die für sie kennzeichnende Funktions-

störung des Hirnstammes und hat zu einer Senkung der so erschreckend hohen Mortalität geführt.

Hauptaufgabe aber bleibt die Verbesserung der Frühdiagnostik, die gerade bei den heilbaren Prozessen eine weitere Verbesserung der Prognose erwarten läßt.

III. Zusammenfassung

Die Arbeit setzt sich mit den Auswirkungen des Hirndrucks auf den Hirnstamm auseinander, um einerseits die Frage nach der Genese des „zentralen Todes" bei den raumfordernden Prozessen zu untersuchen und um andererseits daraus Wege und Möglichkeiten zur Verbesserung der Prognose aufzuzeigen.

Entsprechend der jüngsten neurophysiologischen Erkenntnisse und eigener Erfahrungen bei Untersuchungen über die Prognose der Schläfenlappengeschwülste wurden die Schädigungen des Mittelhirns in den Vordergrund gestellt, die des kaudalen Hirnstamms, speziell der Medulla oblongata, gewürdigt.

Nach Besprechung der anatomischen und topographischen Verhältnisse und einem Überblick über die Physiologie und die bisherigen Vorstellungen von der Pathogenese der Hirndrucksteigerung und der Massenverschiebungen wurden die Auswirkungen dieser Vorgänge im Bereich des Mittelhirns dargestellt.

Bei jeder intrakraniellen Drucksteigerung werden die Zisternen als Teilerscheinung der gesamten Massenverschiebungen in gesetzmäßiger Weise unter Auspressen des Liquors ausgefüllt, wodurch es zu einer Beeinträchtigung des allseitig von ihnen umgebenen Mittelhirns und weiterer Strukturen kommt. Dabei ließen sich zwei charakteristische Formen unterscheiden. Bei Eindringen von Hirnteilen in die Zisternen — wir sprechen von Zisternenhernien (Zisternenverquellung [S p a t z]) — kommt es neben einer Verlagerung des Mittelhirns regelmäßig zu einer Vergrößerung der gleichseitigen Mittelhirnhälfte, während man bei Geschwülsten oder anderen Prozessen in den Zisternen — wir haben die Bezeichnung Zisternentamponade gewählt — immer eine Kompression, Deformierung und Verkleinerung des befallenen Mittelhirnabschnittes findet. Die Zwischenform — Hirnteile mit Tumorgewebe — nehmen eine Mittelstellung ein. Wenn auch im wesentlichen bei den Zisternenhernien die Zisternenbegrenzungen teilweise eingehalten werden, so ist doch jede Verlagerung nur über eine Ausweitung des befallenen Raumes bei Kompression des in der Druckrichtung liegenden Abschnittes möglich. Diese Vorgänge an den vier Zisternenabschnitten: Cisterna basalis, B i c h a t und G a l e n i und allen übrigen in gleicher Weise werden in ihrem Ablauf, ihrer Ausdehnung und Lokalisation von Sitz und Art des raumfordernden Prozesses, besonders seiner Wachstumsgeschwindigkeit, bestimmt. Betont wurde dabei die Verdrängung des Hirnstamms in kaudaler Richtung gegen die hintere Schädelgrube. An diesen Verlagerungen nehmen die in den Zisternen verlaufenden Gefäße und Nerven sowie die Zirbeldrüse in ganz bestimmter Weise teil.

Eine besondere Würdigung erfuhren die gefäßbedingten Folgeerscheinungen, die Erweichungen der Okzipitallappenrinde — rote und weiße — und entsprechende Veränderungen am Mittelhirn und den oberen Brückenabschnitten, den prolabierten Hirnteilen und am Kleinhirn. Sie werden auf Grund des makroskopischen und mikroskopischen Befundes als Ausdruck einer venösen Rückstauung mit Ödem und Diapedesisblutungen angesehen, durch die es zu hypoxämischen Schäden, vor allem der Ganglienzellen, kommt.

Diese Befunde gehören zum Bild der Zisternenhernien, während für die Zisternentamponade die Atrophie kennzeichnend ist.

Die Vorgänge an den Zisternen können einmal bei langsam wachsenden Geschwülsten mit chronischem Hirndruck passiv mechanisch durch Verschieben der Hirnsubstanz zustande kommen; es sind dabei immer nur die benachbarten Zisternen befallen, selten weiter abliegende. Bedeutsamer sind aber die bei allgemeiner Volumenzunahme ablaufenden Veränderungen, denen eine akute Hirndrucksteigerung zugrunde liegt. Die Größe des Tumors ist hier von untergeordneter Bedeutung. In dieser größten und wichtigsten Gruppe spielt die Beeinträchtigung des Gefäßsystems die wesentliche Rolle.

Damit wurde einerseits die Vorstellung von der Druckwirkung des raumfordernden Prozesses (Riessner und Zülch) und andererseits die Annahme von Spatz und Stroescu über ein aktives Geschehen bestätigt insofern, als an der allgemeinen Volumenzunahme auch die den Zisternen anliegenden Windungen teilnehmen und somit „aktiv" in sie eintreten. Entgegen der früheren Auffassung von Spatz dürfte es sich bei der Volumenvermehrung aber um keine Hirnschwellung, sondern im allgemeinen um ein Hirnödem handeln.

Beide Vorgänge kommen isoliert und gemeinsam vor und lassen sich durch ihre Abhängigkeit von der örtlichen bzw. allgemeinen Hirndrucksteigerung zwanglos in die Tönnissche Lehre von der Hirndrucksteigerung einordnen.

Eine breite Darstellung erfahren das Verhalten des Gefäßsystems und seine wechselseitigen Beziehungen sowie die Bedeutung von extracerebralen Störungen im Bereich der Thoraxorgane. Die Gefäßveränderungen lassen jede Druckerhöhung als Ausdruck einer Behinderung des venösen Abflusses ansehen, wobei die Venen infolge ihres geringen Druckes schon frühzeitig komprimiert werden. Diese Vorgänge wirken sich besonders verhängnisvoll im Bereich der Mittelhirnzisternen aus, da hier das zentrale Venensystem — die Basalvenen und, wie wir sichern konnten, auch die V. magna Galeni — beeinträchtigt wird.

Am Beispiel der Okzipitallappeninfarzierungen, die nach der bisherigen Auffassung durch Zirkulationsbehinderung infolge Kompression der A. cerebri post. zustande kommen sollen, konnte auf Grund anatomischer, pathologisch-anatomischer und angiographischer Befunde nachgewiesen werden, daß sie ihre Entstehung primär einer venösen Zirkulationsbehinderung durch Kompression der V. occipitalis int. bei Kreuzen des freien

Tentoriumrandes oder weiter zentral im inneren Venensystem verdanken. Diese Rückstauung wirkt sich zunächst im Calcarinagebiet aus. Sie löst eine arterielle Mehrdurchblutung und Druckerhöhung und erst sekundär eine Minderdurchblutung aus, die das ganze Posteriorgebiet befallen kann. Auf diese Weise wird entsprechend der Ausbreitung der Schädigung auf das arterielle Versorgungsgebiet eine arterielle Genese vorgetäuscht. Dieses Zusammenwirken von primär venöser Zirkulationsstörung mit nachfolgender arterieller ließ sich für alle weiteren Nah- und Fernschäden der Hernien der Mittelhirnzisternen bestätigen und ist ganz allgemein der entscheidende Faktor bei Entstehung der allgemeinen Hirndrucksteigerung aus der primär örtlichen. Der damit in Gang gesetzte verhängnisvolle Circulus vitiosus wurde eingehend besprochen.

Klinisches Bild und morphologischer Befund der Hirndrucksteigerung lassen den oralen Hirnstamm, im besonderen Maße das Mittelhirn, als die zentrale Stelle erkennen, deren Schädigung, morphologisch oder nicht selten nur „funktionell", den Zusammenbruch der in dieser Ebene integrierten Lebensfunktionen bewirkt. Auf die Bedeutung des zweiten Gefahrenpunktes, der Medulla oblongata, und ihre Schädigung bei Eintreten der Kleinhirntonsillen in das Hinterhauptsloch wurde eingegangen. Klinisches Bild und Prognose zeigen in Übereinstimmung mit dem morphologischen Befund, daß es weniger auf Größe und Ausdehnung der Massenverschiebung als ihre zeitliche Entwicklung ankommt. Je akuter diese verläuft, um so ungünstiger ist die Prognose. Die in chronischen Fällen oft hochgradige und ohne klinische Erscheinungen einhergehende Deformierung dieses Gebietes gibt uns eine Ahnung von den erstaunlichen Kompensationsfähigkeiten in den Zentralstellen.

Die kennzeichnenden Symptome bei der Mittelhirn- und bulbären Einklemmung wurden unter Voranstellung ihrer physiologischen und pathophysiologischen Grundlagen ausführlich besprochen, die einzelnen Syndrome gegeneinander abgegrenzt und eine prognostische Wertskala aufgestellt.

Die Angiographie hat gerade in den klinisch stummen Fällen eine besondere diagnostische Bedeutung sowohl in funktioneller als auch in topischer Hinsicht erlangt und läßt präoperativ Ausdehnung und Größe der Zisternenhernien und Ausmaß der Mittelhirnverlagerung und -deformierung sicher erkennen.

Diese Befunde können für die Wahl des Operationszuganges wichtig sein und den Ort der operativen Mittelhirnentlastung durch Spaltung des Tentoriumschlitzes und Beseitigung der vorgetretenen Hirnwindungen bestimmen. Neben diesen direkt angreifenden operativen Maßnahmen gewinnt die Tracheotomie bei zentraler Atembehinderung durch ihren normalisierenden Effekt und die Senkung des erhöhten Venendrucks eine zunehmende Bedeutung. Die wichtigste Bereicherung stellen aber die Ganglienblocker dar, die bei Dauermedikation den erhöhten Gefäßwiderstand senken, die Hirndurchblutung verbessern und damit zur Minderung des Hirndrucks und Entlastung des Hirnstamms führen. Ihre Wirkung darf als eindrucksvolle Stütze für die dargestellten pathogenetischen Vorstellungen gelten.

Die Untersuchungen lassen in eindrucksvoller Weise erkennen, daß das Schicksal des Kranken letztlich nicht von seiner Hirnerkrankung, sondern von Art und Ausmaß der Hirnstammschädigung abhängig ist. Diese rechtzeitig zu erkennen und sofort anzugehen, ist eine zwingende Notwendigkeit, ohne die jede noch so gut durchgeführte Beseitigung des primären Prozesses oftmals vergeblich ist.

Literatur

Adamkiewicz, A.: Blutgefäße des menschlichen Rückenmarkes. Wien, 1881/82.

Ades, W. W., und J. M. Brookhart: The central auditory pathway. J. Neurophysiol., Springfield, *13* (1950), 189.

Adrian, E. D.: The physical background of perception. The Clarendon Press, Oxford, 1947.

Adrian, E. D., F. Bremer und H. H. Jasper: Brain mechanisms and consciousness. A Symposium organized by the council for international organizations of medical sciences. Blackwell Scientific Publications, Oxford, 1954.

Alford, L. B.: The localization of the mental functions. South. Med. J. *43* (1950), 262.

Altschul, R.: Zur Angioarchitektonik des Gehirns. Anat. Anz., Jena, *88* (1939), 23.

Anton, N.: Handbuch der pathologischen Anatomie des Nervensystems. Berlin, 1904.

Antoni, N.: Eine eigenartige symmetrische Motilitätsstörung der Augen. Jb. Psychiatr. *45* (1927), 15.

Arnold, J.: Myelocyste, Transposition von Gewebskeimen und Sympodie. Beitr. path. Anat., Jena, *16* (1894), 1.

Artom, G.: Die Tumoren des Schläfenlappens. Arch. Psychiatr. *69* (1927), 47.

Atkinson, W. J.: The anterior inferior cerebellar artery, its variations, pontine distribution and significance in the surgery of cerebellar pontine angle tumours. J. Neurol., London, *12* (1949), 137.

Atlas, O., und W. R. Ingram: A note on the topography of the pretectal area in the monkey. J. Comp. Neurol., Philadelphia, *66* (1937), 291.

Attwater, H. L.: Pontine hemorrhages. Guy's Hosp. Rep., London, *65* (1911), 339.

Babinski, J., und J. Clunet: Tumeurs méningées unilatérales. Hémiplégie siégeant de la même côté que les tumeurs. Rev. neurol. *16* (1908), 707.

Bagley, jr., C.: Extensive hemorrhagic extravasations from the venous system of Galen, with a clinical syndrome. Arch. Surg. *7* (1923), 237.

Bailey, P.: Die Hirngeschwülste. F. Enke, Stuttgart, 1951.

Bailey, O. T., und G. M. Hass: Dural sinus thrombosis in early life. J. Pediatr., S. Louis, *11* (1937), 755.

— — Dural sinus thrombosis in early life: recovery from acute thrombosis of the superior longitudinal sinus and its relation to certain acquired cerebral lesions in childhood. Brain, London, *60* (1937), 293.

Bailey, P., D. N. Buchanan und P. C. Bucy: Intracranial tumors of infancy and childhood. Chicago, Univ. of Chicago Press, 1939.

Bailey, P., und E. W. Davis: Effects of lesions of the periaqueductal grey matter in the cat. Proc. Soc. Exper. Biol. Med., N. Y., *51* (1943), 305.

— — Effects of lesions of the periaqueductal grey matter in the macaca mulatta. J. Neuropath., Baltimore, *3* (1944), 69.

Bamford, T. E.: The laterality of signs and symptoms in a series of pathologically verified tumors of the brain. Bull. Neurol. Inst. N. Y., *7* (1938), 201.

Bannwarth, A.: Zur Pathologie des Hirntumors. Diagnostische Irrtümer unter besonderer Berücksichtigung der Klinik des Schläfenlappen- und Kleinhirnbrückenwinkeltumors. Arch. Psychiatr. *103* (1935), 471.

Barnett, H. J. M., und H. H. Hyland: Non-infective intracranial venous thrombosis. Brain, London, *76* (1953), 36.

Barris, R. W.: A pupillo-constrictor area in the cerebral cortex of the cat and its relationship to the pretectal area. J. Comp. Neurol, Philadelphia, *63* (1936), 353.

Bazett, H. C., und W. Penfield: A study of the Sherrington decerebrate animal in the chronic as well in acute condition. Brain, London, *45* (1922), 185.

Le Beau, J.: L'oedème du cerveau. Son rôle dans l'évolution des tumeurs et des abscès intracraniens. Rev. neurol. *69* (1938), 295.

— L'oedème du cerveau. Thesis de Paris, 1938.

— La hernie du cervelet au-dessus du tentorium. Diagnostic ventriculographique entre les tumeurs de la partie haute du cervelet et les tumeurs de la partie postérieure du troisième ventricule. Leur voie d'abord chirurgical. Union méd. Canada 73 (1944), 243.

Becht, F. C.: Studies on the cerebrospinal fluid. Amer. J. Physiol. *51* (1920), 1.

Becker, H.: Experimentelle Verschlüsse von Arterien und Venen des Gehirns und ihre Einwirkung auf das Gewebe. Zschr. Neur. *167* (1939), 546.

— Über Hirngefäßausschaltungen. I: Extrakranielle Arterienunterbindungen. Zur Theorie des O_2-Mangelschadens am zentralnervösen Gewebe. Dtsch. Zschr. Nervenhk. *161* (1949), 407.

— II: Intrakranielle Gefäßverschlüsse. Über experimentelle Hydrancephalie. Dtsch. Zschr. Nervenhk. *161* (1949), 466.

— Die Bedeutung der arteriellen Grenzzonen für die Pathologie der Hirndurchblutung. Dtsch. Zschr. Nervenhk. *164* (1950), 560.

Becker, H., und J. Gerlach: Die Bedeutung der Permeabilitätsstörung für die Entstehung der Hirnvolumenvermehrung. Zschr. exper. Med. *120* (1952), 51.

Becker, H., und G. Quadbeck: Untersuchungen über Funktionsstörungen der Blut-Hirnschranke bei Sauerstoffmangel und Kohlenoxydgasvergiftung mit dem neuen Schrankenindikator Astraviolett FF. Zschr. Naturforsch., Tübingen, *7* (1952), 498.

— — Tierexperimentelle Untersuchungen über die Funktionsweise der Blut-Hirnschranke. Zschr. Naturforsch., Tübingen, 7 (1952), 493.

Bedford, T. H. B.: The great vein of Galen and the syndrome of increased intracranial pressure. Brain, London, 57 (1934), 1.

— The venous system of the velum interpositum of the Rhesus monkey and the effect of experimental occlusion of the great vein of Galen. Brain, London, 57 (1934), 255.

— Effect of increased intracranial venous pressure on the pressure of the cerebrospinal fluid. Brain, London, *58* (1935), 427.

— The origin of the raised pressure of the cerebrospinal fluid which accompanies subtentorial tumors. Brain, London, *60* (1937), 211.

Beevor, C. E.: On the distribution of the different arteries supplying the brain. Philos. Transact. Roy. Soc., London, Biol. Sc. *200* (1909), 9.

Benninghoff, A.: Lehrbuch der Anatomie des Menschen. J. F. Lehmann, München, 1939.

Bergmann, E. von: Die Lehre von den Kopfverletzungen. Dtsch. Zschr. Chir. *30,* Stuttgart, 1880.

Berner, O.: Über kleine, aber tödlich verlaufende traumatische Gehirnblutungen: die sogenannten „Duretschen Läsionen". Virchows Arch. path. Anat. 277 (1930), 386.

— Veins in med. oblongata and pons. Nord. med. *5* (1940), 242.

Bernsmeier, A.: Die klinische Bedeutung der Ganglienblocker. Münch. med. Wschr. *95* (1953), 1221.
— Die chemische Blockierung des adrenergischen Systems. Acta neuroveget., Wien, Suppl. V (1954).
Bernsmeier, A., und K. Siemons: Hirndruck und Hirndurchblutung. Klin. Wschr. *31* (1953), 166.
— — Der Hirnkreislauf bei der gesteuerten experimentellen Hypotension. Schweiz. med. Wschr. *83* (1953), 210.
Bernsmeier, A., H. Sack und K. Siemons: Hochdruck und Hirndurchblutung. Klin. Wschr. *32* (1954), 971.
Berthrong, M., und D. C. Sabistin: Cerebral lesions in congenital heart disease. J. Neuropath., Baltimore, *10* (1951), 98.
Bethe, A.: Plastizität und Zellenlehre in Hdb. der normalen und pathol. Physiologie. Bd. 15, 1175, J. Springer, Berlin, 1936.
Bielschowski, A.: Sogenannte Divergenzlähmung. Berl. Dtsch. Ophthal. Ges. *28* (1901), 110.
Biémond, A.: Thrombosis of the basilar artery and the vascularisation of the brain stem. Brain, London, *74* (1951), 300.
Blum, K.: Über die praktische Bedeutung von Pupillenstörungen bei den intracraniellen Blutungen. Dtsch. Zschr. Nervenhk. *121* (1931), 291.
Bochnik, H. J.: Diskussionsbemerkung. Verh. Dtsch. Ges. Kreisl.forsch. *19* (1953), 86.
Bodechtel, G.: Die Veränderungen der Calcarina bei der Eklampsie. Arch. Ophth. *132* (1934), 34.
— Zur Bedeutung des vasalen Faktors beim Hirntrauma. Dtsch. Zschr. Nervenhk. *140* (1936), 286.
— Zur Klinik der cerebralen Kreislaufstörungen unter besonderer Berücksichtigung ihrer kardialen Genese. Verh. Dtsch. Ges. Kreisl.forsch. *19* (1953), 109.
Bodechtel, G., und G. Döring: Cerebrale Zirkulationsstörungen bei Hirngeschwülsten. Zschr. Neur. *161* (1938), 166.
Böhne, C.: Über die arterielle Versorgung des Gehirns. III. Über die arterielle Blutversorgung der Pons. Zschr. Anat. Entw.gesch. *84* (1927), 777.
— Kompakte apoplektische Hirnblutungen und hämorrhagische Hirnerweichungen. Zschr. klin. Med. *117* (1931), 31.
Boening, H.: Über intrakranielle Verkalkungen im Röntgenbild. J. Psychol., Leipzig, 40 (1930).
Bovet, D.: Azione centrale dei farmaci ganglioplegici. Estr. dei Rendiconti Inst. sup. di Sanita Vol. XVI, (1953), 608.
Brain, W. R.: A clinical study of increased intracranial pressure in sixty cases of cerebral tumours. Brain, London, *48* (1925), 105.
Braunstein, O.: Zur Lehre von der Innervation der Pupillenbewegung. Bargmann, Wiesbaden, 1894.
Bremer, F.: L'activité cérébrale et le problème physiologique du sommeil. Bull. Soc. ital. biol. *13* (1938), 271.
— Le problème physiologique du sommeil. Medicina, Parma, *5* (1951), 589.
Breslauer, F.: Die Pathogenese des Hirndrucks. Mitt. Grenzgeb. Med. Chir., Jena, *30* (1918), 615.
Brobeil, A.: Hirndurchblutungs-Störungen. Ihre Klinik und arteriographische Diagnose. G. Thieme, Stuttgart, 1950.
Brobeil, A., O. Härter, E. Herrmann und K. Kramer: Vergleichende Untersuchung über das Arteriogramm der Hirngefäße und der Gehirndurch-

blutung beim Menschen nach Kety und Schmidt. Klin. Wschr. 32 (1954), 1030.

Brock, S.: Injuries of the brain and spinal cord and their coverings. The Williams & Wilkins Comp., Baltimore, 1949.

Brockmann, N. W.: Site of minimal lesions to produce coma. Bull. Los Angeles Neurol. Soc. *11* (1946), 90.

Bronner, H.: Die Verkalkungen des Corpus pineale im Röntgenbild. Fortschr. Röntgenstr. 35 (1927).

Browder, J., und R. Meyers: Observations on Behaviour of the systematic blood pressure, pulse and spinal fluid pressure following craniocerebral injury. Amer. J. Surg. *31* (1936), 403.

— — Behaviour of the systematic blood pressure, pulse rate and spinal fluid pressure. Arch. Surg. *36* (1938), 1.

Browning, W.: Amer. J. Nerv. Dis. *14* (1887), 260, (zit. n. Bedford).

Büchner, F., und U. Luft: Hypoxämische Veränderungen des Zentralnervensystems im Experiment. Zieglers Beitr. *96* (1936), 549.

Burrow, G.: On disorders of the cerebral circulation. London, 1846.

Byers, R. K., und G. M. Hass: Thrombosis of the duralvenous sinuses in infancy and childhood. Amer. J. Dis. Child. *45* (1933), 1161.

Cahn, M., P. Huguenard und L. Campan: Congrès de neurochirurgie de langue française, Algier, 1954.

Cairns, H.: Diskussionsbemerkung. Treffen Soc. Brit. Neurologic-Surgeons, Jan. 1937, Zbl. Neurochir. 2 (1937), 266.

— Disturbances of consciousness with lesions of the brain stem and diencephalon. (Victor Horsley Memorial Lecture.) Brain, London, *75* (1952), 109.

Cairns, H., R. C. Oldfield, R. C. Pennybacker jr. und D. Whitteridge: Acinetic mutisms with epidermoid cyst of the third ventricle. Brain, London, *64* (1941), 273.

Cameron, A. J.: Brit. J. Ophthalm. *17* (1933), 167 (zit. n. Bodechtel).

Cannon, B. W.: Acute vascular lesions of the brain stem. (A complication of supratentorial space-occupying lesions.) Arch. Neurol. *66* (1951), 687.

Carillo, R.: Hernias cisternales. Buenos Aires, 1952.

Carrea, R. M. A.: El edema agudo cerebral y las hemorragias mesencefálicas como causa de la muerte en los tumores metastásicos. Arch. neurocir., B. Aires, *1* (1944), 228.

Chamlin, M., und L. M. Davidoff: Divergence paralysis with increased intracranial pressure. J. Neurosurg., Springfield, *7* (1950), 539 und Arch. Ophth. *46* (1951), 145.

Chang, H. T.: Some observations on spinocerebellar system of the snider monkey. J. Anat., London, im Druck (zit. n. Fulton).

Chase, zit. n. Hayn, Westhaysen und Swank.

Chiari, H.: Über Veränderungen des Kleinhirns, des Pons und der Medulla oblongata infolge congenitaler Hydrocephalie des Großhirns. Denkschr. Akad. Wiss. Wien, *63* (1896), 71.

Clara, M.: Das Nervensystem des Menschen. II. Aufl. Barth, Leipzig, 1953.

Clarke, E. S., und W. Goody: Ipsilateral III palsy as a presenting sign in acute subdural hematom. Brain, London, *76* (1953), 266.

Claude, H., Cl. Vincent und L. Valensi: De l'hémiplégie homolatérale dans les tumeurs cérébrales. Rev. neurol., Paris, *20* (1910), 612.

Cobb, S.: Cerebral circulation: a research. Nerv. Ment. Dis. Proc. *18* (1938), 719.

C o b b, S., und J. P. H u b b a r d: Cerebral hemorrhage from venous and capillary stasis. Amer. J. Med. Sc. *178* (1929), 693.

C o l l i e r, J.: The false localizing signs of intracranial tumors. Brain, London, *27* (1904), 490.

C o l l i n s, R. T.: A comparison of the symptoms of glioblastoma multiforme and fibrillary astrocytoma of the temporal lobe. Bull. Neurol. Inst. N. Y. *7* (1938), 201.

C o n n o r, G. J.: Functional localization within the anterior cerebellum. Proc. Soc. Exper. Biol. Med., N. Y., *47* (1941), 205.

C o r n i n g, H. K.: Lehrbuch der topographischen Anatomie. 23. Aufl. J. Springer, Berlin, 1946.

C o u r v i l l e, C. B.: Pathology of the Central nervous System. California, Pacific Press 1945, 139.

— Effects of closed cranial injuries on the midbrain and upper pons. Ass. Res. Nerv. Ment. Dis. *24* (1945), 131.

C o x, L. B.: Trauma and intracranial tumors. Med. J. Australia *1* (1939), 256.

C r i t c h l e y, M., und P. S c h u s t e r: Beiträge zur Anatomie und Pathologie der A. cerebelli superior. Zschr. Neurol., Berlin, *144* (1933), 681.

C r o u c h, R. L. The efferent fibers of the Westphal-Edinger nucleus. J. Comp. Neurol., Philadelphia, *64* (1936), 365.

C ü p p e r s, C.: Die fortlaufende Registrierung der direkten und der konsensuellen Pupillenreaktion. v. Graefes Arch. Ophth. *155* (1954), 588.

C u s h i n g, H.: Concerning a definite regulating mechanism of the vasomotor center which controls blood pressure during cerebral compression. Bull. Johns Hopkins Hosp. *12* (1901), 290.

— The blood-pressure-reaction of acute cerebral compression. Amer. J. Med. Sc. *125* (1903), 1017.

— Strangulation of the nervi abducents by lateral branches of the basilar artery in cases of brain tumours. Brain, London, *33* (1910), 204.

— Acoustic tumours. New York, 1917.

D a n a, C. L.: Acute bulbar paralysis due to hemorrhage and softening of the pons and medulla. Med. Rec. *64* (1904), 361.

D a n d y, W. E.: Experimental hydrocephalus. Ann. Surg. *70* (1919), 129.

— The localization of the conscious center in the brain: the corpus striatum. Bull. Johns Hopkins Hosp. 79 (1946), 34.

D a n d y, W. E., und K. D. B l a c k f a n: Amer. J. Child. Dis. *8* (1914), 406, (zit. n. B e d f o r d).

D a v i d, M., und H. A s k é n a s y: Sur quelques causes d'aggravation rapide et de mort subite dans les syndromes d'hypertension intracranienne. J. belge neurol. *37* (1937), 550.

D a v i e s, P. W., und F. B r i n k jun.: Direct measurement of brain oxygen concentrations with a platinum electrode. Fed. Proc. *1* (1942), 19.

D a v i e s, C. E., und J. M a c h i n n o n: Lancet *II* (1949), 883 (zit. n. B o d e c h t e l).

D a v i s, L. E.: Decerebrate rigidity in man. Arch. neurol. *13* (1925), 509.

D a v i s o n, Ch., S. P. G o o d h a r t und U. S a v i t s k y: The syndrome of the superior cerebellar artery and its branches. Arch. neurol. *33* (1935), 1143.

D a v i s o n, C., und E. L. D e m u t h: Disturbances in sleep mechanism, clinicopathologic study, lesions at cortical level. Arch. neurol. 53 (1945), 399.

— — Lesions at cortico-diencephalic level. Arch. neurol. *54* (1945), 241.

— — Lesions at diencephalic level (hypothalamus). Arch. neurol. 55 (1946), 111.

Davison, C., und E. L. Demuth: Lesions at mesencephalo-metencephalic level. Arch. neurol. *55* (1946), 126.

Decker, K.: The displacement of the posterior cerebral artery in vertebral angiograms. Acta radiol., Stockholm, *40* (1953), 91.

Della Beffa, A., und A. Beduschi: Contributo alla conoscenza dell'emisindrome piramidale omolaterale nei tumori cerebrali sopratentoriali. Acta neurol., Milano, *8* (1953), 169.

Denny-Brown, D., und W. R. Russel: Experimental cerebral concussion. Brain, London, *64* (1941), 93.

Diezel, B., und H. W. Pia: Erscheint in Dtsch. Zschr. Nervenhk.

Dill, L. V., und C. E. Isenhour: Etiological factors in experimentally produced pontile hemorrhages. Arch. neurol. *41* (1939), 1146.

Dressler, W.: Amer. J. Med. Sc. *223* (1952), 131 (zit. n. Bodechtel).

Dunsmore, R. H., W. B. Scoville, F. Reilly und B. B. Whitcomb: Tracheotomy in neurosurgery. J. Neurosurg., Springfield, *10* (1953), 228.

Dupret, E., und P. Camus: Hémiplégie homolatérale gauche chez un débile gaucher ancien hémiplégique infantile droit. Rev. neurol., Paris *13* (1905), 322.

Duret, H.: Etudes expérimentales et cliniques sur les traumatismes cérébraux. Paris, 1878.

— Traumatismes cranio-cérébraux. Paris, Vol. 11, part. 1, Librairie Felix Alcan, 1920.

Dyke, C.: Displacement of the pineal shadow. Amer. J. Roentgenol. *23* (1930).

Dyke, C. G., und L. M. Davidoff: The significance of abnormally shaped subarachnoid cisterns as seen in the encephalogram. Amer. J. Roentgenol. *32* (1943), 743.

Earle, K. M., M. Baldwin und W. Penfield: Incisural sclerosis and temporal lobe seizures produced by hippocampal herniation at birth. Arch. neurol. *69* (1953), 27.

Echlin, F. A.: Vasospasm and focal cerebral ischaemia. Arch. neurol. *47* (1942), 77.

Ecken, H. M. van der, und R. D. Adams: The anatomy and functional significance of the meningeal arterial anastomoses of the human brain. J. Neuropath., Baltimore, *12* (1953), 132.

Ecker, A.: Upward transtentorial herniation of brain stem and cerebellum due to tumor of the posterior fossa. J. Neurosurg., Springfield, *5* (1948), 51.

Economo, C. von: Sleep as a problem of localization. J. Nerv. Ment. Dis. *71* (1930), 249.

Eich, J., und K. Wiemers: Über die Permeabilität der Bluthirnschranke gegenüber Trypanblau. Dtsch. Zschr. Nervenhk. *164* (1950), 537.

Epstein, A. W.: Primary massive pontine hemorrhage. J. Neuropath., Baltimore, *10* (1951), 426.

Erickson, T. C.: Neurogenic hyperthermia. Brain, London, *62* (1939), 172.

Ethelberg, S., und V. A. Jensen: Obscurations and further time-related paroxysmal disorders in intracranial tumors. Arch. neurol. *68* (1952), 130.

Evans, J. P., und D. M. C. Eachern: The circulatory changes in cerebral vascular occlusion and in cerebral cicatrization. Nerv. Ment. Dis. Proc. *18* (1938), 379.

Evans, J. P., und J. M. Scheinker: Histologic studies of the brain following head trauma. Arch. neurol. *50* (1943), 258.

E v a n s, J. P., F. F. E s p e y, F. V. K r i s t o f f, F. D. K i m b e l l und H. W. R y d e r: Experimental and clinical observations on rising intracranial pressure. Arch. Surg. *63* (1951), 107.

F a z i o, C.: Red softening of the brain. J. Neuropath., Baltimore, *8* (1949), 43.
F e r r i e r, D.: The functions of the brain. Smith Elder, London, 1876.
F i n k e l m a n, J.: Herniation of the brain not herefore described. Arch. neurol. *40* (1938), 803.
F i s c h e r, M., und R. D. A d a m s: Observations on brain embolism with special reference to the mechanism of hemorrhagic infarction. J. Neuropath., Baltimore, *10* (1951), 92.
F i s c h e r - B r ü g g e, E.: Erscheinungsformen und diagnostische Bedeutung der Zisternenverquellung im Hirngefäßbild. Arch. klin. Chir., Berlin *200* (1940), 213.
— Das Klivuskantensyndrom. Acta neurochir., Wien *2* (1951), 36.
F o e r s t e r, O., O. G a g e l und W. M a h o n e y: Die encephalen Tumoren des verlängerten Markes, der Brücke und des Mittelhirns. I. Arch. Psychiatr. *110* (1939), 1; II. Zschr. Neur. *116* (1939), 497; III. Zschr. Neur. *168* (1940), 295.
F o i x, Ch., und P. H i l l e m a n d: Les artères de l'axe encephalique jusqu'au diencephale inclusivement. Rev. neurol., Paris, *11* (1925), 707.
F o r b e s, H. S., und H. G. W o l f f: Cerebral circulation. III. The vasomotor control of cerebral vessels. Arch. neurol. *19* (1928), 1057.
F o r d und O. T. B a i l e y: Persönliche Mitteilung an M u n r o und S i s s o n (siehe diese).
F r a y, W.: A roentgenological study of pineal orientation. Radiol. *30* (1938).
F r a z i e r, C. H., B. J. A l p e r s und F. H. L e w y: The anatomical localization of the hypothalamic center for the regulation of temperature. Brain, London. *59* (1936), 122.
F r e e d m a n, H.: Recovery from the decerebrate state associated with supratentorial space-taking lesions. J. Neurosurg., Springfield, 9 (1952), 52.
F r e n c h, J. D.: Brain lesions associated with prolonged unconsciousness. Arch. neurol. *68* (1952), 727.
F r e n c h, J. D., F. K. A m e r o n g e n und H. W. M a g o u n: An activating system in the brain stem of the monkey. Arch. neurol. *68* (1951), 577.
F r e n c h, J. D., und H. W. M a g o u n: Effects of chronic lesions in central cephalic brain stem in monkeys. Arch. neurol. *68* (1952), 591.
F r ö h l i c h, A., und C. S. S h e r r i n g t o n: Path of impulse for inhibition under decerebrate rigidity. J. Physiol. *28* (1902), 14.
F r o w e i n, R. A., und F. L o e w: Potenzierte Narkose — Kontrollierte Hypothermie — Kontrollierte Blutdrucksenkung. Zbl. Neurochir. *14* (1954), 324.
F u l t o n, J. F.: Physiologie des Nervensystems. Dtsch. Übersetzung. F. Enke, Stuttgart, 1952.
F u l t o n, J. P., und P. B a i l e y: Tumors in the region of the third ventricle: their diagnosis and relation to pathological sleep. J. Nerv. Ment. Dis. *69*, 1; 145; *261* (1929).
F u l t o n, J. F., E. G. T. L i d e l l und D. M c R i d d o c h: The influence of unilateral distinction of the vestibular nuclei upon posture and Knee-jeck. Brain, London, *53* (1930), 311.

G ä d e k e, R.: Experimentelle Untersuchungen über das Gehirnödem nach ACTH-Gabe unter besonderer Berücksichtigung therapeutischer Effekte gefäßabdichtender und blutdrucksenkender Substanzen. Mschr. Kinderhk. *102* (1954), 65.

Gänshirt, H.: Über den zentralen Tod beim Hirntumor. Dtsch. Zschr. Nervenhk. *166* (1951), 247.

— Hirndurchblutungsmessungen beim Tumor cerebri. Verh. Dtsch. Ges. Kreisl.-forsch. *19* (1953), 218.

Gänshirt, H., und W. Schiefer: Zur Kreislaufpathologie des arterio-venösen Hirnangioms und des multiformen Glioblastoms. Dtsch. Zschr. Nervenhk. *172* (1954), 58.

Gagel, O.: Einführung in die Neurologie. J. Springer, Berlin, 1949.

Gagel, O., und G. Bodechtel: Die Topik und feinere Histologie der Ganglienzellgruppen in der Medulla oblongata und im Ponsgebiet mit einem kurzen Hinweis auf die Gliaverhältnisse und die Histopathologie. Zschr. Anat. *91* (1930), 130.

Gallagher, J. P., und J. Browder: Persönliche Mitteilung (zit. n. Freedman).

Gamper, E.: Bau und Leistungen eines menschlichen Mittelhirnwesens. Zschr. Neur. *102* (1926), 155; Z. Neur. *104* (1926), 49.

Ganner, H., und G. Stiefler, Zur Symptomatologie der Schläfenlappengeschwülste. Arch. Psychiatr. *101* (1934), 399.

Gardner, W. J., und W. A. Nosik: Experiences with encephalography in cerebellar tumors. Amer. J. Röntgenol. *47* (1942), 691.

Gardner, W. J., und R. J. Goodhall: The surgical treatment of Arnold-Chiari-malformations in adults. J. Neurosurg., Springfield, *7* (1950), 199.

Gerard, R. W.: Brain metabolism and circulation. Res. Nerv. Ment. Dis. *17* (1937), 316.

Gehuchten, M. P. van: Le mécanisme de la mort dans certains cas de tumeurs cérébrales. Rev. neurol. *65* (1936), 702. Encéphale, Paris, *32* (1937), 113.

Gerlach, J.: Zentrale Atemstörungen in der Neurochirurgie, ihre Beurteilung und Behandlung. Acta Neurochir., Wien, *2* (1952), 441.

Gerlach, J., und H. Becker: Störungen der Bluthirnschranke bei gedeckten stumpfen Schädelhirntraumen. Zschr. Naturforsch. *8* (1953), 578.

German, W. J., und H. M. Wilson: Intracranial lesions in G. U. Pillmore: Clinical Radiology. F. A. Davis, Philadelphia, 1946.

Gherarducci, D., und G. C. Ricci: I ganglioplegici in soluzione ritardante negli accidenti vascolari acuti cerebrali. Rilievi sperimentali, clinici e terapeutici. Giorn. psichiatr., Ferrara, Fasc. II (1954), 1.

Gibbs, F. A.: Relationship between the pressure in the veins on the nerve head and the cerebrospinal fluid pressure. Arch. neurol. *35* (1936), 293.

Gilbert, N. C., und G. de Takats: Emergency treatment of apoplexia. J. Amer. Med. Ass. *136* (1948), 659.

Globus, J. H., und J. Strauss: Massive cerebral hemorrhage. Arch. neurol. *18* (1927), 215.

Globus, J. H., J. A. Epstein, M. A. Green und M. Marks: Focal cerebral hemorrhage experimentally induced. J. Neuropathol., Baltimore, *8* (1949), 113.

Globus, J. H., und J. A. Epstein: Massive cerebral hemorrhage spontaneous and experimentally induced. J. Neuropathol., Baltimore, *12* (1953), 107.

Gloor, P., Automatic functions of the diencephalon. A summary of the experimental work of Prof. W. R. Hess. Arch. neurol. *71* (1954), 773.

Götze, W., und W. Krücke: Über Paramyloidose mit besonderer Beurteilung der peripheren Nerven und granulärer Atrophie des Gehirns. Arch. Psychiatr. *114* (1942), 183.

G o l d s t e i n, K.: Die einzelnen Erkrankungen des Gehirns und seiner Häute. J. Springer, Berlin, 1925.

G r e e n a c r e, P.: Multiple spontaneus intracerebral hemorrhages. Bull. Johns Hopkins Hosp. *28* (1917), 86.

G r e e n f i e l d, J. G.: The histology of cerebral oedema associated with intracranial tumors. Brain, London, *62* (1939), 129.

G r i e s i n g e r, W.: Fortgesetzte Beobachtungen über Hirnkrankheiten. Arch. Heilkd. *3* (1862), 33.

G r o e n e v e l d, A., und G. S c h a l t e n b r a n d: Ein Fall von Duraendotheliom über der Großhirnhemisphäre mit einer bemerkenswerten Komplikation: Läsion der gekreuzten Pes pedunculi durch Druck auf den Rand des Tentorium. Dtsch. Zschr. Nervenhk. *117* (1927), 32.

G r ü n t a l und C o h n: zit. n. H o e s s l y.

G u i o t, G.: Über Hirntumoren und über neuere Erkenntnisse zur Erleichterung der Operation. Ciba Symp., Summit, *1* (1954), 185.

G u i o t, G., und P. J a n n y: La réduction chirurgicale de la hernie temporale. Sem. hôp. Paris *23* (1948), 748.

G u i s, J. A., und D. H. G r i e r: Venous adaption following bilateral radical neck dissection with excision of the jugular veins. Surgery, S. Louis, *28* (1950), 305.

G u l e k e, N.: Die entlastende Spaltung des Kleinhirnzeltes. Arch. klin. Chir., Berlin, *183* (1935), 397.

G u r d j i a n, E. S., und J. E. W e b s t e r: Traumatic intracranial hemorrhage. Amer. J. Surg. *75* (1948), 82.

H a f k e n s c h i e l, J. H., C. W. C r u m p t o n und J. H. M e y e r: The effects of intramuscular dihydroergocornin on the cerebral blood flow in normotensive patients. J. Pharmacol. Exper. Therap., Baltimore, *98* (1950), 144.

H ä u s s l e r, G.: Über die Hirnschwellung bei Großhirngeschwülsten. Zbl. Neurochir. *3* (1938), 119.

— Hirnödem und Hirnschwellung. Übersichtsreferat. Zbl. Neurochir. *4* (1939), 328.

H a l l e r v o r d e n, J.: Kreislaufstörungen in der Ätiologie des angeborenen Schwachsinns. Zschr. Neur. *167* (1939), 527.

— Über Spätfolgen von Hirnschwellung und Hirnödem, namentlich bei Schwachsinnigen und Idioten. Psychiatr.-neurol. Wschr., Halle, *41* (1939), 1.

— Entwicklungsstörungen und frühkindliche Erkrankungen des Zentralnervensystems. In Hdb. Inn. Med., Bd. V. J. Springer, Heidelberg, 1953.

H a m m e r, B., und Th. W a n k o: Über zerebrale Gefäßstörungen bei Hirntumoren. Wien. Zschr. Nervenhk. *8* (1954), 216.

H a r r i s o n, F.: An attempt to produce sleep by diencephalic stimulation. J. Neurophysiol., Springfield, *3* (1940), 156.

H a r v e y und T. B. R a s m u s s e n: in R a s m u s s e n, T. B.: Experimental ligation of the cerebral arteries in the dog. Thesis, Univ. of Minnesota, 1938.

H a s e n j ä g e r, T., und H. S p a t z: Über örtliche Veränderungen der Konfiguration des Gehirns bei Hirndruck. Arch. Psychiatr. *107* (1938), 193.

H a s s l e r, R.: Erkrankungen der Oblongata, der Brücke und des Mittelhirns, in Hdb. d. Inn. Med. Bd. 5, III, J. Springer, Berlin, 1953.

H a u s s, W. H., und H. K o p p e r m a n n: Zschr. Kreisl.forsch. *39* (1950), 450 (zit. n. B o d e c h t e l).

H a y n, R. F., P. V. W e s t h a y s e n und R. L. S w a n k: Hemorrhagic cerebral infarction by arterial occlusion. J. Neuropath., Baltimore, *11* (1952), 34.

H e i d, J. B., und J. L a s k y: Thalamic lesions and coma. Los Angeles Neurol. Soc. *11* (1946), 91.

H e i n r i c h, K., und L. W e i ß b e c k e r: Theophylline und Venendruck. Münch. med. Wschr. *97* (1955), 260.

H e n r y, J. P., O. H. G a u e r, S. S. K e t y und K. K r a m e r: J. Clin. Invest. *30* (1951), 292 (zit. n. M a n g o l d).

H e n s c h e n, F.: Über die Geschwülste des Kleinhirnbrückenwinkels. Fischer, Jena, 1910.

— Tumoren des Zentralnervensystems und seiner Hüllen, in Hdb. der Spez. pathol. Anatomie und Histologie, Bd. III. J. Springer, Heidelberg, 1955.

H e s s, W. R.: Die Regulierung der Atmung. G. Thieme, Leipzig, 1931.

— Das Schlafsyndrom als Folge diencephaler Reizung. Helvet. physiol. pharmacol. acta *2* (1944), 305.

— Hypothalamische Adynamie. Helvet. physiol. pharmacol. acta *2* (1944), 137.

— Das Zwischenhirn: Syndrome, Lokalisationen, Funktionen. B. Schwabe & Co., Basel, 1954.

H e u b n e r, J. O. L.: Zur Topographie der Ernährungsgebiete der einzelnen Hirnarterien. Zbl. med. Wiss. *10* (1872), 817.

— Die luetischen Erkrankungen der Hirnarterien. Vogel, Leipzig, 1874.

H e y m a n n, A., J. L. P a t t e r s o n, T. W. D u k e und L. L. B a t t y: The cerebral circulation and metabolism in arteriosclerotic and hypertensive cerebrovascular disease. N. England J. Med. *249* (1953), 223.

H i l l e r, F.: Über krankhafte Veränderungen im Zentralnervensystem nach Kohlenoxydvergiftung. Zschr. Neur. *93* (1924), 594.

— Die Zirkulationsstörungen des Rückenmarks und Gehirns in B u m k e - F o e r s t e r: Hdb. d. Neurol. Bd. 11, 178. J. Springer, Berlin, 1936.

H i m w i c h, H. E.: Cerebral metabolism. Hoeber, New York, 1952.

H i t z e n b e r g e r, W.: Klin. Wschr. *1933,* 865 (zit. n. B o d e c h t e l).

H o c h m a n n und K r ä m e r: Psychiatr. Quart. *9* (1935), 271 (zit. n. K r a u l a n d).

H o d g s o n, J. S.: Combined ventricular and lumbar puncture in the diagnosis of brain tumour. J. Amer. Ass. *90* (1928), 1524.

H o e s s l y, H.: Das Verhalten der Pupille beim traumatischen Hirndruck. Mitt. Grenzgeb. Med. Chir., Jena, *30* (1918), 1.

H o f f, H., und L. S c h ö n b a u e r: Hirnchirurgie. Deuticke, Wien, 1933.

H o f f, H., und F. S e i t e l b e r g e r: Zur Klinik und Pathologie der doppelseitigen okzipitalen Herderkrankungen. Wien. klin. Wschr. *63* (1951), 621.

H o l m a n, E., und M. W. S c o t t: Significance of unilateral dilatation and fixation of pupil in severe skull injuries. J. Amer. Med. Ass. *84* (1925), 1329.

H o l u b, K.: Über intracranielle Venenthrombose und Thrombophlebitis. Wien. klin. Wschr. *65* (1953), 540.

H o r r a x, G., und R. C. B u c k l e y: A clinical study of the differentiation of certain pontile tumors from acoustic tumors. Arch. neurol. *24* (1930), 1217.

H o w a r t h, S. H., und J. B. L o w e: Brit. Heart J. *15* (1953), 47 (zit. n. B o d e c h t e l).

H u b e r, A.: Die ophthalmologische Symptomatologie der Hirntumoren. Allgemeinsymptome und supratentorielle Tumoren. Ophthalmologica *125* (1953), 287.

H u t c h i n s o n, W.: On compression of the brain. London Hosp. Clin. Lect. Rep. *4* (1862), 29.

H y l a n d, H. H., und H. J. M. B a r n e t t: The pathogenesis of cranial nerve palsies associated with intracranial aneurysms. Proc. Roy. Soc. Med., London, *47* (1954), 141.

I n g r a m, W. R., und S. W. R a n s o n Effects of lesions in the red nuclei of cats. Arch. neurol. *28* (1932), 483.

Ingram, W. R., und S. W. Ranson: The place of the red nuclei in the postural reflex. Amer. J. Physiol. *102* (1932), 466.

Ingram, W. R., S. W. Ranson und R. W. Barris: The red nucleus. Its relation to postural tonus and righting reactions. Arch. neurol. *31* (1934), 768.

Irsigler, F.: Über den Heilverlauf experimenteller Hirnwunden bei offener und verlegter Knochenlücke. Zbl. Neurochir. *7* (1942), 1.

Jackson, J. H.: Case of tumour of the middle lobe of the cerebellum: cerebellar paralysis with rigidity (cerebellar attitude), occasional tetanus-like seizures. Brain, London, *29* (1905), 425.

Jahn, D.: Die Medizinische *1952*, 42 (zit. n. Bodechtel).

Jakob, A.: Experimentelle Untersuchungen über die traumatischen Schädigungen des Zentralnervensystems. Nissl-Alzheimers Histol. und Histopathol. Arbeiten über die Großhirnrinde. Jena, *5* (1912), 182.

Jakob, A., und G. Magnus: Experimentelle Beiträge zur Frage der Hirnembolie. Dtsch. Zschr. Nervenhk. *91* (1926), 219.

Jasper, H.: Diffuse projection systems: the integrative action of the thalamic reticular system. EEG and Clin. Neurophysiol. *1* (1949), 405.

Jasper, H. H., und J. Droogleever-Fortuyne: Experimental studies on the functional anatomy of petit mal epilepsy. Res. Publ. Ass. Nerv. Ment. Dis., N. Y., *26* (1946), 272.

Jefferson, G.: Bilateral rigidity in middle meningeal hemorrhage. Brit. Med. J. *2* (1921), 683.

— Discussion of the diagnosis and treatment of acute head injuries. Proc. Roy. Soc. Med., London, *25* (1932), 742.

— The tentorial Pressure cone. Arch. neurol. *40* (1938), 857.

— The nature of concussion. Brit. Med. J. *1* (1944), 1.

— The balance of life and death in cerebral lesions. Surg. Gyn. Obstetr. *93* (1951), 444.

— Altered consciousness associated with brain-stem lesions. Brain, London, *75* (1952), 55.

Johanson, C.: The central veins and deep dural sinuses of the brain. Acta radiol., Stockholm, Suppl. 107. Stockholm, 1954.

Kahn, A. J.: Effects of variations in intracranial pressure. Arch. neurol. *51* (1944), 508.

Kaplan, A.: Chronic subdural hematoma. Brain, London, 54 (1931), 530.

Kaplan, H. A., J. C. Hart und J. Browder: Hypothermia associated with a mesencephalic lesion. J. Neuropath., Baltimore, *11* (1952), 116.

Karplus, J. P.: Die Physiologie des vegetativen Zentrums, in Bumbke-Foerster: Hdb. d. Neurologie, Bd. 2. J. Springer, Berlin, 1937.

Karplus, J. P., und A. Kreidl: Zwischenhirnbasis und Halssympathicus. Pflügers Arch. Physiol. *129* (1909), 138.

— Ein Sympathicuszentrum im Zwischenhirn. Pflügers Arch. Physiol. *135* (1910), 401.

Kautzky, R., und U. Burchard: Beitrag zur Kenntnis des postencephalographischen Fiebers und „zentraler“ Temperatursteigerungen im allgemeinen. Dtsch. Zschr. Nervenhk. *164* (1950), 143.

Kautzky, R., und K. J. Zülch: Neurologisch-neurochirurgische Röntgendiagnostik und andere Methoden zur Erkennung intracranialer Erkrankungen. J. Springer, Heidelberg, 1955.

K e l l e r, A. D.: The separation of the heat loss and the heat production mechanism in chronic preparations. Amer. J. Physiol. *113* (1935), 746.

K e l l e r, A. D., und W. K. H a r e: The hypothalamus and heat regulation. Proc. Soc. Exper. Biol. Med., N. Y., *29* (1932), 1069.

K e r n o h a n, J. W., und H. W. W o l t m a n: Incisura of the crus due to contralateral brain tumour. Arch. neurol. *21* (1929), 274.

K e t y, S. S.: The quantitative determination of cerebral blood flow in man. Meth. Med. Res., Chicago, 1 (1948).

— Circulation and metabolism of the human brain in health and disease. Amer. J. Med. *8* (1950), 205.

K e t y, S. S., und C. F. S c h m i d t: Determination of cerebral blood flow in man by use of nitrous oxide in low concentrations. Amer. J. Physiol. *143* (1945), 53.

K e t y, S. S., H. A. S h e n k i n und C. F. S c h m i d t: Effects of increased intracranial pressure on cerebral circulatory functions in man. J. Clin. Invest. *27* (1948), 493.

K e t y, S. S., B. D. K i n g, S. M. H o r v a r t h, W. A. J e f f e r s und J. H. H a f k e n s c h i e l: The effects of an acute reduction in blood pressure by means of differential spinal sympathetic block on the cerebral circulation of hypertensive patients. J. Clin. Invest. *29* (1950), 402.

K e y, A., und R. R e t z i u s: Studien in der Anatomie des Nervensystems und Bindegewebes. Stockholm, 1875.

K l e i t m a n, N.: Sleep and wakefulness. Univ. Chicago Press 1940.

K l e i t m a n, N., und N. C a m i l l e: Studies on the physiology of sleep. VI. The behaviour of decorticated dogs. Amer. J. Physiol. *100* (1932), 474.

K l i n g l e r, M., W. S c h i e f e r und G. U d v a r h e l y i: Zur Diagnose des Glioblastomas im Schläfen- und Hinterhauptslappen. Zbl. Neurochir. *14* (1954), 358.

K n a p p, H.: Die Geschwülste des rechten und linken Schläfenlappens. Wiesbaden, 1905.

— Die Tumoren des Schläfenlappens. Zschr. Neur. *42* (1918), 226.

K o c h, G.: Oculomotoriuswurzelschädigung durch einseitige Quellung des Uncus gyri hippocampi. Dtsch. Zschr. Nervenhk. 159 (1948).

K o c h e r, Th.: Hirnerschütterung, Hirndruck und chirurgische Eingriffe bei Hirnkrankheiten. Hölder, Wien, 1901.

K ö r n e r, O.: Kern- und Stammlähmung des Recurrens vagi und oculomotorius. Zschr. Ohr.hk. *56,* 153.

K ö r n y e y, St.: Rapidly fatal pontine hemorrhage. Arch. neurol. *41* (1939), 793.

K o l o d n y, A.: The Symptomatology of tumours of the temporal lobe. Brain, London, *51* (1928), 385.

K r a m e r, S. P.: On the function of the Circle of Willis. J. Exper. Med. *15* (1912), 348.

K r a u l a n d, W.: Über Hirnschäden durch stumpfe Gewalt. Dtsch. Z. Nervenhk. *163* (1950), 265.

K r ü c k e, W.: Das Zentralnervensystem bei generalisierter Paramyloidose. Arch. Psychiatr. *185* (1950), 165.

K u b i c k C. C., und R. D. A d a m s: Occlusion of basilar artery: clinical and pathological study. Brain, London, *69* (1946), 6.

K ü t t n e r, H.: Die Chirurgie des Gehirns, in Hdb. prakt. Chir. Bd. 1. Stuttgart, 1926.

K u n k l e, C. E., B. S. R a y und H. G. W o l f f: Experimental studies on headache : Analysis of the headache associated with changes in intracranial pressure. Arch. neurol. *49* (1943), 323.

Kyu, K., J. Yamaguchi und M. Kogame: The experimental study of shock with special reference to the change of blood circulation in the central nervous system by a special technique of capillary expression. Yokohama Med. Bull. *3* (1952), 400.

Ledderhose, J.: Über homolaterale Hemiplegie. Arch. klin. Chir., Berlin, *51* (1895), 316.

Levinsohn, G.: Über die Beziehungen der Großhirnrinde beim Affen zu den Bewegungen des Auges. v. Graefes Arch. Ophthalm. *71* (1909), 313.

Leyden, E.: Beiträge und Untersuchungen zur Physiologie und Pathologie des Gehirns. Virchows Arch. path. Anat. *37* (1866), 519.

Lhermitte, J.: Pathogénie de l'hémorrhagie cérébrale. Presse méd., Paris, *44* (1936), 1843.

Lilja, B.: Displacement of the calcified pineal body in Roentgen pictures as an aid in diagnosing intracranial tumors. Acta radiol., Stockholm, Suppl. 37 (1939).

Lindenberg, R.: Über die Anatomie der zerebralen Form der Thrombangitis obliterans. Zschr. Neur. *167* (1939), 554.

Lindenberg, R., und H. Spatz: Über die Thrombendarteriitis obliterans der Hirngefäße. (Cerebrale Form der von Winiwarter-Buergerschen Krankheit.) Virchows Arch. path. Anat. *305* (1939), 531.

Lindenberg, R., und E. Freytag: The significance of the tentorium in mechanical head trauma. Army Chemic. Center Maryland Contr. Rep. 1953.

Lindgren, E.: Röntgenologie. In Bd. 2, Hdb. Neurochirurgie, Springer, Berlin, 1954.

Lindsey, D. B., J. W. Bowden und H. W. Magoun: Effects upon the EEG of acute injury to the brain stem activating system. EEG and Clin. Neurophysiol. *1* (1949), 45.

Locke, E., und C. H. Naffziger: The cerebral subarachnoid system. Arch. neurol. *12* (1924), 411.

Loew, F.: Über Störungen der zentralen Kreislaufregulation bei intrakraniellen raumbeengenden Prozessen. Zbl. Neurochir. *9* (1949), 131.

— Erfahrungen mit der kontrollierten Blutdrucksenkung bei intrakraniellen Operationen. Langenbeck's Arch. klin. Chir. *276* (1953), 694.

— Verhütung postoperativer Komplikationen durch Ganglienblocker. Langenbeck's Arch. klin. Chir. *276* (1953), 702.

— Persönliche Mitteilung, 1955.

Loew, F., und W. Tönnis: Erfahrungen mit der Anwendung eines ganglienblockierenden Medikamentes (Pendiomid) während und nach intrakraniellen Eingriffen. Zbl. Neurochir. *12* (1952), 82.

Lorente de Nó, R.: Transmission of impulses through cranial motor nuclei. J. Neurophysiol., Springfield, *2* (1939), 402.

Lorenz, R.: Zur Lagebestimmung der verkalkten Glandula pinealis im Röntgenbild. Fortschr. Röntgenstr. *61* (1940), 338.

Lubic, L. G., und J. T. Marotta: Brain tumor and lumbar puncture. Arch. neurol. *72* (1954), 568.

Luce, H.: Zum Kapitel der Ponshämorrhagien. Dtsch. Zschr. Nervenhk. *15* (1899), 344.

Luft, U. C.: Irreversible Organveränderungen durch Hypoxämie im Unterdruck. Zieglers Beitr. *98* (1936/37), 323.

— Irreversible hypoxämische Organveränderungen bei alten und jungen Tieren im Unterdruck. Zieglers Beitr. *99* (1937), 351.

Lumdsden, T.: The regulation of respiration. J. Physiol., Springfield, 58, 81 and 111 (1923).

Luna, E.: Studi sulla morfologia delle arterie dell'encefalo. Riv. morf. 1920, 37.

Lundervold, A.: Electroencephalographic changes in a case of acute cerebral anoxia unconscious for about three years. Electroencephalogr. *6* (1954), 311.

Lutz, A.: Über die Bahnen der Blickwendung und deren Dissoziierung. Klin. Mbl. Augenhk. *70* (1923), 213.

Lysholm, E., B. Ebenius und H. Sahlstedt: Das Ventrikulogramm. Acta radiol., Stockholm, Suppl. 24—26 (1935 und 1937).

Macewen, W.: The pupil and its semiological aspect. Amer. J. Med. Sc. *94* (1887), 123.

Madonick und J. W. Oljenick: Displacement of the pineal gland with extradural hemorrhage. Arch. neurol. *53* (1945), 311.

Magnus, R.: Körperstellung. J. Springer, Berlin, 1924.

Magnus, R., und A. de Kleyn: Die Abhängigkeit des Tonus der Extremitätenmuskeln von der Kopfstellung. Pflügers Arch. Physiol. *145* (1912), 455.

Magoun, H. W.: An ascending reticular activating system in the brain stem. Arch. neurol. *67* (1952), 145.

Magoun, H. W., D. Atlas, W. K. Hare und S. W. Ranson: The afferent path of the pupillary light reflex in the monkey. Brain, London, 59 (1936), 234.

Magoun, H. W., F. Harrison, J. R. Brobeck und S. W. Ranson: Activation of the heat loss mechanisms by local heating of the brain. J. Neurophysiol., Springfield, *1* (1938), 101.

Magoun, H. W., und R. Rhines: Spisticity: the stretch reflex and extrapyramidal system. Ch. C. Thomas, Springfield/Ill. 1948.

Malamud, N., und W. Haymaker: Mil. Surg. *99* (1946), 397 (zit. n. Krauland).

Maltby, G. L.: Visual field changes and subdural hematomas. Surg. Gyn., Obstetr. *74* (1942), 496.

Mangold, F.: Stoffwechsel und Kreislauf des menschlichen Gehirns. Schweiz. med. Wschr. *84* (1954), 237.

Marquis, D. C.: Phylogenetic interpretation of the functions of the visual cortex. Arch. neurol. *33* (1935), 807.

Martin, J. P.: Lancet, 48 (1949) (zit. n. Cairns).

Massermann, J. H.: Cerebrospinal hydrodynamics. Clinical and experimental studies. Arch. neurol. *32* (1934), 523.

— Studies of the volumen elasticity of the human ventriculo-subarachnoid system. J. Comp. Neurol. *61* (1935), 543.

Matis, P., J. Scheele und S. Dortenmann: Beitrag zur Wirkungsweise und Anwendung des Venostasin (Roßkastanienextrakt mit Vitamin B_1) unter besonderer Berücksichtigung seiner membranabdichtenden und durchblutungsfördernden Wirkung. Medizinische, Stuttgart, 1953, Nr. 21.

Mauthner, L.: Physiologie und Pathologie des Schlafes. Wien. klin. Wschr. *3* (1890), 445.

Mayrhofer, O., und R. Kühlmayer: Künstliche Hypothermie als unterstützende Maßnahme bei der Behandlung schwerer Schädeltraumen. Wien. klin. Wschr. *66* (1954), 495.

McKenzie, K. G.: Extradural hemorrhage. Brit. J. Surg. *26* (1938), 346.

McUrtens, H. G., und R. R. Newell: Displacement of the pineal gland in head injury. J. Neurol *6* (1925), 198.

Meesen, H., u. O. Stochdorph: Intern. Neuropathol. Kongreß, Rom, 1952.

M e n n i n g e r, W. C.: The pupil as an aid to diagnosis in states of coma. J. Nerv. Ment. Dis. *65* (1927), 553.

M e t t l e r, F. A.: Neuroanatomy. The C. V. Mosby Comp. St. Louis, 1948.

M e y e r, A.: Herniation of the brain. Arch. neurol. *4* (1920), 387.

M e y e r, J. E.: Die Kreislaufschäden des Gehirns und ihre Pathogenese. II. spezieller Teil. Verh. Dtsch. Ges. Kreisl.forsch. *19* (1953), 69. Arch. Psychiatr. *190* (1953), 328.

M e y e r, J. S., H. C. F a n g und D. D e n n y - B r o w n: Polarographic study of cerebral collateral circulation. Arch. neurol. *72* (1954), 296.

M e y e r s, R.: Dandy's striatal theory of "the center of consciousness": surgical evidence and logical analysis indicating its improbability. Arch. Neurol. *65* (1951), 659.

M i l l e t t i, M., und U. S u r i a n i: Controlled hypotension with ganglioplegics in neurosurgery. Acta neurochir., Wien, *3* (1953), 275.

M i n g a z z i n i, G.: Sui tumori del lobo temporale sinistro e dell'angolo pontocerebellare. Riv. pat. nerv. *16* (1911), 457.

— Medulla oblongata und Brücke, in Möllendorf: Hdb. Mikrosk. Anatom. J. Springer, Berlin, 1928.

M i s c h, W.: Die zerebralen Gefäßverschlüsse und ihre klinischen Syndrome. (Sammelreferat der Arbeiten von F o i x und seinen Schülern.) Zbl. Neur. *53* (1929), 673.

M o o r e, M. T., und K. S t e r n: Vascular lesions in the brainstem and occipital lobe occurring in association with brain tumours. Brain, London, *61* (1938), 70.

M o n a k o w, C. v o n: Die Gehirnpathologie. A. Hölder, Wien, 1897.

M o n a k o w, P. v o n: Über die zentrale Repräsentation vegetativer Funktionen. Schweiz. Arch. Neurol. *33* (1934), 20.

M o n n i e r, M., und H. W i l l i: Die integrative Tätigkeit des Nervensystems beim meso-rhombo-spinalen Anencephalus (Mittelhirnwesen). Mschr. Psychiatr. *126* (1953), 239.

M o n r a d - K r o h n, G. H.: Über „Anoxia cerebri" mit Bericht eines ungewöhnlichen Falles. Acta psychiatr. neurol., K'vn., *27* (1952), 125.

M o n t g o m e r y, H., und O. H o r w i t z: Oxygen tension of tissues by the polarographic method. J. Clin. Invest. *29* (1950), 1120.

M o r i s o n, R. S., und E. W. D e m p s e y: A study of thalamocortical relations. Amer. J. Physiol. *135* (1942), 281.

M o r s i e r, G. d e: Les encéphalopathies traumatiques. Schweiz. Arch. Neurol. *50* (1943), 161.

M o r u z z i, G., und H. W. M a g o u n: Brain stem reticular formation and activating of the EEG. EEG and Clin. Neurophysiol. *1* (1949), 455.

M u n r o, D.: Cranio-cerebral injuries. Oxford Med. Publ., New York, 1938.

M u n r o, D., und W. S i s s o n jr.: Hernia through the Incisura of the tentorium cerebelli in connection with craniocerebral trauma. N. England J. Med. *247* (1952), 699.

M u s k e n s, L. J. J.: An anatomico-physiological study of the posterior longitudinal bundle in its relation to forced movement. Brain, London, *26* (1914), 352.

N a f f z i g e r, H. C.: A method for the localization of brain tumors in the pineal shift. Surg. Gyn. Obstetr. 40 (1925).

— Brain surgery with special reference to exposure of the brain stem and posterior fossa. The principle of intracranial decompression. Surg. Gyn. Obstetr. *46* (1928), 241.

N a u n y n, B., und J. S c h r e i b e r: Über Gehirndruck. Arch. exper. Path. Pharmakol., Leipzig, *14* (1881), 1.

N a u t a, W. J. H.: Hypothalamic regulation of sleep in rats. J. Neurophysiol., Springfield, *9* (1946), 285.

N e l s o n, J.: Involvement of the brain stem in the presence of subdural hematoma. J. Amer. Med. Ass. *119* (1942), 864.

N e u b ü r g e r, K.: Anatomische Betrachtungen zur Pathogenese der sanguinösen Apoplexie. Dtsch. med. Wschr. *58* (1932), 690.

N e u g e b a u e r, W.: Beitrag zur pathologischen Anatomie der Gehirnerschütterung. Frankf. Zschr. Path. *51* (1937), 210.

N e w m a n, D.: Glasgow Med. J. *3* (1882), 161 (zit. n. B e d f o r d).

N i e l s e n, J. M., und R. P. S e d g w i c k: J. Nerv. Ment. Dis. *110* (1949), 387 (zit. n. C a i r n s).

N i l g e s, J. Comp. Neur. *80* (1944), 177.

N o e l l, W., und M. S c h n e i d e r: Pflügers Arch. Physiol. *246* (1942), 181 und 207; Pflügers Arch. Physiol. *250* (1948), 35 und 713 (zit. n. M. S c h n e i d e r).

N o e t z e l, H.: Arachnoidalcysten in der Cisterna ambiens. Zbl. Neurochir. *5* (1940), 281.

N o t h n a g e l, H.: Die Entstehung allgemeiner Convulsionen von Pons und der Medulla oblongata aus. Arch. path. Anat. *44* (1868), 1.

N o v á k, E.: Orvosi hétil., Budapest, *72* (1928), 1151.

N o v a c k, P., H. A. S h e n k i n, L. B o r t i n, B. G o l u b o f f und A. M. S o f f e: The effect of carbon dioxide inhalation upon the cerebral blood flow and cerebral oxygen consumption in vascular disease. J. Clin. Invest. *32* (1953), 696.

N u l s e n, F. E., S. P. W. B l a c k und C. G. D r a k e: Inhibition and facilation of motor activity by the anterior cerebellum. Fed. Proc. *7* (1948), 86.

O b r a d o r, S., F. J. E l i o und J. V. A n a s t a s i o: Some experimental and neurosurgical observations on the effects induced by ganglionic paralyzing drugs. Acta Neurochir., Wien, *4* (1954), 68.

O l i v e c r o n a, H.: Die Parasagittalen Meningeome. G. Thieme, Leipzig, 1934.

— in B e r g s t r a n d, O l i v e c r o n a und T ö n n i s: Gefäßgeschwülste und Gefäßmißbildungen. G. Thieme, Leipzig, 1936.

O l s z e w s k i, J., und D. B a x t e r: Cytoarchitecture of the human brain stem. S. Karger, Basel u. New York, 1954.

O p i t z, E.: Der Stoffwechsel des Gehirns und seine Veränderung bei Kreislaufstillstand. Verh. Dtsch. Ges. Kreisl.forsch. *19* (1953), 26.

O p i t z, E., und M. S c h n e i d e r: Über die Sauerstoffversorgung des Gehirns und den Mechanismus von Mangelwirkungen. Erg. Physiol. *46* (1950), 125.

O r b a c h, H.: Über elektromyographische Augenmuskeluntersuchungen. Neurochirurgentreffen Köln, Januar 1953.

O r b a c h, H., und K. V e t t e r: Elektromyographische Untersuchungen in der Neurochirurgie. Zbl. Neurochir. *14* (1954), 96.

P a g e n s t e c h e r, F.: Experimente und Studien über Gehirndruck. Heidelberg, 1871.

P a m p u s, F.: Vegetative Blockade und künstlicher Winterschlaf in der Neurochirurgie. Chirurg *24* (1953), 298.

P a y r: zit. n. G u l e k e.

P e n f i e l d, W.: The cerebral cortex in man. I The cerebral cortex and consciousness. Arch. neurol. *40* (1938), 417.

Penfield, W. G., und T. C. Erickson: Epilepsy and cerebral localization. A study of the mechanism, treatment and prevention of epileptic seizures. Ch. C. Thomas, Springfield/Ill., 1941.

Penfield, W., und K. Christiansen: Epileptic seizure pattern. Ch. C. Thomas, Springfield/Ill., 1951.

Perret, G. E.: Experimentelle Untersuchungen über Massenverschiebungen und Formveränderungen des Gehirns bei raumbeengenden Prozessen. Zbl. Neurochir. *5* (1940), 5.

— Experimentelle Untersuchungen über Massenverschiebungen und Formveränderungen des Gehirns bei Volumenzunahme durch Ödem oder Schwellung. Arch. Psychiatr. *112* (1941), 385.

Perret, G. E., und H. Selbach: Chemische Untersuchungen bei experimentellen Massenverschiebungen und Formveränderungen des Gehirns. Arch. Psychiatr. *112* (1940), 441.

Perret, G. E., und J. K. Kernohan: Histopathologic changes of the brain caused by intracranial tumors (so called oedema or swelling of the brain). J. Neuropath., Baltimore, *2* (1943), 341.

Peters, G.: Die Gehirnveränderungen bei stumpfer Gewalteinwirkung von vorn. Luftfahrtmedizin, Berlin, *7* (1942), 344.

— Über gedeckte Gehirnverletzungen (Rindenkontusionen) im Tierversuch. Zbl. Neurochir. *8* (1943), 172.

— Die gedeckten Hirn- und Rückenmarksverletzungen in Hdb. der Speziellen pathol. Anatomie und Histologie. Bd. III. J. Springer, Heidelberg, 1955.

Pette, H.: Die Klinik der Hirngeschwülste. Zschr. Neur. *161* (1938), 10.

Pfeiffer, R. A.: Grundlegende Untersuchungen über die Angioarchitektonik des menschlichen Gehirns. J. Springer, Berlin, 1928.

— Die Architektonik der Großhirnrinde. J. Springer, Berlin, 1928.

Pia, H. W.: Die Klinik der Schläfenlappengeschwülste. Zbl. Neurochir. *12* (1952), 217.

— Die Verquellung der Cisterna basalis und ambiens im Hirngefäßbild. Acta neurochir., Wien, *3* (1953), 315.

— Klinik und Syndrome der Schläfenlappengeschwülste. Fortschr. Neurol. *21* (1953), 535.

— Zur Frage der Umgehungsdrainage nach Torkildsen. Zbl. Neurochir. *13* (1953), 12.

— Prognose der Schläfenlappengeschwülste. Dtsch. Zschr. Nervenhk. *171* (1953), 137.

— Die Mittelhirneinklemmung im Hirngefäßbild. Zbl. Neurochir. *14* (1954), 283.

— Klinik, Differentialdiagnose und Behandlung der Vierhügelgeschwülste. Dtsch. Zschr. Nervenhk. *172* (1954), 12.

— Indikationen zu chirurgischem Eingreifen bei Schädelhirnverletzungen unter besonderer Berücksichtigung der Verkehrsunfälle. Langenbeck's Arch. klin. Chir. *276* (1954), 757.

— Klinik und Behandlung der schweren gedeckten Schädelhirnverletzungen. Langenbeck's Arch. klin. Chir. *280* (1955), 623.

Pitts, R. F.: The differentiation of respiratory centers. Amer. J. Physiol. *81* (1927), 503.

Ploog, D.: Physiologie und Pathologie des Schlafes. Fortschr. Neurol. *21* (1953), 16.

Pollok, L. J., und L. E. Davis: Studies in decerebration. Arch. neurol. *10* (1923), 391.

Poppen, J. L.: Ventricular drainage as a valuable procedure in neurosurgery. Arch. neurol. *50* (1943), 587.

Poppen, J., L. und J. F. Kendrick und F. Hicks: Brain stem hemorrhages secondary to supratentorial space taking lesions. J. Neuropath., Baltimore, *11* (1952), 267.

Puech, P., P. Guilly, H. Fischgold und G. Bonnes: Un cas d'anencéphalique. Etude electroencéphalographique. Rev. neurol., Paris, *79* (1947), 116.

Putnam, T. C.: Studies in multiple sclerosis. IV "Encephalitis" and sclerotic plaques produced by venular obstriction. Arch. neurol. *33* (1935), 929.

— Evidences of vascular occlusion in multiple sclerosis and "encephalomyelitis". Arch. neurol. *37* (1937), 1298.

Putnam, T. J., und H. Cushing: Chronic subdural hematoma. Arch. Surg. *11* (1925), 329.

Quervain, F. de: Die starre Pupillenerweiterung in der Diagnostik der Schädel-Hirntraumen. Schweiz. med. Wschr. *1935*, 75.

Rademaker, G. G. J.: Die Bedeutung der roten Kerne und des übrigen Mittelhirns für Muskeltonus, Körperstellung und Labyrinthreflexe. J. Springer, Berlin, 1926.

— Experimentelle Physiologie des Hirnstamms in Bumke-Foerster: Hdb. d. Neurologie. J. Springer, Berlin, 1936.

Radner, S.: Vertebral Angiographie by Catheterization. Acta radiol., Stockholm, Suppl. 87 (1951).

Rand, C. W.: Significance of dilatated pupil on homoplegic side in cases of intracranial hemorrhage following head injuries. Arch. Surg. *18* (1929), 1176.

Rand, C. W., und C. B. Courville: Histologic studies of the brain in cases of fatal injury to the head. Arch. Surg. *22* (1931), 738.

Ransohoff, J.: Ruptur der A. meningea media ohne Fraktur. Arch. klin. Chir., Berlin, *42* (1891), 229.

Ranson, S. W.: Somnolence caused by hypothalamic lesions in the monkey. Arch. neurol. *41* (1939), 1.

— Regulation of body temperature. Res. Publ. Ass. Nerv. Ment. Dis., N. Y., *20,* (1940), 342.

Ranson, S. W., und H. W. Magoun: The hypothalamus. Erg. Physiol. *41* (1939), 56.

Ranzi, E.: in Kirschner-Nordmann: Chirurgie des Gehirns und seiner Häute. Urban & Schwarzenberg, 1930.

Rauber-Kopsch: Lehrbuch und Atlas der Anatomie des Menschen. 15. Aufl. G. Thieme, Leipzig, 1940.

Reichardt, M.: Zur Entstehung des Hirndrucks. Dtsch. Zschr. Nervenhk. *28* (1905), 306.

— Über Hirnschwellung. Zschr. Neur. *3* (1911), 1.

Reid, W. C., und W. V. Cone: Mechanism of fixed dilatation of the pupil resulting from ipsilateral compression. J. Amer. Med. Ass. *112* (1939), 2030.

Richter, C. P., und L. H. Bartemeyer: Decerebrate rigidity of the sloth. Brain, London, *49* (1926), 207.

Ricker, G.: Die Entstehung der pathologisch-anatomischen Befunde nach Gehirnerschütterung in Abhängigkeit vom Gefäßnervensystem des Gehirns. Virchows Arch. path. Anat. *226* (1919), 180.

R i c k e r, G.: Sklerose und Hypertonie der innervierten Arterien. Springer, Berlin, 1927.

R i e b e l i n g, C.: Zur Frage der Hirnschwellung. Dtsch. Zschr. Nervenhk. *170* (1953), 209.

R i e c h e r t, T.: Der Einfluß von Injektionen in das sympathische Nervensystem bei cerebralen Zirkulationsstörungen. Dtsch. Arch. klin. Med. *195* (1949), 142.

— Die Angiographie der normalen und gestörten Hirndurchblutung. Verh. Dtsch. Ges. Kreisl.forsch. *19* (1953), 131.

— Diagnose und Therapie der Hirndurchblutungsstörungen. Regensb. Jb. ärztl. Fort. *3* (1954), 1.

R i e s s n e r, D., und K. J. Z ü l c h: Über die Formveränderungen des Gehirns bei raumfordernden Prozessen. Dtsch. Zschr. Chir. *253* (1940), 1.

R i i s c h e d e, J., und S. E t h e l b e r g: Angiographic changes in sudden and severe herniation of brain stem through tentorial incisure. Arch. neurol. *70* (1953), 399.

R i l e y, H. A.: An atlas of the basal ganglia, brain stem and spinal cord. The Williams & Wilkins Comp., Baltimore, 1943.

R i o c h, D. M.: Certain nuclear configurations and fiber concentrations of the subthalamus midbrain of the dog and cat. J. Comp. Neurol., Philadelphia *49* (1929/30), 121.

R o b e r t s o n, R. C. L., und C. P o l l a r d jun.: Decerebrate state in children and adolescents. J. Neurosurg., Springfield, *12* (1955), 13.

R o e d e r - K u t s c h, Th., und J. S c h o l z - W ö l f i n g: Schizophrenes Siechtum auf der Grundlage ausgedehnter Hirnveränderungen nach CO-Vergiftung. Zschr. Neur. *173* (1941), 702.

R o s e n b l i t h, W. A.: Electrical responses from the auditory nervous system. Ann. Otol. Rhinol., S. Louis, *63* (1954), 839.

R o s e n f e l d, M.: Zur Diagnose der Erkrankungen des 4. Ventrikels. Mschr. Psychiatr. *55* (1923/24), 257.

R o s e n h a g e n, H.: Pons- und Haubenblutungen als Komplikation von Tumoren des Großhirns. Dtsch. Zschr. Nervenhk. *127* (1932), 27.

R o t t e r, W.: Über hypoxämische Veränderungen des Zentralnervensystems unter O_2-Mangelatmung bei normalem Luftdruck. Zieglers Beitr. *101* (1938), 23.

R o w b o t h a n, G. F.: Acute injuries of the head. Williams & Wilkins Comp., Baltimore, 1949.

R y d e r, H. W., F. F. E s p e y, F. V. K r i s t o f f und J. P. E v a n s: Observations on the interrelationships of intracranial pressure and cerebral blood flow. J. Neurosurg., Springfield, *8* (1951), 46.

R y d e r, H. W., F. F. E s p e y, F. D. K i m b e l l, E. J. P e n k a, A. R o s e n a u e r, B. P o d o l s k y und J. P. E v a n s: Modification of effect of cerebral blood flow on cerebrospinal fluid pressure by variations in craniospinal blood volume. Arch. neurol. *68* (1952), 170.

— — — — — — — Effect of changes in systemic venous pressure on cerebrospinal fluid pressure. Arch. neurol. *68* (1952), 175.

— — — — — — — Influence of changes in cerebral blood flow on the cerebrospinal fluid pressure. Arch. neurol. *68* (1952), 165.

— — — — — — — The mechanism of the change in cerebrospinal fluid pressure following an induced change in the volume of the fluid space. J. Laborat. Clin. Med., S. Louis, *41* (1953), 428.

— — — — — — — The mechanism of the effect of changes in blood osmotic pressure on the cerebrospinal fluid pressure. J. Laborat. Clin. Med., S. Louis, *41* (1953), 543.

R y d e r, W. H., A. R o s e n a u e r, E. J. P e n k a, F. F. E s p e y und J. P. E v a n s: Failure of abnormal cerebrospinal fluid pressure to influence cerebral function. Arch. neurol. *70* (1953), 563.

R u s s e l, W. R.: Cerebral involvement in head injury. Brain, London, *55* (1932), 549.

S a c k, H., und H. G. H a n d r i c k: Klinische Erfahrungen bei Hirnschwellungszuständen mit dem ganglienblockierenden Mittel Pendiomid. Medizinische, Stuttgart, *12* (1952).

S c h a r r e r, E.: Über zerebrale Endarterien. Zschr. Neur. *162* (1938), 401.

— Vascularization and vulnerability of the cornu ammonis in opossum. Arch. neurol. *44* (1940), 483.

S c h e i d, W.: Die Zirkulationsstörungen des Gehirns und seiner Häute. Hdb. Innere Med., Bd. 5, Teil III. J. Springer, Berlin, 1953.

S c h e i n b e r g, P.: Cerebral blood flow in vascular diseases of the brain with observations on the effects of stellate ganglion block. Amer. J. Med. *8* (1950), 139.

S c h e i n k e r, J.: Histopathologie von Ödem und Schwellung bei Hirngeschwülsten. Dtsch. Zschr. Nervenhk. *147* (1938), 137.

— Transtentorial herniation of the brain stem. Arch. neurol. *53* (1945), 289.

— Lesions of the white matter of the central nervous system. J. Neuropath., Baltimore, *6* (1947), 227.

S c h e r e r, H. J.: Beiträge zur pathologischen Anatomie des Kleinhirns. I. Die lokalen Veränderungen der Kleinhirnrinde. Zschr. Neur. *136* (1931), 559.

S c h i e f e r, W., und W. T ö n n i s: Serienangiographische Untersuchungen als Ergänzung der Hirndurchblutungsmessung nach Kety. Zbl. Neurochir. *14* (1954), 88.

S c h i e f e r, W., W. T ö n n i s und G. U d v a r h e l y i: Das Glioblastoma multiforme im Serienangiogramm. Acta neurochir., Wien, *4* (1954), 76.

— — — Die Artdiagnose des Meningeoms im Gefäßbild. Dtsch. Zschr. Nervenhk. *172* (1955), 436.

S c h i e f e r, W., Fj. R a u s c h und G. U d v a r h e l y i: Zur Röntgendiagnostik intrazerebraler Metastasen. Fortschr. Röntgenstr. *82* (1955), 656.

S c h l e s i n g e r, B.: Venous drainage of the brain with special reference to Galenic system. Brain, London, *62* (1939), 274.

— The tolerance of the blocked Galenic system against artificially increased intravenous pressure. Brain, London, *63* (1940), 178.

S c h m i d t, C. F.: The cerebral circulation in health and disease. Ch. C. Thomas, Springfield, Ill., 1950.

S c h n e i d e r, D.: Beziehungen zwischen Gehirndurchblutung und Gehirndruck. Arch. klin. Chir., Berlin, *183* (1935), 448.

S c h n e i d e r, D., und M. S c h n e i d e r: Vasomotorik der Hirndurchblutung. Zbl. Neurochir. *3* (1938), 127.

S c h n e i d e r, M.: Die Physiologie der Hirndurchblutung. Dtsch. Zschr. Nervenhk. *162* (1950), 123.

— Durchblutung und Sauerstoffversorgung des Gehirns. Verh. Dtsch. Ges. Kreisl.-forsch. *19* (1953), 1.

S c h n e i d e r, M., und N. L u d w i g s: Erscheint in Pflügers Arch. Physiol. (zit. n. M. S c h n e i d e r).

S c h ö r c h e r, F.: Über die Ursache der einseitigen Pupillenerweiterung beim Epi- und Subduralen Hämatom. Dtsch. Zschr. Chir. *248* (1937), 420.

Scholz, W.: Histologische Untersuchungen über Form, Dynamik und pathologisch-anatomische Auswirkung funktioneller Durchblutungsstörungen des Hirngewebes. Zschr. Neur. *167* (1939), 424.

— Histologische und topische Veränderungen und Vulnerabilitätsverhältnisse im menschlichen Gehirn bei O_2-Mangel, Ödem und plasmatischen Infiltrationen. Arch. Psychiatr. *181* (1949), 621.

— Die Krampfschädigungen des Gehirns. J. Springer, Berlin, 1951.

Schüller, A.: Verkalkte Zirbeldrüse. Wien. klin. Wschr. *32* (1909).

Schwartz, P.: Die Arten der Schlaganfälle des Gehirns und ihre Entstehung. Springer, Berlin, 1930.

Schwartz, Ph., und L. Fink: Morphologie und Entstehung der geburtstraumatischen Blutungen im Gehirn und Schädel des Neugeborenen. Zschr. Kinderhk. *40* (1925), 433.

Schwarz, G. A., und A. A. Rosner: Displacement and herniation of the hippocampal gyrus through the incisura tentorii. Arch. Psychiatr. *46* (1941), 297.

Schweizer, O., und G. H. Leak: A study of spinal fluid pressures in operations requiring removal of both internal jugular veins. Ann. Surg. *136* (1952), 948.

Scott, W. W.: Physiology of concussion. Arch. neurol. *43* (1940), 270.

Selbach, H.: Physikalisch-chemische Untersuchungen zur Frage der Hirnvolumenvermehrung. Arch. Psychiatr. *112* (1940), 409.

Serota, H. M.: Temperature changes in the cortex and the hypothalamus during sleep. J. Neurophysiol., Springfield, *2* (1949), 42.

Shenkin, H. A., und F. C. Grant: Middle meningeal hemorrhage. Amer. J. Surg. *26* (1938), 346.

Shenkin, H. A., M. H. Harmel und S. S. Kety: Dynamic anatomy of cerebral circulation. Arch. neurol. *60* (1948), 240.

Shenkin, H. A., E. B. Spitz, F. C. Grant und S. S. Kety: Acute effects on cerebral circulation of reduction of increased intracranial pressure by means of intravenous glucose or ventricular drainage. J. Neurosurg., Springfield, *5* (1948), 466.

Shenkin, H. A., J. H. Hafkenschiel und S. S. Kety: Effects of sympathectomy on the cerebral circulation of hypertensive patients. Arch. Surg. *60* (1950), 319.

Sherrington, C. S.: Decerebrate rigidity and reflex coordination of movements. J. Physiol. *22* (1898), 319.

Simpson, T.: Brit. Med. J. *2* (1948), 639 (zit. n. Bodechtel).

Smidt, H.: Pachymeningitis haemorrhagica int. Neue Dtsch. Chir. *48* (1930), 565.

Smyth, G., und W. R. Henderson: Observations in the cerebrospinal fluid pressure on simultaneous ventricular and lumbar punctures. J. Neurol. 1938, 226.

Snider, R. S., und A. Stowell: Receiving areas of the tactile, auditory and visual systems in the cerebellum. J. Neurophysiol., Springfield, *7* (1944), 331.

Sorgo, W.: Experimentelle Untersuchungen über die Klinik der Verquellung der Cisterna ambiens. Dtsch. Zschr. Nervenhk. *149* (1939), 271.

Soriano, V., und J. F. Fulton: Interrelation between anterior lobe of the cerebellum and the motor area. Fed. Proc. *6* (1947), 207.

Sousa-Pereira, A. de: Arch. Surg. *60* (1950), 456.

Spalteholz, W.: Handatlas der Anatomie des Menschen. 14. Aufl., S. Hirtzel, Leipzig, 1939.

Spatz, H.: Das Mittelhirn, in Bethes Hdb. der Physiol., 1927.

S p a t z, H.: Die Bedeutung der „symptomatischen" Hirnschwellung für die Hirntumoren und für andere raumbeengende Prozesse in der Schädelgrube. Arch. Psychiatr. *88* (1929), 790.

— Anatomie des Mittelhirns, in B u m k e - F o e r s t e r: Hb. der Neurol., Bd. 1, 474, J. Springer, Berlin, 1935.

— Über die Bedeutung des Gehirns bei der von Winiwarter-Buergerschen Krankheit. Dtsch. Zschr. Nervenhk. *136* (1935), 86.

— Pathologische Anatomie der Kreislaufstörungen des Gehirns. Zschr. Neur. *167* (1939), 301.

S p a t z, H., und G. J. S t r o e s c u: Zur Anatomie und Pathologie der äußeren Liquorräume des Gehirns. Nervenarzt, Berlin, 7 (1934), 425 und 481.

S p i e l m e y e r, W.: Die Pathogenese des epileptischen Krampfes, histologischer Teil. Zschr. Neur. *109* (1927), 501.

— Kreislaufstörungen und Psychosen. Zschr. Neur. *123* (1930), 161.

S t a r z l, T. E., C. W. T a y l o r und H. W. M a g o u n: Collateral afferent excitation of reticular-formation of brainstem. J. Neurophysiol., Springfield, *14* (1951), 479.

S t a u d e r, K. H.: Epilepsie und Schläfenlappen. Arch. Psychiatr. *104* (1935), 181.

S t e r n, K.: Eine dritte Arterie des roten Kernes. Zschr. Neur. *152* (1935), 519.

— Über gefäßabhängige Störungen im Brücken-Mittelhirngebiet und ihre Entstehungsweisen. Zschr. Neur. *152* (1935), 497.

— Der Zellaufbau des menschlichen Mittelhirns. Zschr. Neur. *154* (1936), 521.

S t e r z i, G.: Anatomia del sistema nervoso centrale del uomo. A. Draghi, Padova, 1915.

S t o p f o r d, J. S. B.: The arteries of the pons and med. oblongata. J. Anat., London, 1916, 131 und 255.

— Remarks on the causation of increased intracranial pressure associated with tumours within the cranium. Brit. Med. J. *2* (1926), 1207.

— Increased intracranial pressure. Brain, London, *51* (1928), 485.

S u g a r b a k e r, E. D., und H. M. W i l e y: Intracranial pressure studies incident to resection of the internal jugular veins. Cancer *4* (1951), 242.

T h a u e r, R.: Wärmeregulation und Fieberfähigkeit nach operativen Eingriffen am Nervensystem homoithermer Säugetiere. Pflügers Arch. Physiol. *236* (1935), 102.

— Der Mechanismus der Wärmeregulation. Erg. Physiol. *41* (1939), 607.

— Wärmezentrum und Wärmeregulation. Klin. Wschr. *20* (1941), 969.

T h a u e r, R., und G. P e t e r s: Wärmeregulation nach operativer Ausschaltung des Wärmezentrums. Pflügers Arch. Physiol. *239* (1937), 483.

— — Sensibilität und Motorik bei lange überlebenden Zwischenhirn-Mittelhirntauben. Pflügers Arch. Physiol. *240* (1938), 503.

— — Die Bedeutung der roten Kerne für Körperstellung und Enthirnungsstarre. Kongr. Ber. II (1938), 353, XVI. Int. Physiol. Kongr., Zürich.

— — Untersuchungen zur Physiologie des Mittelhirns. Pflügers Arch. Physiol. *242* (1939), 54.

T h o m s o n, G. N.: Cerebral area esssential to consciousness. Bull. Los Angeles Neurol. Soc. *16* (1951), 311.

T ö n n i s, W.: Erkennung und Behandlung des intraduralen Hämatoms. Zbl. Chir. (1934), 2548.

— Behandlung stumpfer Schädelverletzungen. Nervenarzt, Berlin (1935), 573.

— Die Entstehung der intracraniellen Drucksteigerung bei Hirngeschwülsten. Arch. klin. Chir., Berlin, *193* (1938), 669.

Tönnis, W.: Über Hirngeschwülste. Zschr. Neur. *161* (1938), 114.

— Zirkulationsstörungen bei krankhaftem Schädelinnendruck. Zschr. Neur. *167* (1939), 462.

— Frische Hirnverletzungen und ihre Behandlung. Bruns' Beitr. klin. Chir. 170, H. 4 (1939).

— Die Chirurgie des Gehirns und seiner Häute in Kirschner-Nordmann: Die Chirurgie, Bd. 2. Urban-Schwarzenberg, München, 1945.

— Klinische Beobachtungen bei zentralen Störungen der Kreislaufregulation. Dtsch. Zschr. Nervenhk. *162* (1950), 175.

Tönnis, W., Seifert und T. Riechert: Kopfverletzungen. Lehmann, München, 1938.

Tönnis, W., D. Riessner und K. J. Zülch: Über die Formveränderungen des Gehirns bei raumfordernden Prozessen. Zbl. Neurochir. *5* (1940), 1.

Tönnis, W., und H. W. Pia: Die Geschwülste der mittleren Schädelgrube im Arteriogramm. Zbl. Neurochir. *12* (1952), 145.

Tönnis, W., und F. W. Borck: Großhirntumoren des Kindesalters. Zbl. Neurochir. *13* (1953), 72.

Tönnis, W., und W. Schiefer: Die Bedeutung der Serienangiographie für die Artdiagnose der Hirngeschwülste. Fortschr. Röntgenstr. *81* (1954), 616.

Tolosa, E., und E. Reyes: Hypotensión controlada en neurocirurgia. Experiencia con el pendiomide. Medica clinic, Barcelona *11* (1953), 104.

Turner, E. A.: Cerebral control of respiration. Brain, London, *77* (1954), 448.

Uchimura, J.: Über die Gefäßversorgung des Ammonshornes. Zschr. Neur. *112* (1928), 1.

Udvarhelyi, G. B., W. Walter und W. Schiefer: Die Gefäßstruktur des Glioblastoma multiforme in angiographischer und histologischer Darstellung. Acta neurochir., Wien, *4* (1955), 109.

Uemura, S.: Zur normalen und pathologischen Anatomie der Glandula pinealis des Menschen und einiger Haustiere. Frankf. Zschr. Path. *20* (1917), 381.

Ulin, A. W., und H. L. Rosomoff: Management of airway in acute head injury. Arch. Surg. *67* (1953), 756.

Vastine, J. H., und K. K. Kinney: The pineal shadow as an aid in the localization of brain tumors. Amer. J. Roentgenol. *17* (1927), 320.

Veer, J. A. de, und J. Browder: Posttraumatic cerebral thrombosis and infarction. J. Neuropath., Baltimore, *1* (1942), 24.

Verbiest, H.: The Arnold-Chiari-malformation. J. Neurol. *16* (1953), 227.

— The Arnold-Chiari-malformation in adults without concomitant anomalis of the skull or the vertebral column. Fol. psychiatr. Neerl. *56* (1954), 544.

Verhaart, W. C.: Zentral segmental tract. J. Comp. Neurol., Philadelphia, *90* (1949), 173.

Villaret, M., und R. Cachera: Les embolies cérébrales. Masson, Paris, 1939.

Vinar, J.: Über die homolateralen Hemiplegien. Zbl. Neurol. *100* (1841), 407.

Vincent, C., F. Thiébaut und F. Rappoport: A propos du cône de pression temporal. Rev. neurol., Paris, 2 (1930), 116.

Vincent, C., M. David und F. Thiébaut: Le cône de pression temporal dans les tumeurs des hémisphères cérébraux. Rev. neurol., Paris, *65* (1936), 536.

Wake, I.: Über pathogenetische Fragen der örtlichen elektiven Vulnerabilität im Zentralnervensystem. Transact. Soc. Path. Jap. *32* (1942), 577.

Walshe, F. M. R.: The decerebrate rigidity of Sherrington in man. Arch. neurol. *10* (1923), 1.
— A case of complete decerebrate rigidity in man with observations of various reflex reactions. Lancet 2 (1923), 644.
Wanke, R.: Pathologische Physiologie der frischen geschlossenen Hirnverletzung. G. Thieme, Stuttgart, 1948.
Weed, L. H.: Observations upon decerebrate rigidity. J. Physiol. *48* (1914), 205.
Weed, L. H., und L. B. Flexner: Relations of the intracranial pressures. Amer. J. Physiol. *105* (1933), 266.
Weinberger, L. M., M. H. Gibbon und J. H. Gibbon: Temporary arrest of circulation to central nervous system. Arch. neurol. *43* (1940), 615 und *43* (1940), 961.
Welte, E.: Zur formalen Genese der traumatischen Mydriasis. Zbl. Neurochir. *8* (1943), 217.
Westlake, E. K., und M. Kaye: Raised intracranial pressure in emphysema. Brit. Med. J. *1954,* 302.
Wilke, G.: Zur Pathogenese der Hirnschwellung. Arch. Psychiatr. *187* (1951), 424.
— Zur Theorie der Hirnschwellung als Polymerisationsproblem. Dtsch. Zschr. Nervenhk. *168,* (1952), 459.
Wilson, S. A. K.: On decerebrate rigidity in man and the occurrence of tonic fits. Brain, London, *43* (1920), 220.
Wilson, G., und N. W. Winkelman: Gross pontine bleeding in traumatic and non-traumatic cerebral lesions. Arch. neurol. *15* (1926), 455.
Wilson, H. M., und W. G. Lutz: Lesions of the aquaeduct of Sylvius. Radiology *46* (1946), 132.
Windle, W. F., und R. F. Becker: Asphyxia neonatorum. An experimental study in Guinea pig. Amer. J. Obstetr. Gynec. *45* (1943), 183.
Windle, W. F., R. F. Becker und A. Weil: Alterations in brain structure after asphyxiation at birth. J. Neuropath., Baltimore, *3* (1944), 224.
Wittermann, E.: Hypophysengangstumoren und vegetative Zentren des Zwischenhirns. Nervenarzt, Berlin, *9* (1936), 441 u. 516.
Wolman, L.: Ischaemic lesions in the brain stem associated with raised supratentorial pressure. Brain, London, *76* (1953), 364.
Woodhall, B.: Acute cerebral injuries. Analysis of temperature, pulse and respirat. curves. Arch. Surg. *33* (1936), 560.
Woringer, E.: L'anesthésie en neurochirurgie. Rev. neurol. *90* (1954), 1.
Woringer, E., G. Brogly und R. Dorgler: Données nouvelles sur les mécanismes des variations des pressions veineuses et céphalo-rachidiennes dans l'influence de certains anesthésiques généraux. Anesth. et analg., Paris, *11* (1954), 18.
Wustmann, O., und J. Hallervorden: Beobachtungen bei Trendelenburg'schen Embolieoperationen. Dtsch. Zschr. Chir. *245* (1935), 472.

Zand, N.: Decerebrate rigidity from a clinical and physiological standpoint. J. Nerv. Ment. Dis. *67* (1928), 105.
Zander, E., und G. Graf: Die Tracheotomie in der Behandlung von bewußtlosen Patienten. Schweiz. med. Wschr. *84* (1954), 342.
Zeman, W.: Die autonome Regulation der Hirndurchblutung. Fortschr. Neurol. *22* (1954), 28.
Zülch, K. J.: Röntgendiagnostik beim cerebralen Anfall. Vortr. Dtsch. Ges. inn. Med. 56. Kongr. 1950.
— Hirnödem, Hirnschwellung und Hirndruck. Zbl. Neurochir. *11* (1951), 349.

Z ü l c h, K. J.: Die Hirngeschwülste. J. A. Barth, Leipzig, 1951.
— Neue Befunde und Deutungen aus der Gefäßpathologie des Hirns und Rückenmarkes. Zbl. Path. *90* (1953), 402.
— Hirnschwellung und Hirnödem. Dtsch. Zschr. Nervenhk. *170* (1953), 179.
— Mangeldurchblutung an der Grenzzone zweier Gefäßgebiete als Ursache bisher ungeklärter Rückenmarksschädigungen. Dtsch. Zschr. Nervenhk. *172* (1954), 81.
— Die Behandlung der Bewußtseinsstörungen bei organneurologischen Erkrankungen. Therap.woche, Karlsruhe, *5* (1955), 211.
Z w a n, A. v a n d e r: Chronic subdural haematom. Fol. psychiatr. Neerl. *51* (1948), 385.
— Commotio en Contusie van de Middenhersenen. Neerl. Tijdschr. Geneesk. *98* (1954), 1043.

Sachverzeichnis